"증례로 배우는"

위염의 내시경과 혈액검사소견

CASE-BASED LEARNING *on* ENDOSCOPIC *and* BLOOD TEST FINDINGS *of* GASTRITIS

“증례로 배우는” 위염의 내시경과 혈액검사소견

Case-based learning on endoscopic and blood test findings of gastritis

2025년 9월 25일 1판 1쇄 인쇄
2025년 9월 30일 1판 1쇄 발행

지은이 | 이선영
펴낸이 | 김진환
펴낸곳 | 학지사메디컬
04031 서울특별시 마포구 양화로 15길 20 마인드월드빌딩
대표전화_ 02-330-5188 팩스_ 02-326-0338
등 록 | 2010년 2월 8일 제313-2010-36호
메 일 | hakjisamd@hakjisamd.co.kr
홈페이지 | http://www.hakjisamd.co.kr

ISBN 979-11-7531-018-6 93510

가 격 | 50,000원

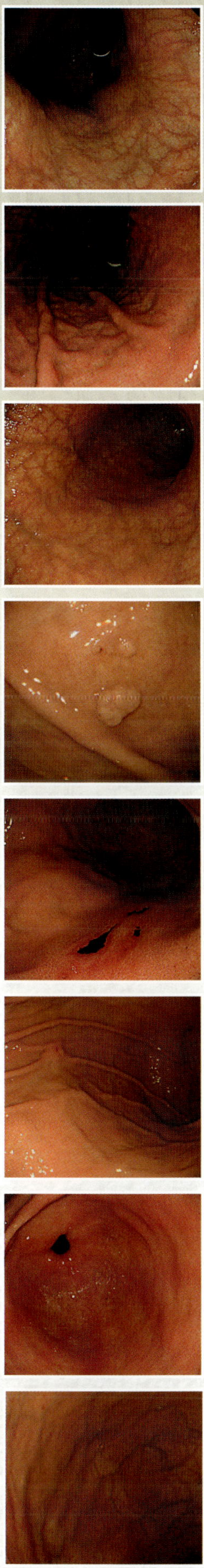

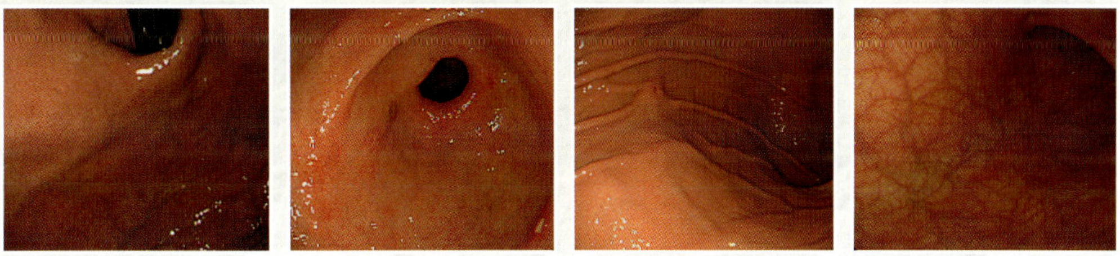

"증례로 배우는"

위염의 내시경과 혈액검사소견

이선영 저

CASE-BASED LEARNING *on* ENDOSCOPIC *and* BLOOD TEST FINDINGS *of* GASTRITIS

학지사메디컬
HAKJISA MEDICAL

저자 소개

저자

이선영

건국대학교 의과대학 내과학교실 교수

학력 및 경력

- 고려대학교 의과대학 졸업
- 고려대학교 의과대학원 내과학 석사
- 성균관대학교 의과대학원 소화기내과학 박사
- 성균관대학교 삼성서울병원 내과 전공의, 소화기내과 전임의 수련
- 일본 동경대학교병원 소화기내과, 동경국립암센터 단기연수
- 미국 University of California San Diego 소화기내과 장기연수

주요 학술 활동

- 2007~현재: Gut and Liver 편집위원
- 2010~현재: 미국 Digestive Diseases and Sciences 부편집인
- 2013~2019: 유럽 Gut 편집위원
- 2014~현재: 대한의학학술지편집인협의회 교육연수위원
- 2015~현재: 일본 Journal of Gastroenterology 편집위원
- 2021~2023: 대한상부위장관-헬리코박터학회지 편집위원장
- 2024~현재: 미국 Helicobacter 편집위원

책을 집필하며

만약 위내시경검사 후에 헬리코박터 파일로리 균에 대한 감염 상태를 현감염, 과거 감염, 미감염으로 분류해서 수진자에게 알려준다면 40세 이상의 모든 국민이 2년마다 위내시경검사를 받아야 하는 일은 없을 것입니다. 위종양 발생률이 높은 자가면역성 위염이나 헬리코박터 감염자들은 제균 치료 후에 정기적인 위내시경검진을 받아야 하지만, 미감염자는 위암 발생률이 낮아서 위내시경검진이 불필요하기 때문입니다.

이 책은 2019년에 쓴 저서『위염의 내시경소견』의 내용을 독자들이 숙지한다는 가정 하에 썼습니다. 의정사태로 당직을 서게 되면서 출판이 늦어졌지만 요즈음처럼 위내시경검사를 많이 하는 시기에 꼭 필요한 지식이라고 생각합니다. 내시경소견을 혈액검사결과와 함께 정리하면서 펩시노겐 검사의 상대적 금기증에 해당하는 위절제술이나 제균 치료 후 또는 위산억제제 복용 시에는 수치를 어떻게 해석해야 하는지에 대한 내용도 담았습니다. 아울러 본문에 나오는 게스트로패널 검사는 한국연구재단의 이공학 개인기초 기본연구과제(RS-2016-NR017128)로 받은 연구비로 진행했음을 밝힙니다. 증례를 접하다 보면 "정확한 위염의 진단은 혈액검사로 완성된다."라는 것을 실감하실 것입니다.

올해는 제가 헬리코박터 감염과 위염에 대한 연구를 시작한 지 25년째가 되는 해입니다. 삼성서울병원 내과 전공의 시절에 접한 주제를 주요 연구과제로 삼아 두 번째 단독 저서를 내기까지 학문적인 가르침을 주신 분들께 감사드립니다. 나아가서 외국어를 가르쳐 주신 부모님께 감사드립니다. 40년 전에 낯선 일본에서 주재원으로 근무하시느라 고생하셨던 노고에 감사를 드립니다. 아울러 고려대학교 발전을 위해 밤낮으로 애쓰는 남편께 감사드립니다.

마지막으로, 이 책을 읽은 독자들이 위내시경 수진자를 다음과 같이 "위암 발생률이 높은 순부터 낮은 순"으로 구분할 수 있게 된다면 저자로서 더 이상 바랄 것이 없겠습니다.

1. 헬리코박터 제균 치료가 필요한 현감염자
2. 정기적인 위내시경검진이 필요한 과거 감염자
3. 추적 관리가 필요한 자가면역성 위염 환자
4. 위암 발생률이 낮은 비위축성 위염 환자
5. 위내시경검진이 필요 없는 미감염자

감사합니다.

2025년 9월

저자 이선영

차례

1 서론

2

미감염 증례

3 자가면역성 위염 증례

4

현감염 증례

차례

5 과거 감염 증례

6

약제성 위염 증례

7 부분 위절제술 증례

1
서론

1.1 위염에 대한 혈액검사

혈액검사는 확진검사는 아니지만 위내시경검사가 필요한 사람을 선별하는 데 도움이 된다. 위암 고위험군을 감별하기 위한 혈액 선별검사로는 헬리코박터 파일로리(*Helicobacter pylori, H. pylori*) 균에 대한 면역글로불린(immunoglobulin G, IgG)을 수치화한 혈청검사와 펩신의 전구체인 펩시노겐(pepsinogen, PG)을 측정하는 혈청검사가 주로 사용된다.

펩시노겐검사를 하면 PG I 수치, PG II 수치, I/II 비가 각각 보고된다. PG I은 위의 기저부와 체부의 주세포(chief cell) 그리고 목점액세포(mucous neck cell)에서 분비된다. 이는 *H. pylori* 감염, 약, 스트레스 등 다양한 자극에 의해 생성되므로, PG I 수치가 높으면 현감염, 약제성 위염, 스트레스성 위염 등을 의심할 수 있다. 반대로 PG I 수치가 낮으면 위축이나 장상피화생으로 인해 체부와 기저부의 위점막이 손상되었다는 걸 시사하므로, *H. pylori* 만성 감염이나 과거 감염 또는 자가면역성 위염인지 확인해야 한다.

PG II는 위 전체와 십이지장의 부르너선에서 분비되며, 위암을 유발하는 동아시아형 cytotoxin-associated gene A (CagA) 독성인자를 지닌 *H. pylori* 균에 감염될수록 많이 분비된다. 따라서 PG II 수치가 높을수록 CagA 양성인 현감염자일 가능성이 높고, 미만형 위암이 발생할 위험성이 높다. 반대로 I/II 비가 낮을수록 위축이 진행된 만성 또는 과거 감염자일 가능성이 높고, 장형 위암이나 선종이 발생할 위험성이 높다. I/II 비가 극도로 낮고 역위축이 관찰되는 경우에는 자가면역성 위염 환자일 가능성이 높으므로, 혈청 항벽세포나 항내인성인자에 대한 항체를 검사해서 확진해야 한다.

가스트린(gastrin, G)은 식후에 급격히 상승하므로 채혈하기 4시간 전부터 금식한다. 가스트린검사를 처방하면 위, 십이지장, 췌장에서 분비되는 G-6, G-14, G-17, G-34, G-52, G-71의 합이 하나의 수치로 보고되는데, 정상치는 13~115 pg/mL이다. 반면, GastroPanel 키트로 검사하면 위 전정부에서 분비되는 G-17만 보고되며, 정상치는 1~7 pmol/L로 전체 가스트린 수치와 다르다.

표 1.1 국내에서 처방할 수 있는 위염 진단용 혈액검사

혈액검사	중요한 수치와 의미	주의 사항
H. pylori IgG	• 높을수록 현감염자일 가능성이 높음 (예: >200 AU/mL) • 낮을수록 미감염자 또는 오래 전에 제균된 과거 감염자일 가능성이 높음(예: <5 AU/mL)	• 약 두 달 후에 감염 상태가 반영됨 • 과거 감염자에서 위양성을 보일 수 있으며, 대부분 하위 25% 미만에 해당하는 낮은 양성 항체가를 보임 • 한국인에서 정확도가 검증되지 않은 외국 키트를 사용하면 위음성으로 나와서 감염자를 놓칠 수 있음
Pepsinogen (PG)	• PG I: 체부 위축이 심할수록 감소함. 수치가 낮을수록 장형 위암이나 선종 발생률이 증가함(예: <30 ng/mL)	• 위절제술 시 감소하고, 신부전이나 약제성 위염 시 증가함 • PG I 수치와 I/II 비가 정상치의 10% 미만으로 낮으면 자가면역성 위염을 의심해야 함
	• PG II: 활동성 *H. pylori* 감염 상태일수록 증가함. 수치가 높을수록 미만형 위암 발생률이 증가함 (예: ≥20 ng/mL)	• 위절제술 시 감소하고, 신부전이나 약제성 위염 시 증가함 • PG II 수치가 높고 I/II 비가 낮을수록 *H. pylori* 현감염일 가능성이 높음
	• I/II 비: 낮을수록 위암과 선종 발생률이 증가함 (예: <3)	• 일본산 키트나 시약 사용 시 ABC 분류법으로 해석함 • PG I ≤70 ng/mL & I/II ≤3이면 혈청학적 체부 위축으로 진단한 뒤, 위암 고위험군으로 분류함 • PG I ≤30 ng/mL & I/II ≤2이면 초고위험군에 해당함
Gastrin (G)	• 높을수록 유암종 등 고가스트린혈증 연관성 위종양 발생률이 증가함 (예: >700 pg/mL이면 유암종 발생률 증가)	• 식후, 신부전, 약제성 위염, 최근 *H. pylori* 감염 시 증가함 • 4시간 이상 물, 껌, 담배, 음식을 피한 뒤에 검사해야 함
GastroPanel test	• *H. pylori* IgG: 한국인에서 양성으로 판독하는 진단 기준은 ≥17.8 EIU임	• *H. pylori* IgG 양성 기준치는 지역마다 달라서 서양에서는 ≥30 EIU이면 양성으로 판독함
	• PG I <50 μg/L & I/II <3 또는 PG I <30 μg/L이면 혈청학적 체부 위축으로 진단함	• 일본 키트에 비해 PG I 수치가 두 배 정도 높게 측정되므로 ABC 분류법 대신 GastroSoft 알고리즘으로 판독해야 함
	• G-17: 체부 위축이 있거나 위산억제제 복용 시에는 정상치(1~7 pmol/L)를 초과하는 반면, 전정부 위축이 있거나 위부분절제술 후, 위산과다 시에는 <1 pmol/L로 감소함	• G-17 수치는 <0.4 ~ >30 pmol/L 사이로 보고되며, 전체 가스트린 수치와 다름 • 4시간 전부터 금식해야 함

본원에서 사용 중인 Chorus 키트로 *H. pylori* IgG 수치를 측정하면, 결과가 양성/음성/판정보류(equivocal)로 보고된다. 양성이지만 수치가 60 AU/mL 미만으로 낮을 때는 균이 사라진 과거 감염자인 경우가 많다. 따라서 위양성을 감별하기 위해 ^{13}C-요소호기검사로 확인한 후에 제균 치료를 한다.

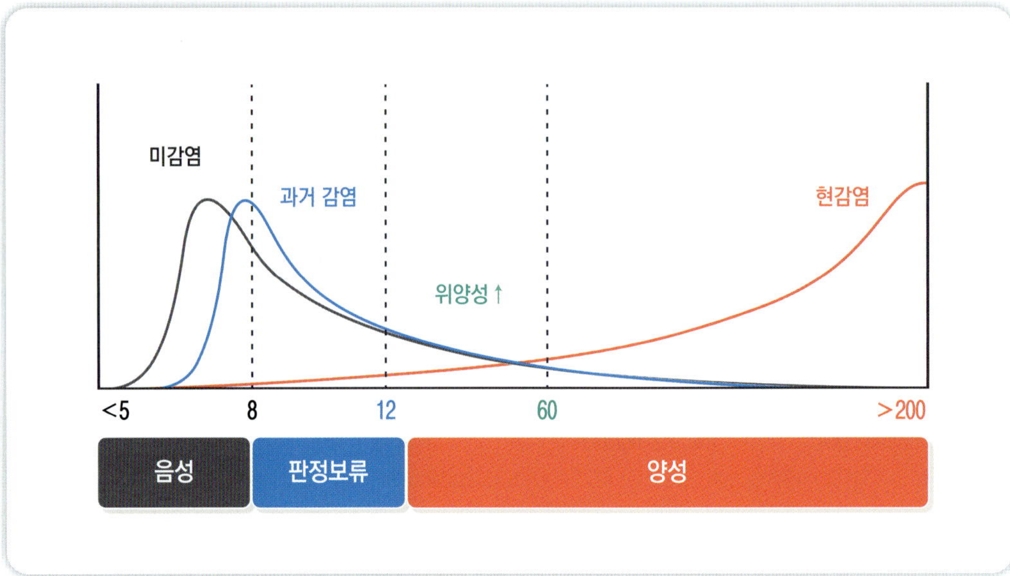

그림 1.1 Chorus 키트로 *H. pylori* IgG 수치 측정 시의 결과(단위: AU/mL)

1.2 ABC 분류법

위암 고위험군을 감별하기 위해 일본에서 만든 위축성 위염의 진단 기준이다. 일본산 시약을 사용한 펩시노겐검사에서 PG I ≤70 ng/mL & I/II ≤3이면 혈청학적 체부 위축으로 진단하고, 위암의 고위험군으로 분류한다. 나아가서 PG I ≤30 ng/mL & I/II ≤2이면 위암의 초고위험군으로 분류한다.

표 1.2 ABC 분류 기준

결과	진단 기준	해석
A군	*H. pylori* IgG 음성이면서 혈청학적 체부 위축 (PG I ≤70 ng/mL & I/II ≤3)이 없을 때	위암 발생 위험성이 낮은 미감염자 또는 위점막이 회복된 과거 감염자
B군	*H. pylori* IgG 양성이면서 체부 위축이 없을 때	미만형 위암 발생 위험성이 높은 현감염자
C군	*H. pylori* IgG 양성이면서 체부 위축이 있을 때	장형 위암과 선종 발생 위험성이 높은 현감염자
D군	*H. pylori* IgG 음성이면서 체부 위축이 있을 때	장형 위암과 선종 발생 위험성이 높은 과거 감염자

H. pylori IgG 수치를 보고 양성으로 판독하는 기준치는 키트마다 다르므로, 제조사의 안내문을 참조한다. 한국인에서의 유용성이 입증된 외국 키트는 소수에 불과하므로, 논문을 확인하고 고르는 것이 안전하다[Lee SY, Moon HW, Hur M, et al. Validation of western *Helicobacter pylori* IgG antibody assays in Korean adults. Journal of Medical Microbiology 2015;64:513-518].

본원에서는 펩시노겐검사(HBI Co., Anyang, Korea)와 Chorus *H. pylori* IgG (DIESSE Diagnostica Senese, Siena, Italy) 검사결과를 다음과 같이 판독하고 있다[Choi HS, Lee SY, Kim JH, et al. Combining the serum pepsinogen level and *Helicobacter pylori* antibody test for predicting the histology of gastric neoplasm. Journal of Digestive Disease 2014;15:293-298].

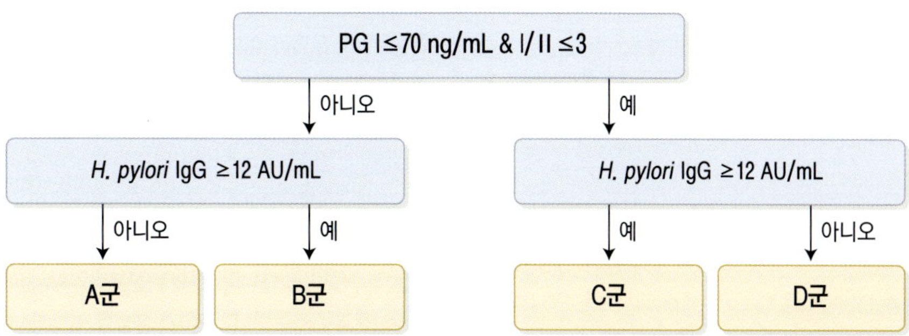

그림 1.2 본원에서 사용 중인 혈액검사를 기반으로 한 ABC 분류법

1.3 GastroPanel 검사 판독법

국내에서 시판되는 GastroPanel 검사(Biohit Oyj, Finland)를 하면 *H. pylori* IgG, PG I, PG II, I/II, G-17 수치가 각각 나오고, GastroSoft 알고리즘으로 판독된 결과가 다음과 같이 한글로 보고된다. *H. pylori* IgG ≥17.8 EIU일 때 양성으로 판독되며, G-17 정상치는 1~7 pmol/L이다. PG I <50 μg/L & I/II <3 또는 PG I <30 μg/L이면 혈청학적 체부 위축으로 보고된다.

표 1.3 GastroSoft 알고리즘 판독결과

결과	진단 기준	제공되는 한글결과지 내용
범위축군 (pan-atrophy group)	체부 위축(PG I <50 μg/L & I/II <3 또는 PG I <30 μg/L)과 전정부 위축(G-17 <1 pmol/L)이 모두 있을 때	*H. pylori* IgG 양성일 때: 측정된 바이오마커 수치는 헬리코박터 파일로리 감염으로 인한 위체부와 위전정부 모두에서 위축성 위염(위세포 소실)과 관련이 있습니다. 전문의의 판단 하에 추가 검사나 치료를 실시할 수도 있습니다.
		H. pylori IgG 음성일 때: 측정된 바이오마커 수치는 과거 헬리코박터 파일로리 감염 또는 자가면역 질환으로 인한 위체부와 위전정부 모두에서 위축성 위염(위세포 소실)과 관련이 있습니다. 전문의의 판단 하에 추가 검사나 치료를 실시할 수도 있습니다.
체부 위축군 (corpus atrophy group)	체부 위축만 있고 전정부 위축은 없을 때	*H. pylori* IgG 양성일 때: 측정된 바이오마커 수치는 헬리코박터 파일로리 감염으로 인한 위체부의 위축성 위염(위세포 소실)과 관련이 있습니다. 위산저하증 또는 무위산증 소견을 보입니다. 전문의의 판단 하에 추가 검사나 치료를 실시할 수도 있습니다.
		H. pylori IgG 음성일 때: 측정된 바이오마커 수치는 과거 헬리코박터 파일로리 감염 또는 자가면역 질환으로 인한 위체부의 위축성 위염(위세포 소실)과 관련이 있습니다. 위산저하증 또는 무위산증 소견을 보입니다. 전문의의 판단 하에 추가 검사나 치료를 실시할 수도 있습니다.
H. pylori 감염군 (*H. pylori* infection group)	*H. pylori* IgG 양성이면서 체부 위축이 없을 때	측정된 바이오마커 수치는 헬리코박터 파일로리 감염과 관련이 있습니다. 그러나 최근에 헬리코박터 파일로리 제균 치료를 받은 경우에도, 헬리코박터 파일로리 항체 수치는 여전히 높게 유지될 수 있습니다. 제균 치료가 성공적이었더라도 항체 수치가 정상으로 회복되는데 수 개월이 걸릴 수 있습니다. 위점막의 위체부의 위축성 위염(위세포 소실)과 관련이 없습니다.
전정부 위축군 (antral atrophy group)	*H. pylori* IgG 양성이면서 전정부 위축이 있을 때	측정된 바이오마커 수치는 헬리코박터 파일로리 감염과 관련이 있습니다. 1) 위산분비 증가 또는 2) 위전정부의 위축성 위염(위세포 소실) 및 소화성 궤양의 위험 증가와 관련이 있습니다. 전문의의 판단 하에 추가 검사나 치료를 실시할 수도 있습니다.
위산분비 저하군 (low acid-output group)	*H. pylori* IgG 음성이면서 위점막 분비능이 상승(G-17 >7 pmol/L 또는 PG I >160 μg/L)했을 때	측정된 바이오마커 수치는 헬리코박터 파일로리 감염 또는 위축성 위염(위세포 소실)과 관련이 없습니다. 현재 위산분비억제제(예: PPI)를 복용하고 있다면 혈중 펩시노겐과 가스트린-17 수치가 상승할 수 있습니다.

표 1.3 GastroSoft 알고리즘 판독결과(계속)

결과	진단 기준	제공되는 한글결과지 내용
위산분비 과다군 (high acid-output group)	*H. pylori* IgG 음성이면서 전정부 위축이 있을 때	측정된 바이오마커 수치는 *H. pylori* 감염 또는 위축성 위염(위세포 소실)과 관련이 없습니다. 낮은 가스트린-17 수치는 위산 분비 증가와 관련이 있습니다.
정상군 (normal group)	위 여섯 개 진단 기준에 모두 해당되지 않을 때	측정된 바이오마커 수치는 *H. pylori* 감염 또는 위축성 위염(위세포 소실)과 관련이 없습니다. 위 점막의 기능은 정상입니다. 위산 분비는 정상 소견을 보입니다.

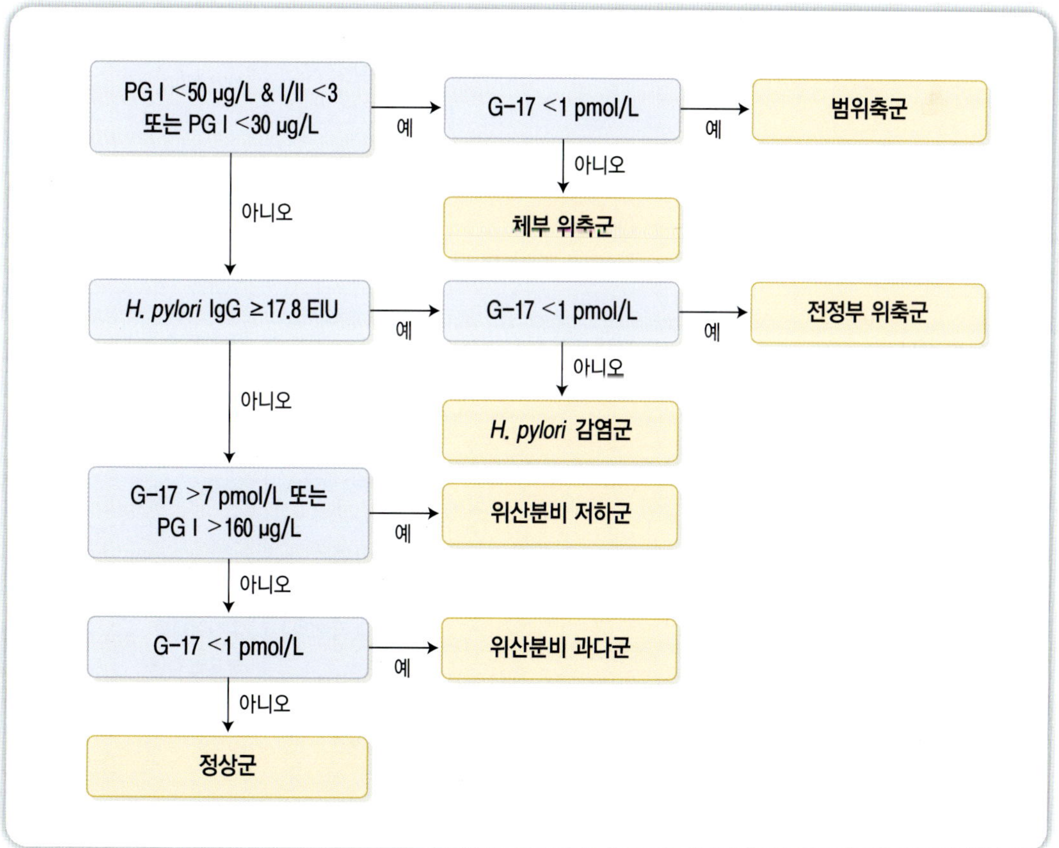

그림 1.3 GastroPanel 검사결과를 판독하는 알고리즘의 요약본

참고로 GastroPanel 키트로 진단된 혈청학적 체부 위축군(PG I <50 μg/L & I/II <3 또는 PG I <30 μg/L)은 일본 키트로 검사해서 ABC 분류법으로 진단된 혈청학적 위축군(PG I ≤70 ng/mL & I/II ≤3)과 일치하지 않고, 초고위험군(PG I ≤30 ng/mL & I/II ≤2)과 일치하는 경향을 보인다[Lee SY, Ahn YS, Moon HW. Comparison between the GastroPanel test and the serum pepsinogen assay interpreted with the ABC method - A prospective study. *Helicobacter* 2024;29:e13506].

1.4 위염의 분류와 검사소견

위염은 위암 발생 위험성이 높은 A형 및 B형 위축성 위염과 위암 발생률이 낮은 C형 비위축성 위염으로 분류할 수 있다.

표 1.4.1 위염의 종류와 특징

분류	A형 위염 (체부 우세형 위축성 위염)	B형 위염 (전정부 우세형 위축성 위염)		C형 위염 (비위축성 위염)	
원인	자가면역성 위염	*H. pylori* 현감염	*H. pylori* 과거 감염	위산억제제 (PPI, P-CAB) 장기 투여	소염제(NSAID), 항혈전제, 스테로이드, 항암제, 항생제, 면역관문억제제, 스트레스, 방사선, 술
주요 내시경 소견	역위축, 위주름 소실, 위축 경계가 사라진 개방형 위축	체부의 광범위한 발적, 혈성 반점, 점막부종, 주름비대	지도상 발적	조약돌 모양의 점막, 위저선 용종, 다발성 백색 융기 병변	궤양, 미란, 헤마틴
혈액검사 소견	PG I 수치 ↓ I/II 비 ↓ Gastrin 수치 ↑	PG II 수치 ↑ I/II 비 ↓	PG I 수치 ↓ I/II 비 ↓	Gastrin 수치 ↑ PG I 수치 ↑	PG I 수치 ↑
발생률이 높은 위종양	유암종, 장형 선암, 선종, 용종	미만형 위암	장형 위암, 선종	고가스트린혈증 연관성 위종양	없음
확진 방법	내시경이나 병리소견에서 체부 위축이 관찰된 경우에 항벽세포나 항내인성인자 항체가 양성인지 확인	침습적인 *H. pylori* 검사나 요소호기검사 또는 대변항원검사가 양성인지 확인	현감염이 없는 상태에서 제균 치료한 과거력이나 위축 또는 장상피화생이 있는지 확인	위산억제제 복용력 확인	복용 약물과 병력 확인
필요한 조치	타장기 자가면역질환 확인, 부족한 영양소 보충, 정기적인 추적검사	제균 치료 6주 후에 성공 여부를 확인한 뒤, 정기적인 위내시경검진	정기적인 위내시경검진	원인 약물 중단 후 추적검사	원인을 찾아서 제거하고 궤양이 있으면 4~8주 치료

PPI, proton pump inhibitor; P-CAB, potassium-competitive acid blocker; NSAID, nonsteroidal anti-inflammatory drug

A, B, C형 위염은 체부에서는 특징적인 내시경소견을 보이는 경우가 많아서 진단하는 데 도움이 되지만, 전정부에서는 비특이적인 소견만 보이는 경우가 많다. 정상 위를 각 위염과 비교하면 다음과 같다.

표 1.4.2 A, B, C형 위염의 특징적인 내시경소견

위염이 없는 정상 위	A형 위염	B형 위염 (현감염 시)	
위각을 중심으로 소만에서 균일한 혈관상 (짧고 새빨간 아지랑이 또는 새발자국 모양)이 보임	체부와 기저부에 위축이 심해서 위주름과 위축 경계가 사라진 상태로, 위축은 점막하 혈관이 검붉고 긴 나뭇가지 모양으로 보임	폐쇄형 위축: 위축 경계가 체부 소만이나 전정부 대만에서 보임	개방형 위축: 긴 나뭇가지 모양의 위축이 분문부를 넘어 기저부까지 침범함
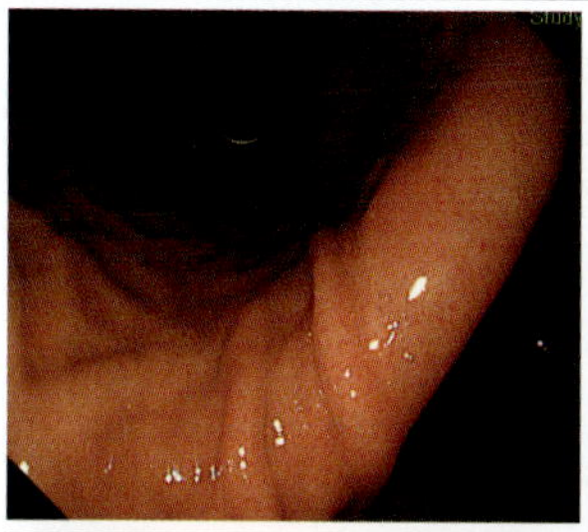	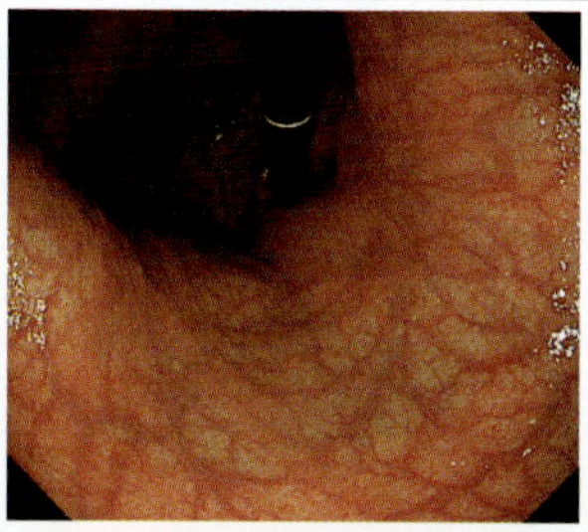	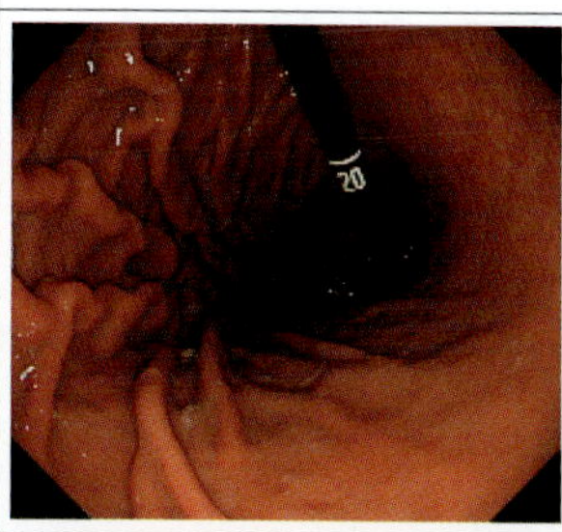	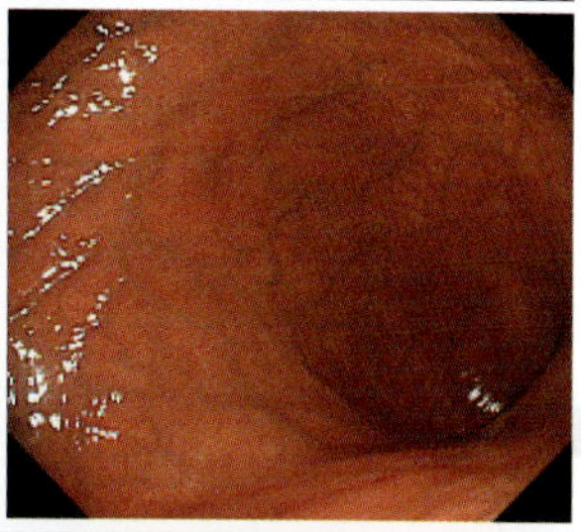
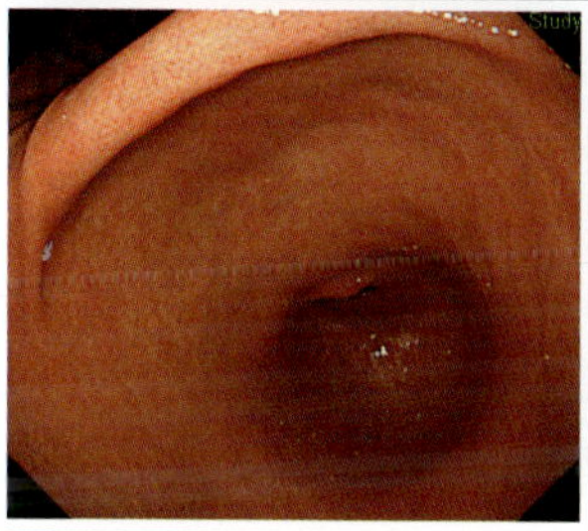	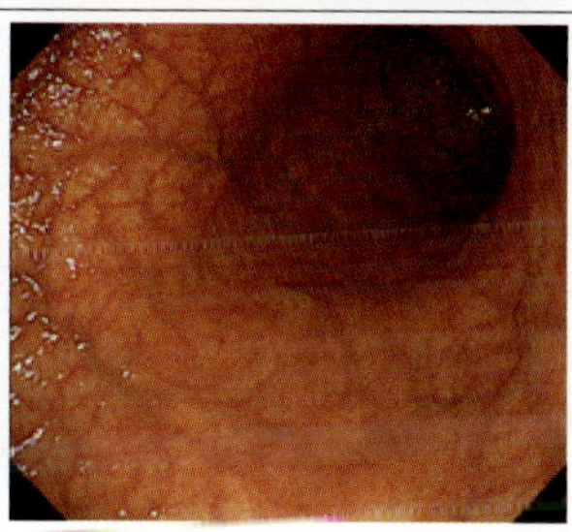	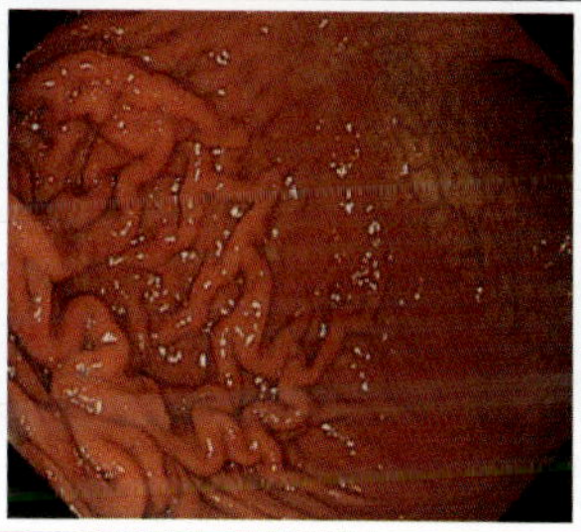	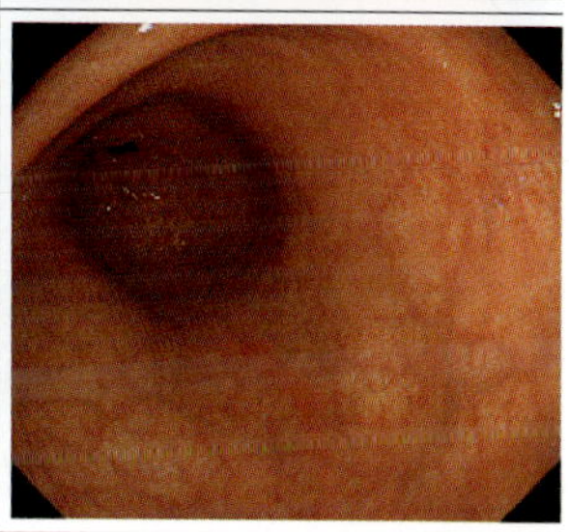

B형 위염 (과거 감염 시)	C형 위염		
지도상 발적 (붉고 편평한 모양의 장상피화생)이 보임	위산억제제 복용 후: 조약돌 모양 점막이 체부에서 보임	소염제 복용 후: 다발성 궤양이나 미란이 보임	항혈전제 복용 후: 헤마틴(벽내 출혈)이 보임
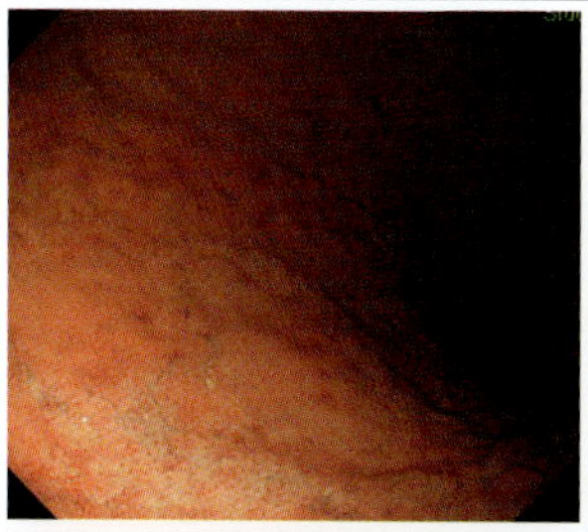	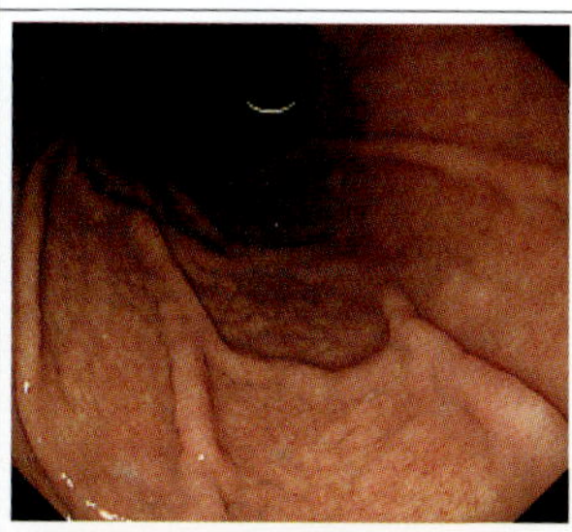	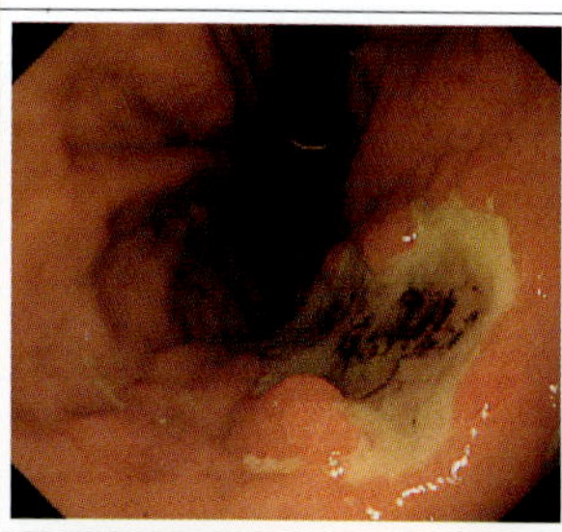	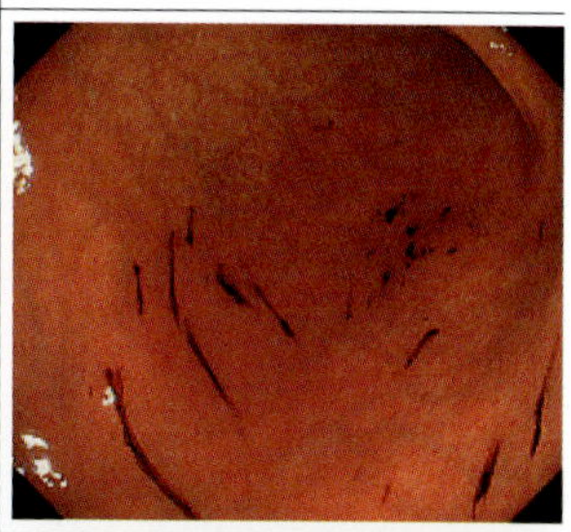
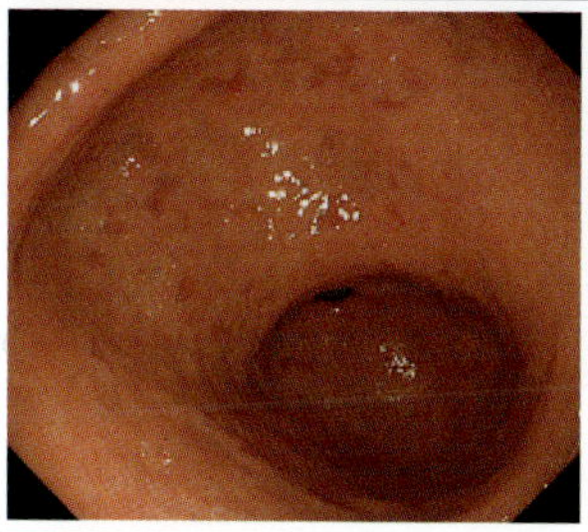	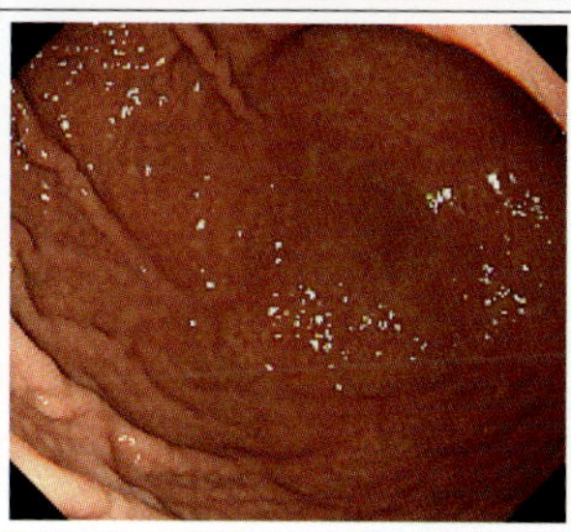	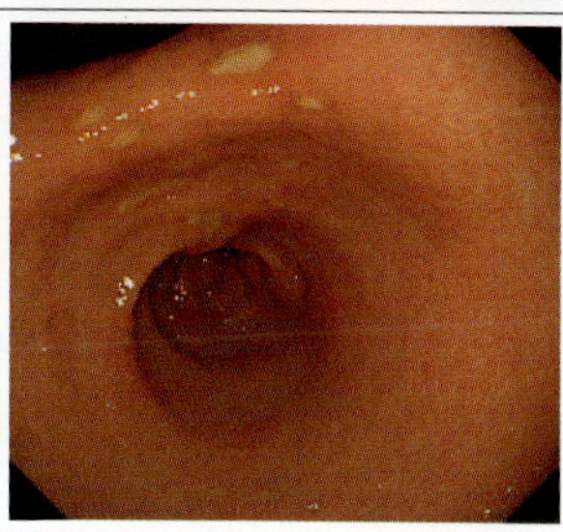	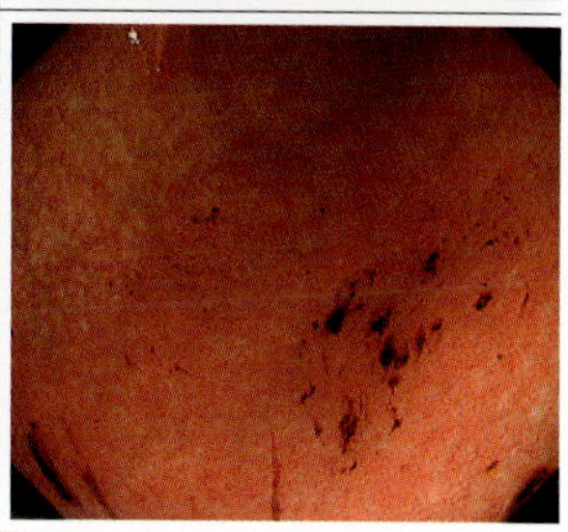

C형 위염의 원인과 종류는 약, 담즙, 방사선, 술, 담배, *H. pylori* 외 다른 미생물(바이러스, 세균, 기생충, 곰팡이)에 의한 감염성 위염, 호산구 위염, 림프구 위염, 콜라겐 위염, 유육종증(sarcoidosis), 혈관염으로 인한 위염, 크론병 연관성 위염, 허혈성 위염 등으로 다양하다[Lee SY. Type A, type B, and non-atrophic gastritis. Korean Journal of *Helicobacter* and Upper Gastrointestinal Research 2023;23:108-117].

약제성 위염을 진단하기 위해서는 다음 세 가지를 확인해야 한다.
첫째, 약물 복용력이 명확하다.
둘째, 약물 중단 시 증상 및 내시경과 병리소견이 호전된다.
셋째, 약물 복용 시 재발한다.

표 1.4.3 C형 위염을 유발하는 대표적인 약물

약	위내시경소견
위산억제제 (proton pump inhibitor, potassium-competitive acid blocker)	조약돌 모양의 체부 위점막, 위저선 용종, 과형성 용종 등
비스테로이드성 항염증제, 항혈전제, 스테로이드, 골다공증 치료제 등	미란, 궤양, 출혈, 천공, 협착 등
면역관문억제제(ipilimumab, nivolumab, pembrolizumab), 면역조절제(mycophenolate mofetil), 항암제 등	미란, 궤양, 출혈, 감염 등

1.5 감염 상태를 감별하는 데 도움이 되는 내시경소견

위염의 교토 분류는 육안적인 내시경소견으로 *H. pylori* 감염 상태를 현감염, 과거 감염, 미감염으로 분류한 뒤, 위암 발생률이 높은 고위험군(현감염자 > 과거 감염자 >> 미감염자)을 감별하기 위해 만들어졌다[Lee SY. *Helicobacter pylori* infection and the Kyoto classification of gastritis. Korean Journal of *Helicobacter* and Upper Gastrointestinal Research 2019;19:81-87]. 중요한 소견은 다음과 같다.

표 1.5.1 위염의 교토 분류(제3 개정판)에서 제안한 위내시경 진단명

진단명	관찰되는 위치와 특징	*H. pylori* 감염 상태
Diffuse redness (광범위한 발적)	체부와 기저부의 발적과 부종은 *H. pylori* 감염자에서 관찰되는 가장 흔한 내시경소견으로 제균하면 빠르게 호전됨	현감염
Mucosal edema (점막부종)		
Spotty redness (점상 발적)	체부와 기저부의 혈성 반점과 주름비대, 삼출액은 제균하면 서서히 사라짐	현감염 >> 과거 감염
Thick rugae (주름비대)		
Sticky exudate (끈적한 삼출액)		
Nodularity (결절)	전정부에서 시작되는 닭살 모양의 결절은 제균하면 사라짐. 제균하지 않으면 천천히 장상피화생이나 salt-and-pepper 모양의 흰색 반점을 거쳐 위축성 위염으로 천천히 변함	
Atrophy (위축)	위축, 장상피화생, 용종, 황색종은 위 전체에서 관찰될 수 있으며, 일부는 제균 후에도 사라지지 않음	현감염 ≥ 과거 감염
Intestinal metaplasia (장상피화생)		
Xanthoma (황색종)		
Foveolar-hyperplastic polyp (선와상피-과형성 용종)		
Map-like redness (지도상 발적)	지도상 발적은 과거 감염자에서만 관찰되는 장상피화생 소견으로, 함몰된 부위가 붉게 보임. 위 전체에서 관찰될 수 있음	과거 감염
Hematin (헤마틴)	벽내 출혈과 선상 발적은 위 전체에서 발생할 수 있으며, *H. pylori* 감염이 없을수록 호발함	미감염, 과거 감염 >> 현감염
Red streak (선상 발적)		
Raised erosion (융기형 미란)	전정부에서 관찰되는 작은 융기형 다발성 미란은 암과 무관함	
Multiple white and flat elevated lesions (다발성 흰색 편평 융기)	체부와 기저부에서 관찰되는 다발성 흰색 편평 융기는 고령에서 호발함	
Fundic gland polyp (위저선 용종)	체부와 기저부의 위저선 용종은 감염이 없을수록 호발하며, 위산억제제 복용 시 용종의 수와 크기가 증가함	미감염 > 과거 감염
Scratch sign (긁힌 표시)	십이지장 하행부를 관찰하고 나올 때 내시경이 체부 대만에 닿으면서 생기는 찰과상으로 건강한 위점막이 긁힐 때 발생함	
Regular arrangement of collecting venules (균일한 혈관상)	모양과 색이 일정한 정상 혈관상으로 위각 소만에서 관찰되면 미감염자일 가능성이 높음	미감염 >> 과거 감염

표 1.5.2 정상 점막과 현감염을 시사하는 발적의 차이

감염이 없는 정상 혈관상 (Regular arrangement of collecting venules)	감염으로 인한 광범위한 발적 (Diffuse redness)	감염으로 인한 점상 발적 (Spotty redness)
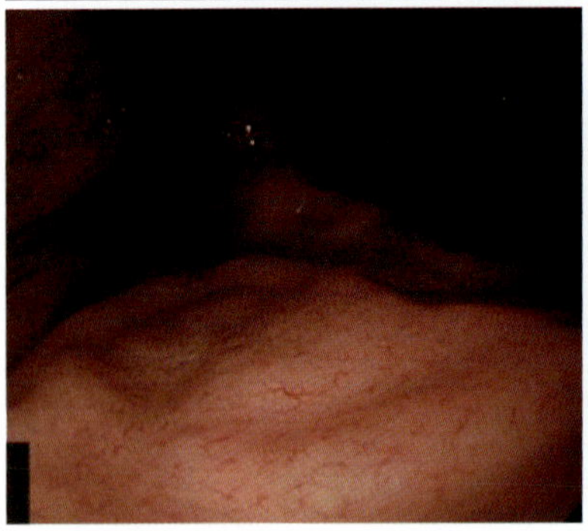	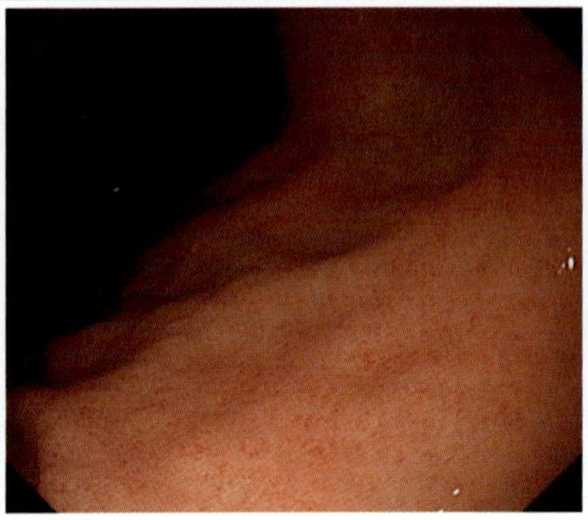	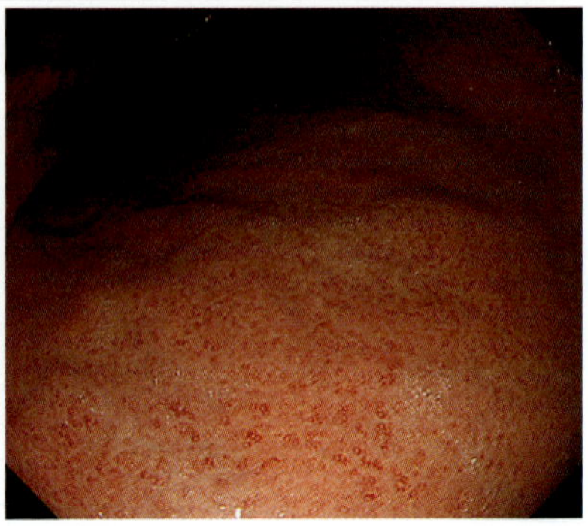

위내시경검사 시 전처치제로 pronase를 사용하면 위점막이 깨끗하게 보여서 위점막 상태를 진단하는 데 도움이 된다[Lee SY, Han HS, Cha JM, et al. Endoscopic flushing with pronase improves the quantity and quality of gastric biopsy: a prospective study. Endoscopy 2014;46:747-753].

1.6 헬리코박터 감염 상태를 감별하는 법

위내시경검사 시 *H. pylori* 감염을 시사하는 광범위한 발적이 보이면 체부 대만에서 조직검사를 하여 감염 여부를 확인한다. 침습적인 *H. pylori* 검사, 요소호기검사 또는 대변항원검사에서 하나라도 양성소견을 보이면 현감염으로 진단할 수 있다. 현감염자가 아니라면 제균 과거력이나 위축 또는 장상피화생이 있는지 확인한 뒤, 하나라도 해당되면 과거 감염으로 진단할 수 있다. 모두 없으면 위각 소만에서 균일한 혈관상이 보이는지 확인한 뒤, 미감염으로 진단한다.

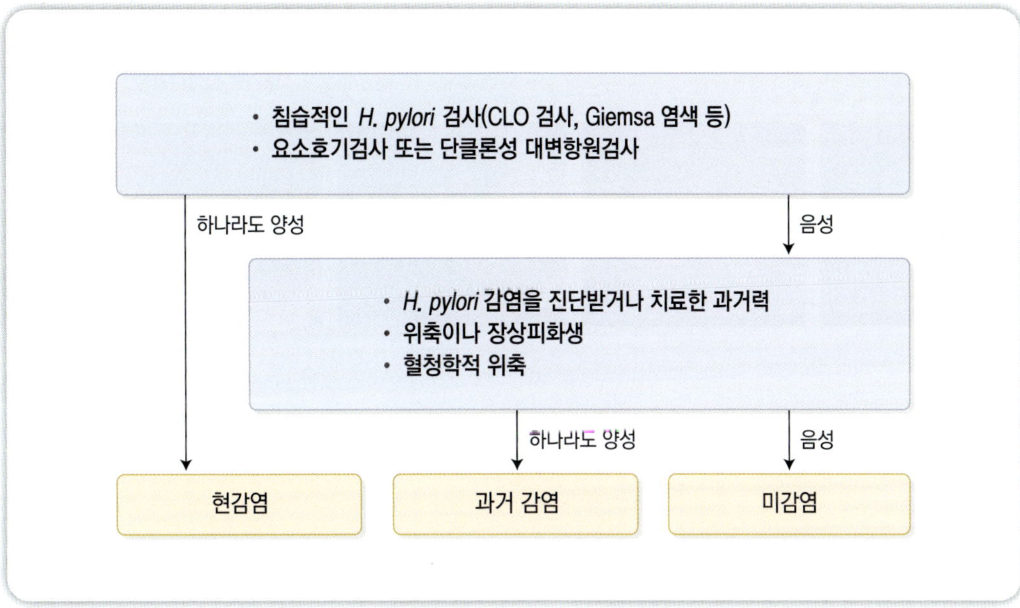

그림 1.6 헬리코박터 감염 상태를 진단하는 요령

위 진단 기준으로 *H. pylori* 감염 상태를 확인한 결과, 1970년 이후에 태어난 한국인 성인 중 1/3 이상이 미감염자로 분류되었으며, 미감염자 중에서는 위암이나 선종이 진단된 사람이 없었다[Na JH, Lee SY, Kim JH, et al. *Helicobacter pylori* infection status and gastric tumor incidence according to the year of birth. Gut and Liver 2024;18:457-464].

종합할 때, 다음 조건을 모두 만족하면 미감염자로 진단할 수 있다.

① 제균 치료를 받은 적이 없다.

② *H. pylori* 혈청 IgG 항체검사, 요소호기검사, 대변항원검사, 조직검사 중 두 개 이상에서 음성소견을 보인다.

③ 내시경, 조직검사, 혈액검사에서 위축이나 장상피화생이 관찰되지 않는다.

④ 위각 소만에서 균일한 혈관상이 관찰된다.

H. pylori 검사를 해야 하는 위내시경소견은 대부분 체부에서 관찰되며, 전정부에서 관찰되는 경우는 결절성 위염, 장상피화생 등 일부에 불과하다. 따라서 현감염을 진단할 때는 체부를 잘 관찰한 뒤, 광범위한 발적이 있는 체부 대만에서 조직검사를 해야 감염자를 놓치지 않는다. 전정부에서만 조직검사를 하거나, 종양이나 출혈 또는 장상피화생이 있는 부위에서만 조직검사를 하면 *H. pylori* 감염자를 놓칠 수 있다.

표 1.6 현감염을 시사하는 대표적인 위내시경소견

체부와 기저부			전정부와 위각	
광범위한 발적	점상 발적	주름비대와 점막부종	울퉁불퉁한 융기형 장상피화생	닭살 모양의 결절
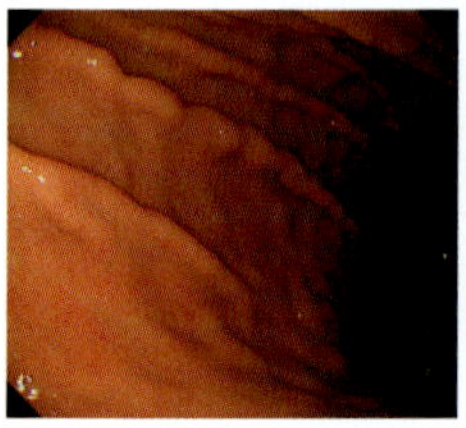	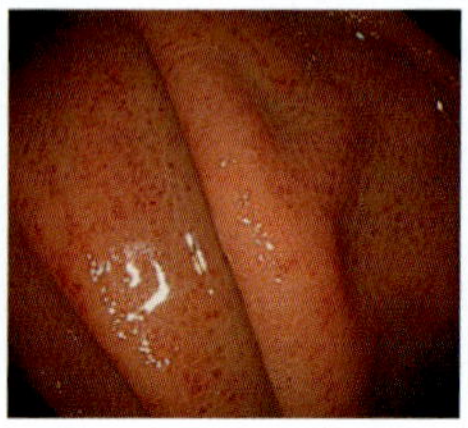	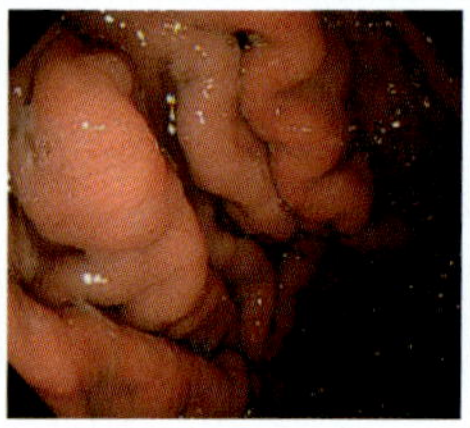	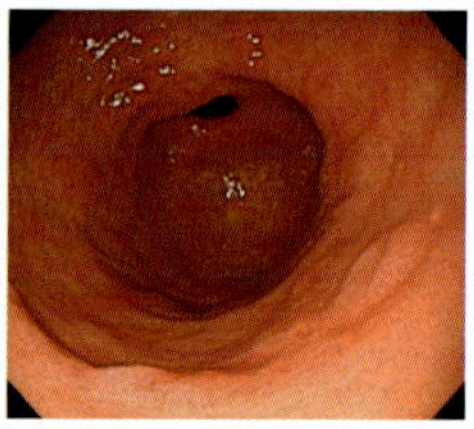	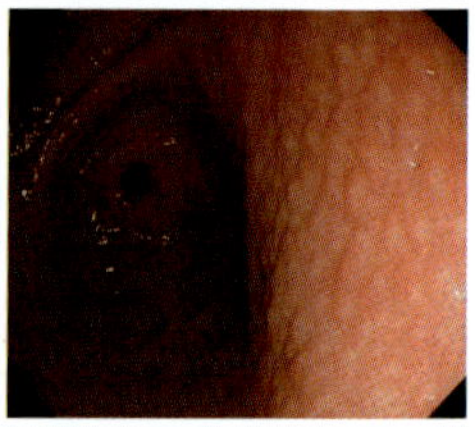

1.7 위암 고위험군을 선별하는 방법

위암 발생률은 *H. pylori* 감염 상태와 위축의 정도에 따라 좌우된다. 현감염자는 위암 발생률이 미감염자나 과거 감염자에 비해서 높고, 미만형 위암과 장형 위암, 선종 등이 발생할 수 있다. 과거 감염자에게도 장형 위암이나 선종이 발생할 수 있으나, 현감염자에 비해서 발생률이 낮다. *H. pylori* 감염이 없는 상태에서는 위축이 심할수록 위암 발생률이 높으며, 주로 장형 위암이나 선종이 발생한다. 단, 자가면역성 위염 환자들은 위신경내분비종양(유암종)의 발생률도 높다.

위축의 정도를 측정하는 방법은 내시경, 조직검사, 혈액검사의 세 가지 방법이 있다. 위염의 교토 분류로 진단한 내시경소견은 시드니 분류체계로 판독한 병리소견과 일치하는 경향을 보인다[Lee SY. Association between the Kyoto classification of gastritis and the updated Sydney system. Korean Journal of *Helicobacter* and Upper Gastrointestinal Research 2022;22:166-169]. 위암 발생률이 높은 위축성 위염 환자를 진단하는 기준은 다음과 같다.

(1) 위내시경상의 위암 고위험군: Kimura-Takemoto 분류상 위축이 기저부까지 침범한 개방형 위축성 위염

표 1.7.1 개방형 위축의 종류

개방형 위축	Open type 1 (O-1)	Open type 2 (O-2)	Open type 3 (O-3)
역행성 내시경상	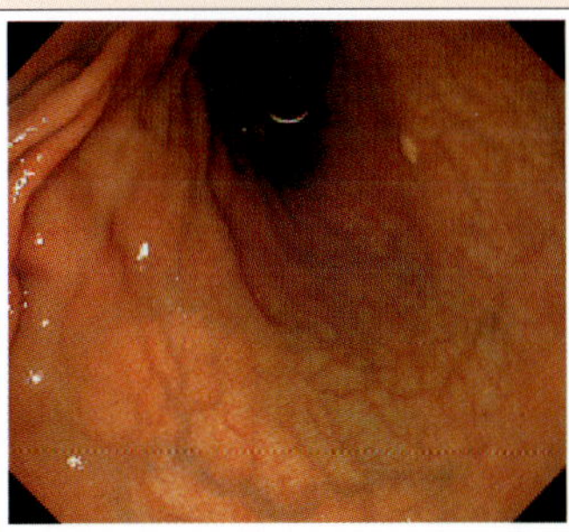	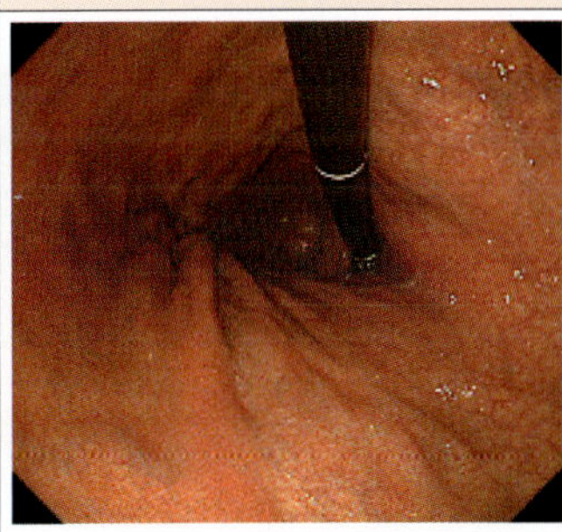	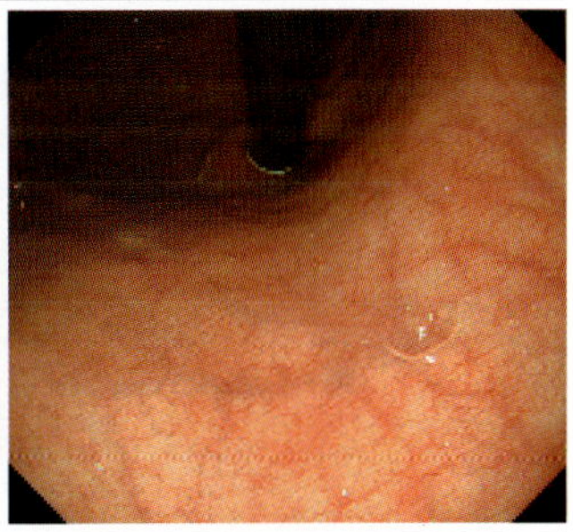
기저부 소견	위축이 기저부를 침범하기 시작함	위축이 기저부의 대부분을 침범함	위축이 기저부 전체를 침범해서 위축 경계가 사라짐
순행성 내시경상	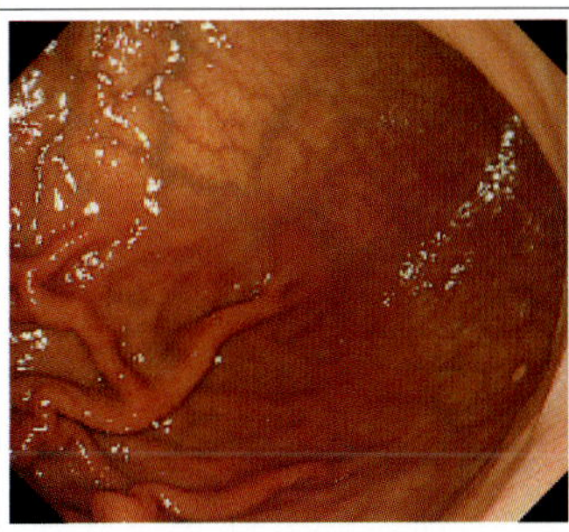	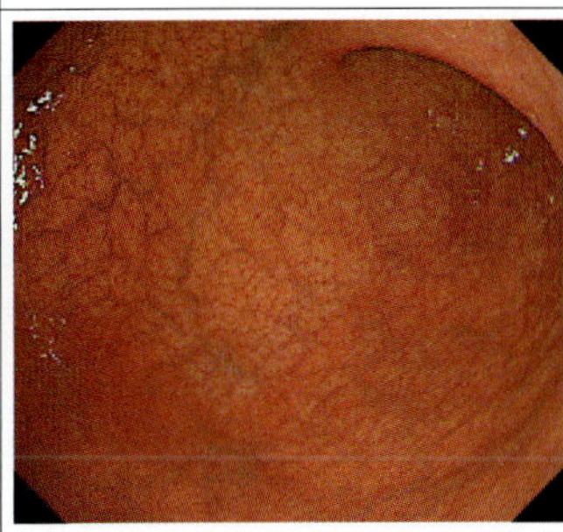	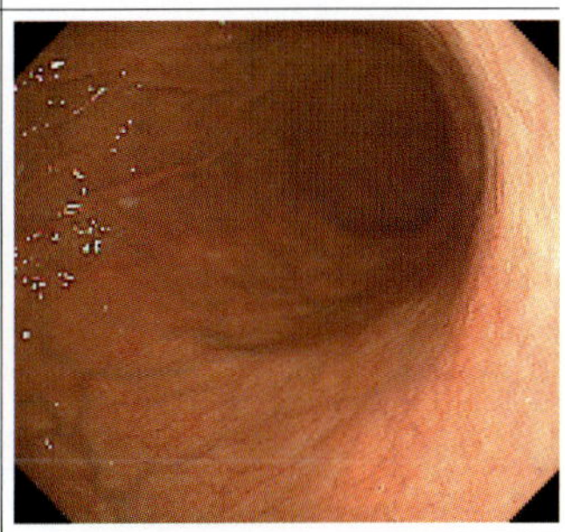
체부 소견	위축이 전벽과 후벽의 일부만 침범함	위축이 전벽과 후벽의 대부분을 침범함	위축이 대만까지 침범함. 주름이 전혀 관찰되지 않으면 open-type pan-atrophy로 세분화함

(2) 조직검사상의 위암 고위험군: OLGA (operative link for gastritis assessment) stage III와 stage IV

표 1.7.2 조직검사를 이용한 위축의 진행도 측정법

OLGA staging		체부			
	시드니 분류체계	None	Mild	Moderate	Marked
전정부 또는 위각	None	0	I	II	II
	Mild	I	I	II	III
	Moderate	II	II	III	IV
	Marked	III	III	IV	IV

(3) 혈액검사상의 위암 고위험군: 혈청학적 체부 위축

표 1.7.3 혈청학적 체부 위축의 진단 기준

일본 제품 사용 시	GastroPanel 검사 시
PG I ≤70 ng/mL & I/II ≤3*	PG I <50 μg/L & I/II <3 또는 PG I <30 μg/L

*이 중에서도 PG I ≤30 ng/mL & I/II ≤2에 해당하면 위암의 초고위험군으로 세분화함

1.8 헬리코박터 파일로리에 대한 검사

H. pylori 균은 한 사람의 위 속에서도 여러 유전형이 공존할 수 있고, 저산소 환경에서 증식하며, 나선형(spiral form)에서 구형(coccid form)으로 바뀌어 인체 밖에서도 생존하기 때문에 진단과 치료가 까다롭다. 또한, 위내시경 조직검사로 하는 침습적인 검사는 위음성률이 높아서 감염자를 놓칠 수 있다. 대변, 소변, 혈액, 호흡으로 하는 비침습적인 검사는 정확도가 다양하다. 가장 정확한 *H. pylori* 검사는 ^{13}C-요소호기검사와 단클론성 대변항원검사로, 요소호기검사는 *H. pylori* 균이 요산을 암모니아와 이산화탄소로 변환시키는 과정을 응용한 검사이다. 요소를 복용한 뒤, 날숨으로 측정한 $^{13}CO_2/^{12}CO_2$ 비가 2.5%를 초과하면 현감염으로 진단한다.

표 1.8 *H. pylori* 검사가 100% 정확하지 않은 이유

분류	*H. pylori* 검사	위음성의 원인	위양성의 원인
비침습적인 검사	IgG 항체	한국인에서 검증되지 않은 외국 키트, 적은 균	과거 감염
	대변항원	적은 대변 양, 채변 후 24시간 초과	다클론성 키트
	요소호기	위산억제제, 항생제, 유산균 복용	신부전, 소아, 요소분해효소를 생성하는 다른 균 (일부 유산균 포함)
침습적인 검사	신속요소분해효소 (campylobacter-like organism, CLO)검사로도 불림	부적합한 위치에서 조직검사*, 위산억제제, 항생제, 비스무스 복용	요소분해효소를 생성하는 다른 균
	병리	부적합한 위치에서 조직검사*, Giemsa 등의 특수염색 누락, 위산억제제, 항생제, 비스무스 복용	Non *H. pylori Helicobacter***
	배양	부적합한 위치에서 조직검사*, 느린 배양	오염 균
	중합효소연쇄반응 (polymerase chain reaction, PCR)	부적합한 위치에서 조직검사*	죽은 *H. pylori* 균의 DNA

*부적합한 위치란 위축, 장상피화생, 종양, 출혈 등이 있는 위점막을 가리킴

**Non-*Helicobacter pylori Helicobacter*를 포함한 다른 요소분해효소 분비 균들은 *H. pylori*에 비해서 적은 양의 요소분해효소를 분비하므로, 대부분 요소호기검사나 CLO 검사에서 음성으로 보고되지만 드물게 위양성의 원인이 됨

1.9 헬리코박터 감염에 대한 제균 치료

H. pylori 균은 세계보건기구에서 정한 1군 발암물질로, 항생제로 치료하지 않으면 급성 위염에서 만성 위염으로 진행된다. 나아가서 일부는 위암으로 진행되기 때문에 모든 성인 감염자는 치료를 받는 것이 바람직하다. 특히 한국과 일본에서 진단되는 감염자의 95%는 동아시아형 cagA로 불리는 Glu−Pro−Ile−Tyr−Ala (EPIYA)−ABD 유전자형을 지닌 *H. pylori* 균에 감염되어 있으므로, 위암 발생률이 높다. 이 독성인자를 지닌 균주는 상피세포 접착능이 뛰어나서 쉽게 세포에 부착한 뒤, 독성인자를 주입하여 숙주의 DNA를 손상시킨다.

H. pylori 제균 치료로 인한 이익이 손해보다 크고, 초기에 치료할수록 위암 예방효과가 크며, 일부 위축과 장상피화생은 제균 후에 호전되기 때문에 과거 감염자는 현감염자보다 위암 발생률이 유의하게 낮다. 따라서 외국에서는 금기증이 없는 한 모든 성인 감염자에게 제균 치료를 권한다. 최근에는 우리나라에서도 감염이 진단되면 전염의 위험성을 감안하여 가족들도 함께 *H. pylori* 검사를 받는 경우가 많다[Park JM, Lee SY, Kim JH, et al. Prognosis of seronegative subjects with a *Helicobacter pylori*-infected spouse. Korean Journal of *Helicobacter* and Upper Gastrointestinal Research 2021;21:311-321; Kwon H, Lee SY, Kim JH, et al. Effect of alcohol consumption on seroconversion in *Helicobacter pylori*-seronegative Koreans. Korean Journal of Medicine 2018;93:277-284]. 하지만 여전히 *H. pylori* 감염이 진단되어도 제균 치료를 거부하는 사람들이 있어서 교육이 필요하다[Lee SY. Future candidates for indications of *Helicobacter pylori* eradication-do the indications need to be revised? Journal of Gastroenterology and Hepatology 2012;27:200-211].

건강보험심사평가원(이하 심평원)에서 정한 제균 치료의 급여인정기준은 *H. pylori* 감염이 진단된 사람에서 (1) 반흔을 포함한 소화성 궤양, (2) 위의 저위도 변연부 B세포 림프종, (3) 조기 위암이나 위선종 절제 후의 상태, (4) 만성 특발성 혈소판감소증 중 하나라도 진단될 때이다. 해당사항이 없는 감염자는 100/100 처방으로 치료해야 한다.

심평원의 기준에 따르면 *H. pylori* 감염이 확인된 사람에게 처방할 수 있는 초기 항생제는 amoxicillin (AMO), tetracycline (TET), clarithromycin (CRL), metronidazole (MTR) 중에서 고를 수 있다. Levofloxacin (LVX)은 초기 제균 치료제로 처방할 수 없으며, 구제요법으로만 10~14일간 처방할 수 있다. 함께 처방할 수 있는 위산억제제는 tegoprazan 25~50 mg (CLR 삼제요법 시 7일만 인정), pantoprazole 40 mg, lansoprazole 15~30 mg, esomeprazole 20 mg, rabeprazole 10~20 mg, omeprazole 10~20 mg, ilaprazole 10 mg에 불과하며, 하루 두 번까지만 처방할 수 있다. 제균 성공률을 높이기 위해서는 다음과 같이 처방할 것을 권한다[Graham DY, Lee SY. How to effectively use bismuth quadruple therapy: The good, the bad, and the ugly. Gastroenterology Clinics of North America 2015;44:537-563].

표 1.9 제균 치료 시의 고려 사항

감염자 상태	신장과 간기능이 정상일 때의 처방	비고
CRL 내성이 없다고 보고된 경우	하루에 CRL 1 g, AMO 2 g, 위산억제제 2T를 2회로 나눠서 복용 (예: 아침과 저녁 식후에 각각 CRL 500 mg, AMO 1T, tegoprazan 50 mg을 동시에 복용)	페니실린 알레르기가 있을 경우, AMO을 cefuroxime으로 대체
항생제 내성검사를 하지 않았거나 CRL 내성이 있다고 보고된 경우	하루에 MTR 1.5 g, TET 2 g, 위산억제제 2T, 비스무스를 2~4회로 나눠서 복용	Macrolide계 항생제 복용력이 있으면 초기 치료로 추천
비스무스 사제요법에 실패한 경우	하루에 LVX 500 mg, AMO 2 g, 위산억제제 2T를 2회로 나눠서 복용	페니실린 알레르기가 있을 경우, AMO을 cefuroxime으로 대체

CRL, clarithromycin; AMO, amoxicillin; MTR, metronidazole; TET, tetracycline; LVF, Levofloxacin

비스무스 사제요법 시 하루에 네 번(아침, 점심, 저녁 식후와 자기 전) 복용하는 것이 어렵다면 하루에 두 번(아침과 저녁 식후) 복용하는 방법도 있다[Kim JY, Lee SY, Kim JH, et al. Efficacy and safety of twice a day, bismuth-containing quadruple therapy using high-dose tetracycline and metronidazole for second-line *Helicobacter pylori* eradication. *Helicobacter* 2020;25:e12683]. 또한, 항생제 내성검사결과가 누락된 감염자에게는 초기 치료로 비스무스 사제요법을 권한다[Lee SY, Kim JH, Sung IK, et al. Twice-daily intake of bismuth-based quadruple therapy for first-line *Helicobacter pylori* eradication: A retrospective study on 10-day, 14-day, and half-dose antibiotic therapy. *Helicobacter* 2023;28:e12998].

모든 제균 치료는 반드시 환자의 병력과 복용약물, 신장과 간수치를 확인한 뒤에 시행해야 한다. 또한, 6주 후에는 요소호기검사나 단클론성 대변항원검사로 제균 성공 여부를 확인해야 한다. 제균 치료 후의 침습적인 *H. pylori* 검사는 4주 후에도 위음성으로 나오기 쉬워서 제균 치료 실패자를 놓칠 수 있으므로, 위내시경 조직검사로 성공 여부를 확인하면 안 된다.

1.10 한국인에서의 혈액검사결과 참고치

증례에 나오는 위염 진단용 키트의 정상치는 다음과 같으며, 일부 환자에서 고가스트린혈증을 진단하기 위해 추가로 검사한 혈청 가스트린의 참고치는 13~115 pg/mL이다.

표 1.10.1 한국인에서의 정상 참고치

Chorus® & HBI® assay		GastroPanel® test	
H. pylori IgG	<12 AU/mL	*H. pylori* IgG	<17.8 EIU
Pepsinogen I	30~160 ng/mL	Pepsinogen I	30~160 μg/L
Pepsinogen II	3~15 ng/mL	Pepsinogen II	3~15 μg/L
I/II ratio	>3	I/II ratio	3~20
ABC method	Group A	Gastrin-17	1~7 pmol/L
		GastroSoft® algorithm	Normal group

본문에서는 수치가 정상치를 벗어날 경우, 다음과 같이 화살표로 각각 표시했다.

표 1.10.2 활동성 감염자의 예

Chorus® & HBI® assay		GastroPanel® test	
H. pylori IgG	>200 AU/mL ↑	*H. pylori* IgG	536.6 EIU ↑
Pepsinogen I	48.7 ng/mL	Pepsinogen I	93.2 μg/L
Pepsinogen II	20.8 ng/mL ↑	Pepsinogen II	19.5 μg/L ↑
I/II ratio	2.3 ↓	I/II ratio	4.8
ABC method	Group C	Gastrin-17	15.0 pmol/L ↑
		GastroSoft® algorithm	*H. pylori* infection group

2

미감염 증례

증례 2.1

H. pylori 균을 치료한 적이 없는 30대 남자의 검사소견이다. 미감염 상태를 시사하는 중요한 내시경소견과 관찰 위치는?

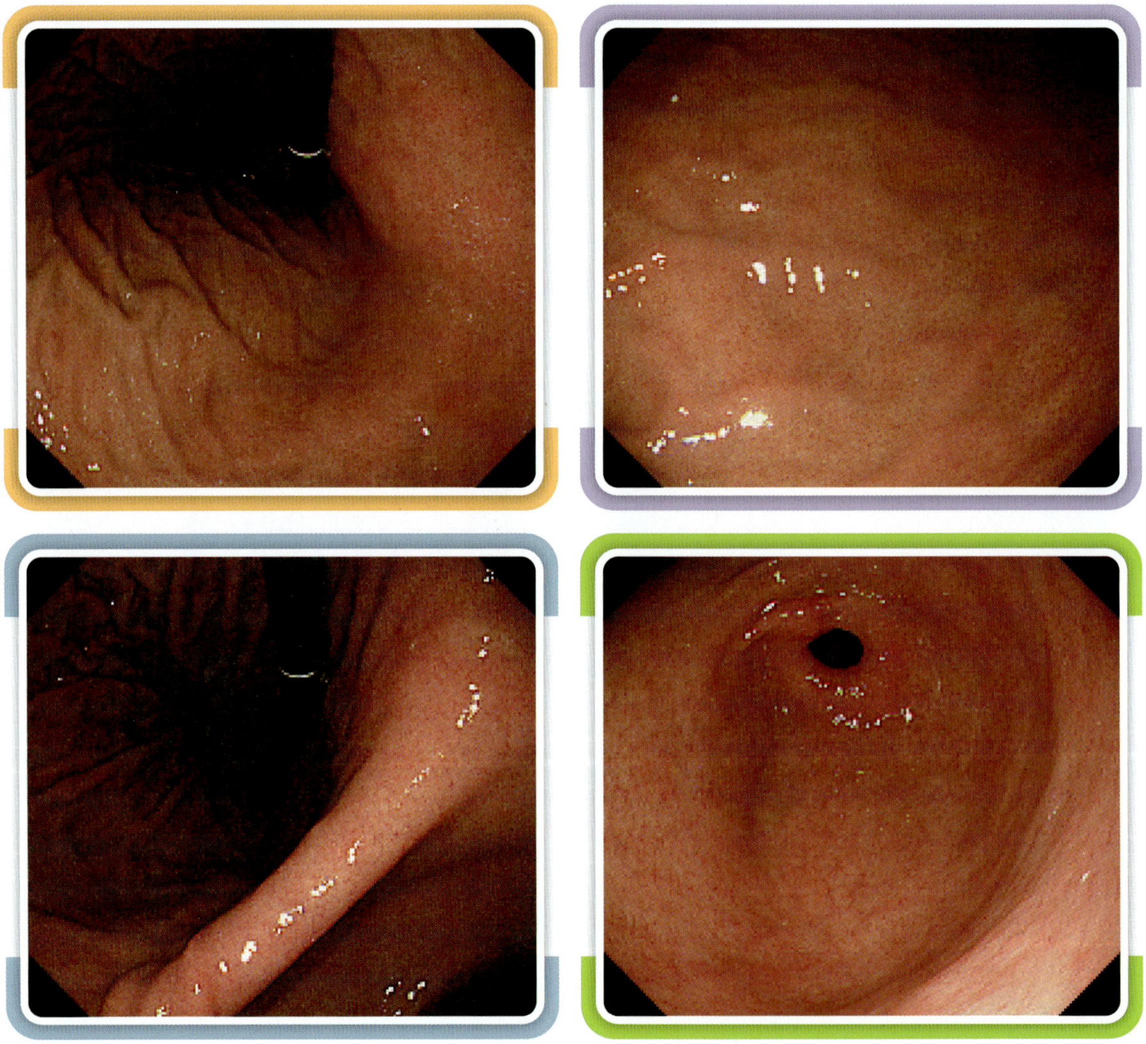

Chorus® & HBI® assay		GastroPanel® test	
H. pylori IgG	8.8 AU/mL	*H. pylori* IgG	16.1 EIU
Pepsinogen I	28.3 ng/mL	Pepsinogen I	43.3 μg/L
Pepsinogen II	7.1 ng/mL	Pepsinogen II	6.3 μg/L
I/II ratio	4.0	I/II ratio	6.9
ABC method	Group A	Gastrin-17	2.7 pmol/L
		GastroSoft® algorithm	Normal group

답 위각 소만의 균일한 혈관상(regular arrangement of collecting venules, RAC)

내시경소견

체부 소만에서 정상혈관상이 관찰된다.
후벽에서는 부종이 없는 정상 두께의 위주름이 관찰된다.

체부 대만에서도 정상혈관상이 관찰된다.

위각 소만에서 정상혈관상이 관찰되어 미감염 상태임을 시사한다.

전정부에서도 체부와 같은 모양의 정상혈관상이 이어지며, 위 전체에 위축이 없어서 위축 경계가 없다.

- *H. pylori* 감염력이 없는 미감염자의 위내시경소견으로, 색과 모양이 균일한 정상혈관상이 위 전체에서 관찰된다.
- 미감염자의 배경 위점막은 새 발자국 또는 아지랑이 모양의 균일한 미세혈관으로 구성되어 regular arrangement of collecting venules (RAC)로 불린다.
- 과거 감염자의 위에서도 정상혈관상이 관찰될 수 있지만, 위각 소만은 잘 회복되지 않아서 불균일한 혈관상인 irregular arrangement of collecting venules (iRAC)가 보이는 경우가 흔하다.
- 따라서 제균 치료 과거력이 없는 경우, 위각 소만에서 RAC가 관찰될 때만 미감염으로 분류하고, iRAC가 보이면 본인도 모르게 앓고 지나간 과거 감염(past *H. pylori* infection after unintended eradication)으로 분류한다.
- 미감염자로 확진하기 위해서는 제균 치료 과거력이 없고, 침습적인 *H. pylori* 검사와 비침습적인 검사 2개 이상에서 음성소견을 보이며, 위축이나 장상피화생이 없는 상태에서 RAC가 위각 소만에서 보여야 한다[Lee SY. Is your endoscopist qualified enough to detect *Helicobacter pylori*-naive status? Clinical Endoscopy 2024;57:466-467].

혈액검사소견

- 두 키트 모두에서 위염이 없는 정상 위로 보고되었다.
- PG I 수치가 30 ng/mL 미만으로 감소되어 있으나, ABC 분류상 혈청학적 위축의 진단 기준인 PG I ≤70 ng/mL & I/II ≤3에 부합되지 않아 정상군인 A군으로 분류된다.
- GastroPanel 검사에서도 낮은 *H. pylori* IgG 수치를 보이며, 펩시노겐과 가스트린 수치도 정상으로 보고되어 A형, B형, C형 위염에 해당하지 않는 정상군으로 분류되었다.

증례 2.2

소화불량으로 온 20대 남자의 검사소견이다. 위에 대한 진단은?

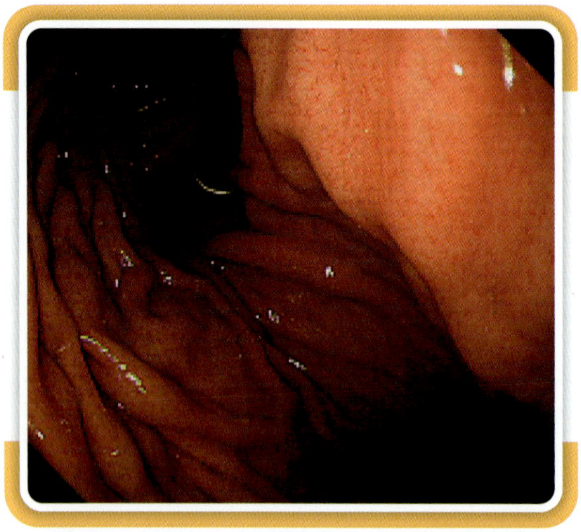

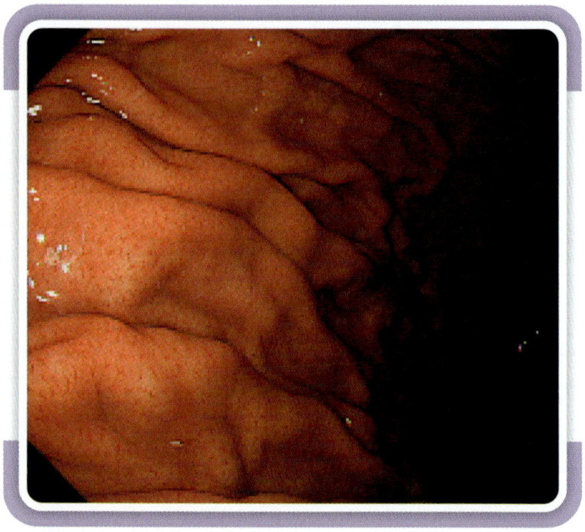

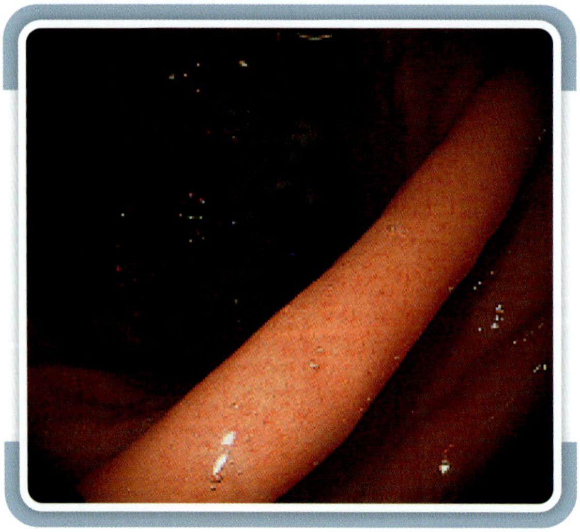

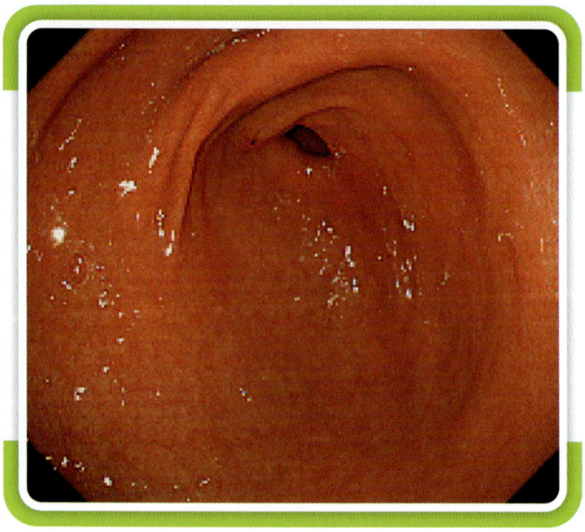

H. pylori 제균 치료 과거력: 없음

Chorus® & HBI® assay		GastroPanel® test	
H. pylori IgG	8.4 AU/mL	*H. pylori* IgG	<14.7 EIU
Pepsinogen I	65.2 ng/mL	Pepsinogen I	101.6 μg/L
Pepsinogen II	9.7 ng/mL	Pepsinogen II	8.4 μg/L
I/II ratio	6.7	I/II ratio	12.1
ABC method	Group A	Gastrin-17	1.8 pmol/L
		GastroSoft® algorithm	Normal group

답 정상 위(위염 없음)

내시경소견

분문부에서 정상혈관상이 관찰된다.
위식도 접합부 아래에 작은 식도 열공이 있다.

체부 대만에서 정상혈관상과 위주름이 관찰된다.

위각 소만에서도 정상혈관상이 관찰되어
미감염자임을 시사한다.

전정부까지 정상혈관상이 이어져서 위축이 없는
정상 위라는 것을 알 수 있다.

혈액검사소견

- 두 키트 모두에서 정상 수치를 보여서 정상군으로 분류되었다.
- *H. pylori* 감염을 치료한 적이 없는 20대 남자의 위각 소만에서 정상혈관상이 관찰될 때 보이는 미감염자의 정상 혈액검사결과이다.

증례 2.3

염증성 장질환으로 약물 치료 중인 30대 남자의 검사소견이다. 내시경과 혈액검사에서 다음과 같은 이상소견이 관찰되었을 때, 감염 상태와 진단은?

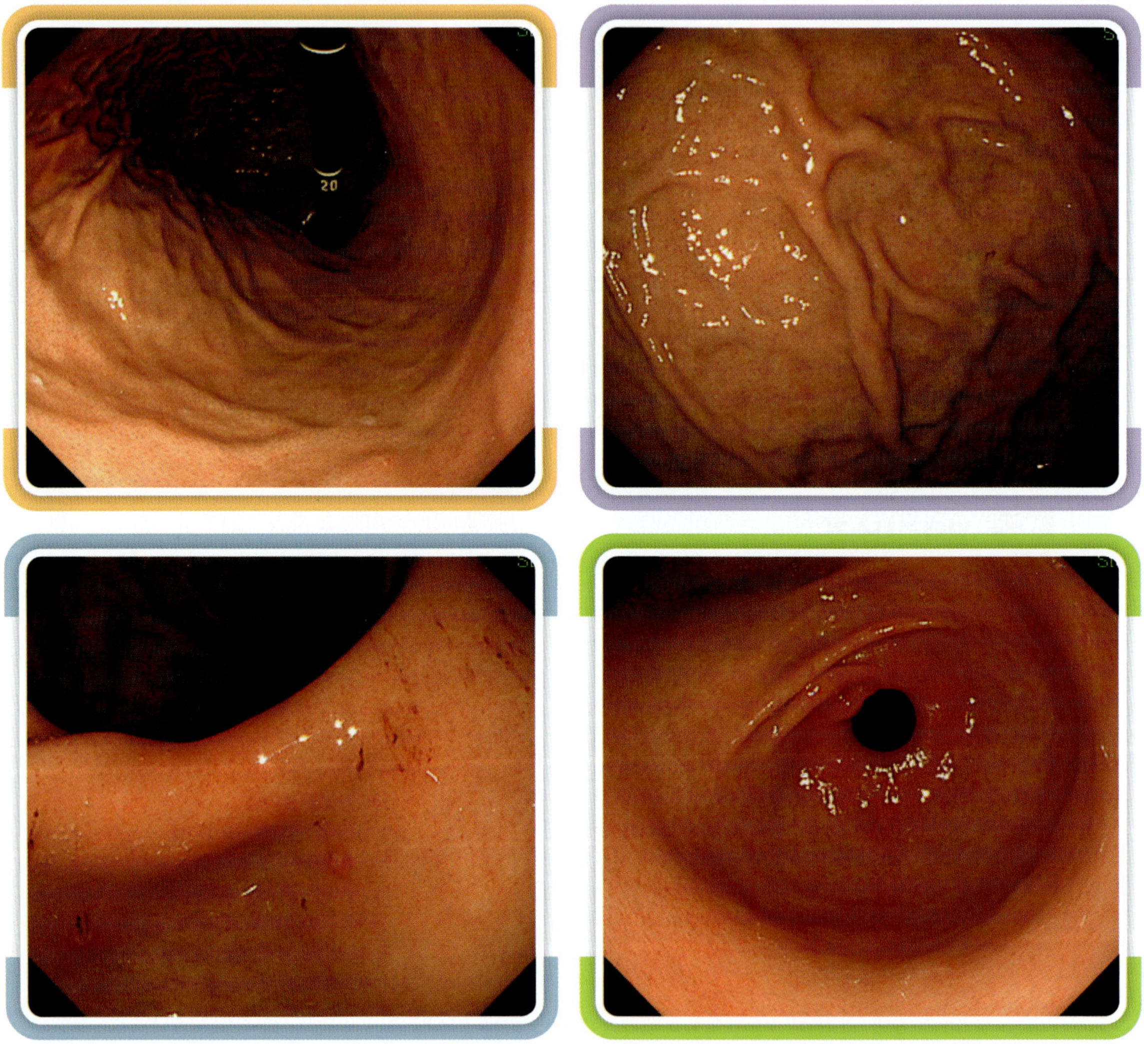

Stomach, "lesser curvature, proximal antrum", endoscopic biopsy: chronic gastritis

with 1) no inflammation

2) mild activity

3) atrophy (not applicable)

4) no intestinal metaplasia

5) no *Helicobacter pylori*-like microorganism

Giemsa stain: negative

H. pylori 제균 치료 과거력: 없음

Chorus® & HBI® assay		GastroPanel® test	
H. pylori IgG	5.3 AU/mL	*H. pylori* IgG	14.9 EIU
Pepsinogen I	89.8 ng/mL	Pepsinogen I	133.2 μg/L
Pepsinogen II	14.0 ng/mL	Pepsinogen II	11.3 μg/L
I/II ratio	6.4	I/II ratio	11.8
ABC method	Group A	Gastrin-17	<0.4 pmol/L ↓
		GastroSoft® algorithm	High acid output group

답 미감염자에서 관찰되는 헤마틴과 미란

내시경소견

체부 소만에서 정상혈관상과 작은 위저선 용종 2개가 관찰된다.

체부 대만에서 정상혈관상이 관찰된다.

위각 소만에서 여러 개의 헤마틴이 보이고, 전정부 소만에서 작은 미란 2개가 보인다. 미란에서 조직검사한 결과, *H. pylori* 감염은 없었다.

전정부 원위부까지 정상혈관상이 이어진다.

- 위각의 배경 위점막에서도 정상혈관상이 보이고, 제균 치료 과거력이 없으며 침습적 · 비침습적 *H. pylori* 검사 모두에서 음성으로 보고되어 미감염자로 진단할 수 있다.
- 헤마틴과 미란 등의 편평한 발적 병변은 위산과다 상태에서 흔히 관찰되는 위내시경소견으로, *H. pylori* 감염이 없을수록 호발한다.
- 그 중에서도 헤마틴은 위 내 pH가 1 미만으로 낮을 때 발생한다.
- 위 병변들은 암과 무관하며 대부분 저절로 호전되지만, 속쓰림 등의 증상이 있을 경우에는 위점막보호제나 위산억제제를 단기간 투여한다.
- 5-aminosalicylate를 장기간 복용하는 염증성 장질환 환자에서 관찰되기 쉬운 소견으로, 이 환자처럼 증상이 없으면 추가 조치 없이 경과를 관찰한다.

표 2.3 미란과 궤양의 차이

미란(erosion)	궤양(ulcer)
점막근층을 침범하지 **않는** 점막 손상	점막근층과 점막하층의 조직 손상
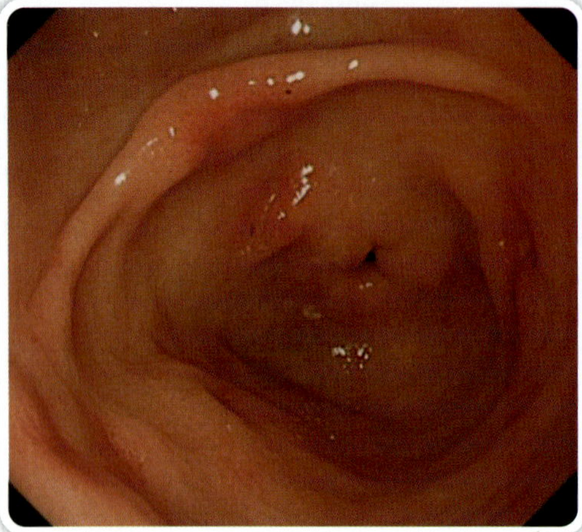	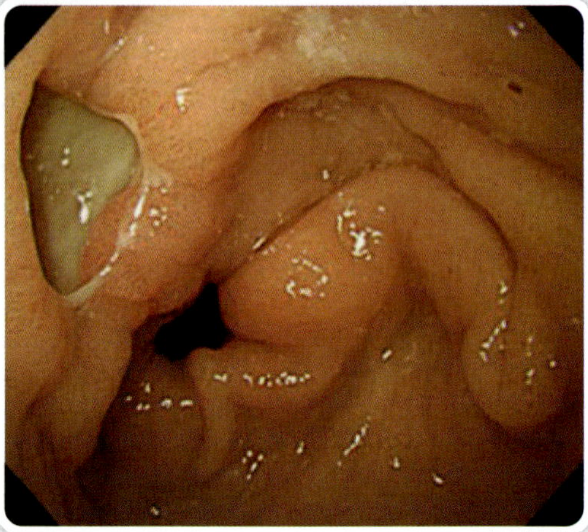

혈액검사소견

- 전정부에서 분비되는 G-17 수치만 감소해서 C형 위염 중 위산과다 상태임을 알 수 있다.
- 낮은 G-17 수치로 인해 GastroSoft 알고리즘에서는 위산과다 분비군으로 진단되었으며, 이 군은 정상군처럼 위암 발생률이 낮다.

증례 2.4

속쓰림증으로 온 40대 여자의 검사소견이다. 전정부 원위부의 전벽에서 발적 병변이 관찰되어 조직검사를 했다. 조직검사결과와 혈액검사결과가 다음과 같을 때, 필요한 조치는?

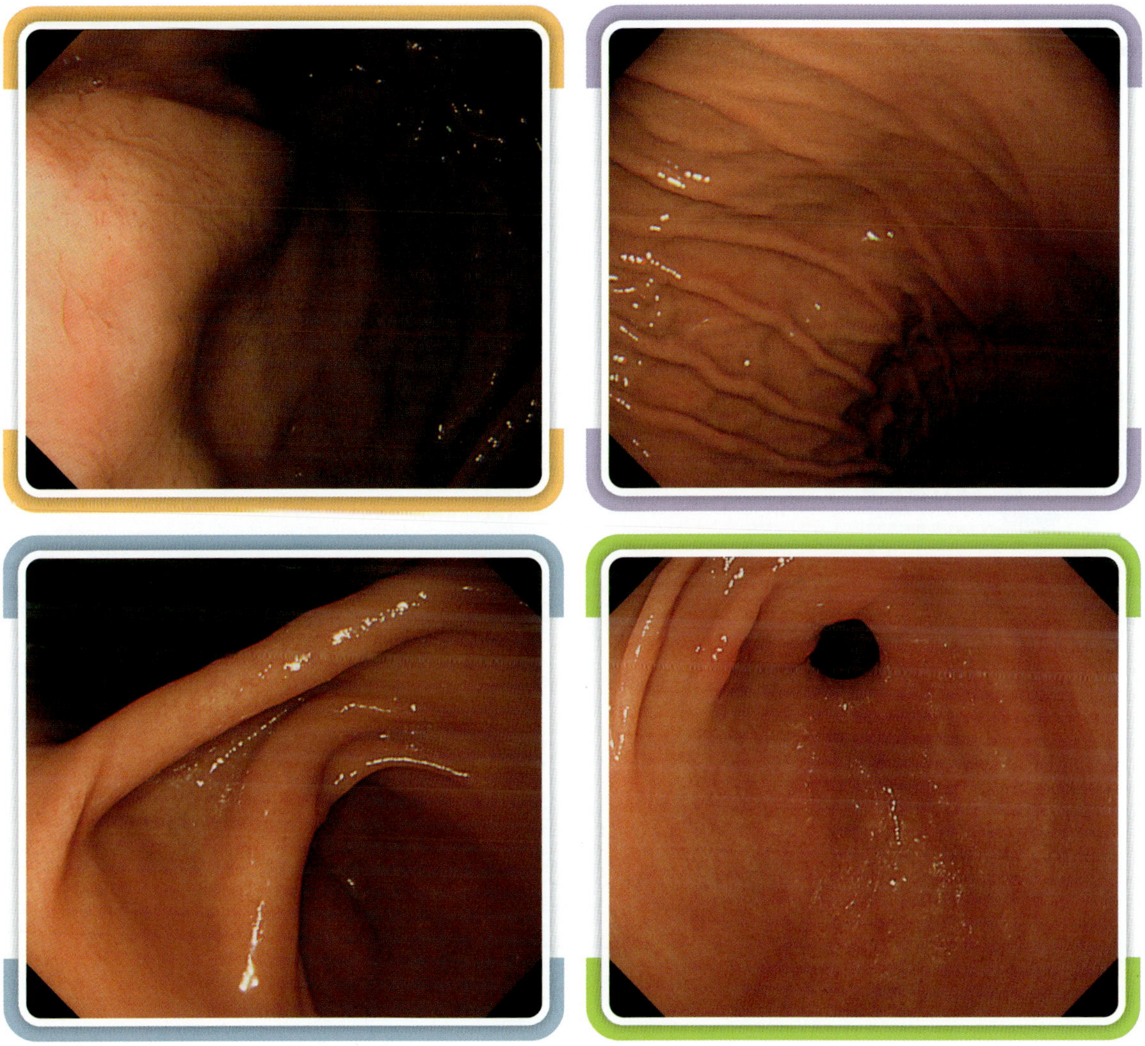

Stomach, "anterior wall, distal antrum", endoscopic biopsy: Chronic gastritis

with 1) no inflammation

2) moderate activity

3) atrophy (not applicable)

4) no intestinal metaplasia

5) no *Helicobacter pylori*-like microorganism

Giemsa stain: negative

H. pylori 제균 치료 과거력: 없음

Chorus® & HBI® assay		GastroPanel® test	
H. pylori IgG	<5 AU/mL	*H. pylori* IgG	<14.7 EIU
Pepsinogen I	80.9 ng/mL	Pepsinogen I	113.8 μg/L
Pepsinogen II	10.9 ng/mL	Pepsinogen II	8.4 μg/L
I/II ratio	7.4	I/II ratio	13.3
ABC method	Group A	Gastrin-17	0.9 pmol/L ↓
		GastroSoft® algorithm	High acid output group

답 위산억제제 투여

내시경소견

분문부에서 정상혈관상이 관찰된다.

체부 대만에서도 정상혈관상이 보인다.

위각 소만에서도 정상혈관상이 관찰되어 미감염 상태임을 시사한다.

국소 발적은 위 내 pH가 낮아서 생긴 일시적인 병변으로 암과 무관하다.

혈액검사소견

- GastroPanel 검사상 G-17 수치가 낮아서 위산과다 분비군으로 분류되었다.
- 속쓰림증을 호소하므로 위산억제제 등의 약물 치료가 필요하다.

증례 2.5

명치 불편감이 반복되어 온 20대 여자의 검사소견이다. 첫 방문 시의 내시경검사와 1년 후에 시행한 혈액검사 결과를 볼 때, *H. pylori* 감염 상태의 변화는?

첫 방문 시의 내시경소견

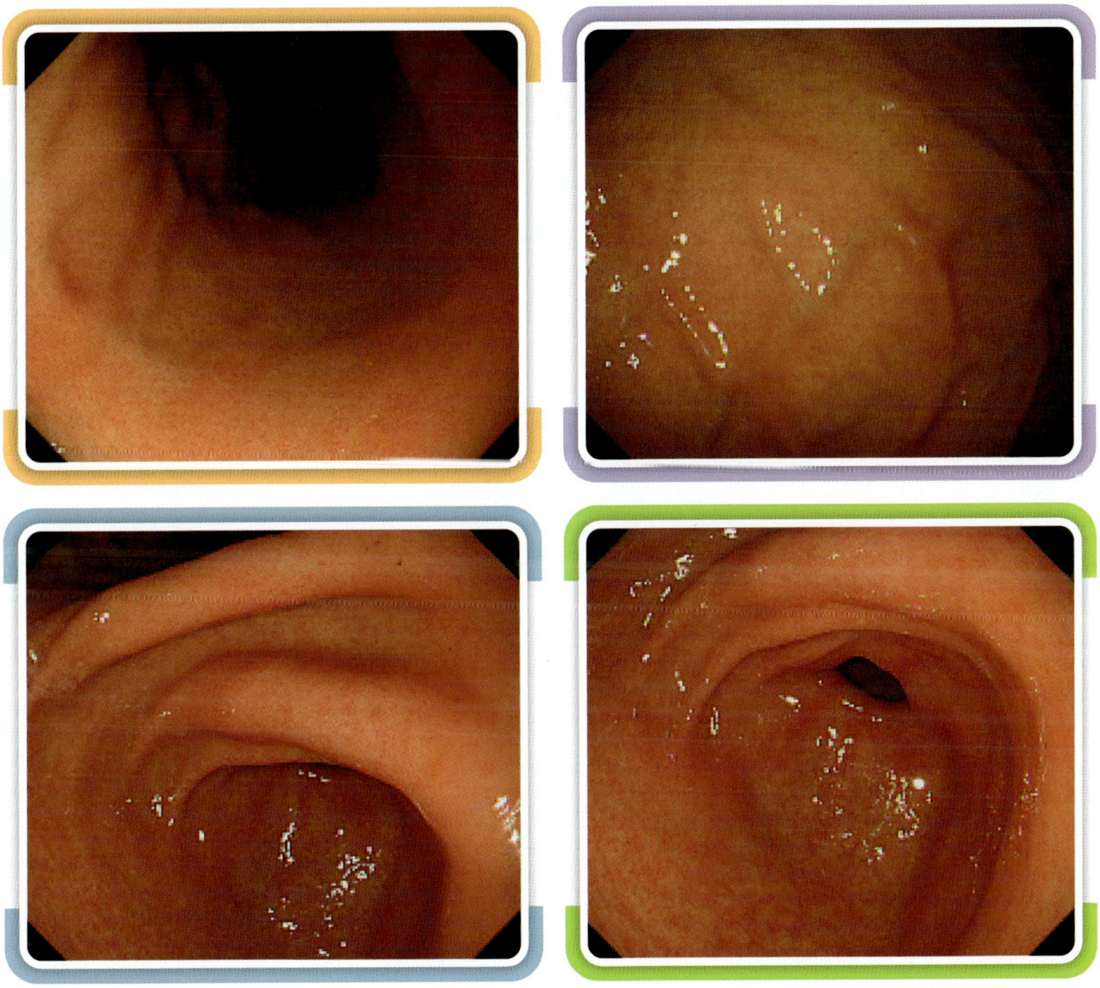

H. pylori 제균 치료 과거력: 없음

^{13}C-urea breath test: negative

Chorus® & HBI® assay	첫 방문 시	1년 후
H. pylori IgG	6.5 AU/mL	6.6 AU/mL
Pepsinogen I	53.2 ng/mL	43.6 ng/mL
Pepsinogen II	13.5 ng/mL	9.9 ng/mL
I/II ratio	3.9	4.4
ABC method	Group A	Group A

GastroPanel® test	첫 방문 시	1년 후
H. pylori IgG	23.0 EIU ↑	15.4 EIU
Pepsinogen I	94.3 μg/L	80.5 μg/L
Pepsinogen II	12.8 μg/L	9.3 μg/L
I/II ratio	7.4	8.6
Gastrin-17	6.3 pmol/L	2.2 pmol/L
GastroSoft® algorithm	*H. pylori* infection group	Normal group

답 변화 없음(미감염 지속)

내시경소견

체부 소만에서 정상혈관상이 관찰된다.

체부 대만에서도 정상혈관상이 보인다.

위각 소만에서 정상혈관상이 보이고
제균 과거력이 없어서 미감염 상태로 추정된다.

전정부 대만에서 보이는 선상 발적은
위산과다 시 일시적으로 보일 수 있는 소견으로
암과 무관하다.

- 요소호기검사에서도 음성소견을 보이고, 위축이나 장상피화생도 관찰되지 않아서 미감염자로 분류했다.

혈액검사소견

- 첫 GastroPanel 검사 시 *H. pylori* IgG ≥17.8 EIU로 보고되어 감염군으로 분류되었으나, 이는 23.0 EIU라는 낮은 수치가 위양성소견을 보인 것으로, 과거 감염자가 아닌 미감염자에서도 보고될 수 있다.
- 참고로 제조사에서 설정한 한국인에서의 판독 기준은 *H. pylori* IgG ≥17.8 EIU로, 서양인의 *H. pylori* IgG ≥30.0 EIU보다 낮다. 따라서 이 환자의 첫 GastroPanel 검사결과는 서양에서는 정상군으로 보고된다.
- 즉, 같은 GastroPanel 키트로 검사해도 양성으로 판독하는 진단 기준이 서양에 비해 낮아서 23.0 EIU가 Gastrosoft 알고리즘상 감염군으로 분류되었을 뿐, 실제로 30.0 EIU 미만의 낮은 항체가는 감염이 없는 경우가 많다.
- 이처럼 감염이 없는 상태에서 낮은 항체가를 보이는 경우에는 위양성소견에 해당하므로 제균 치료 없이 경과관찰하면, 이 증례처럼 추적검사에서는 항체가 저절로 음전되는 경우가 많다.
- 위내시경과 혈액검사 모두에서 정상소견을 보이는 경우, 심리적인 이유나 기능성 위장관 질환을 의심해야 한다[Lee HJ, Lee SY, Kim JH, et al. Depressive mood and quality of life in functional gastrointestinal disorder: comparing the difference between functional dyspepsia and irritable bowel syndrome based on ROME III criteria. General Hospital Psychiatry 2010;32:499-502; Lee SP, Lee SY, Kim JH, et al. Factors related to upper gastrointestinal symptom generation in 2275 *Helicobacter pylori* seroprevalent adults. Digestive Diseases and Sciences 2017;62:1561-1570].

증례 2.6

10년 넘게 위암검진을 받아온 50대 여자의 검사소견이다. 예상되는 감염 상태와 필요한 조치는?

13년 전 | 현재

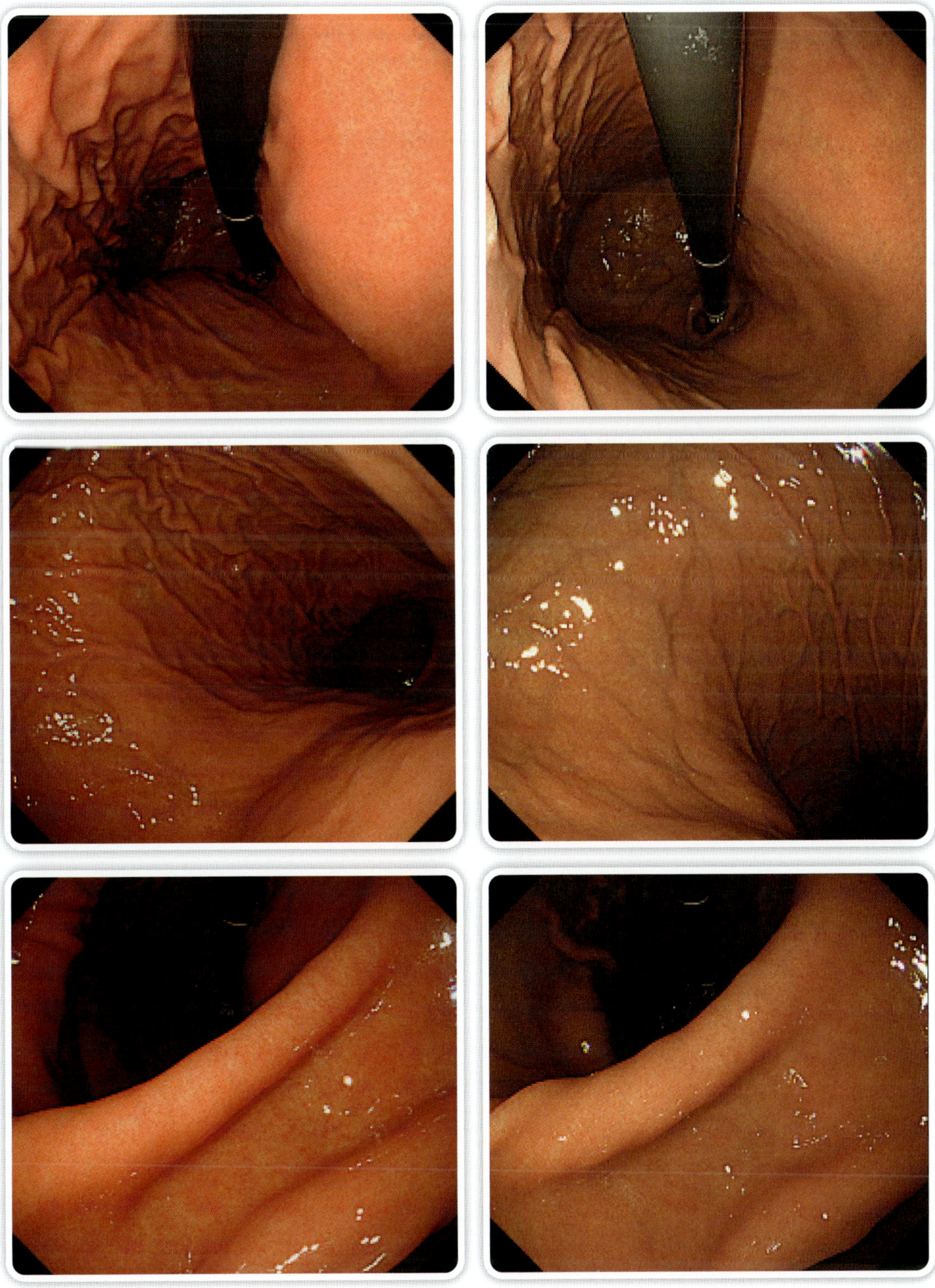

H. pylori 제균 치료 과거력: 없음

Chorus® & HBI® assay	13년 전	3년 전	현재
H. pylori IgG	<5 AU/mL	<5 AU/mL	<5 AU/mL
Pepsinogen I	47.2 ng/mL	56.5 ng/mL	58.6 ng/mL
Pepsinogen II	8.4 ng/mL	10.3 ng/mL	10.8 ng/mL
I/II ratio	5.6	5.5	5.4
ABC method	Group A	Group A	Group A

답 13년째 미감염 상태로 경과관찰

내시경소견

- 13년 전과 최근의 내시경소견 모두에서 정상혈관상이 위각 소만부터 체부까지 관찰되므로, 미감염 상태가 유지되고 있음을 알 수 있다.

혈액검사소견

- 13년간 정상 수치가 유지되고 있으므로 특별한 조치 없이 관찰한다.
- 내시경소견과 종합할 때, 위암 발생률이 낮아서 2년 간격의 위내시경검진이 불필요한 미감염자에 해당한다.

증례 2.7

위용종이 발견되어 온 20대 남자의 검사소견이다. 병력이나 위암 가족력은 없다고 했다. 용종의 병리결과로 추정되는 것은?

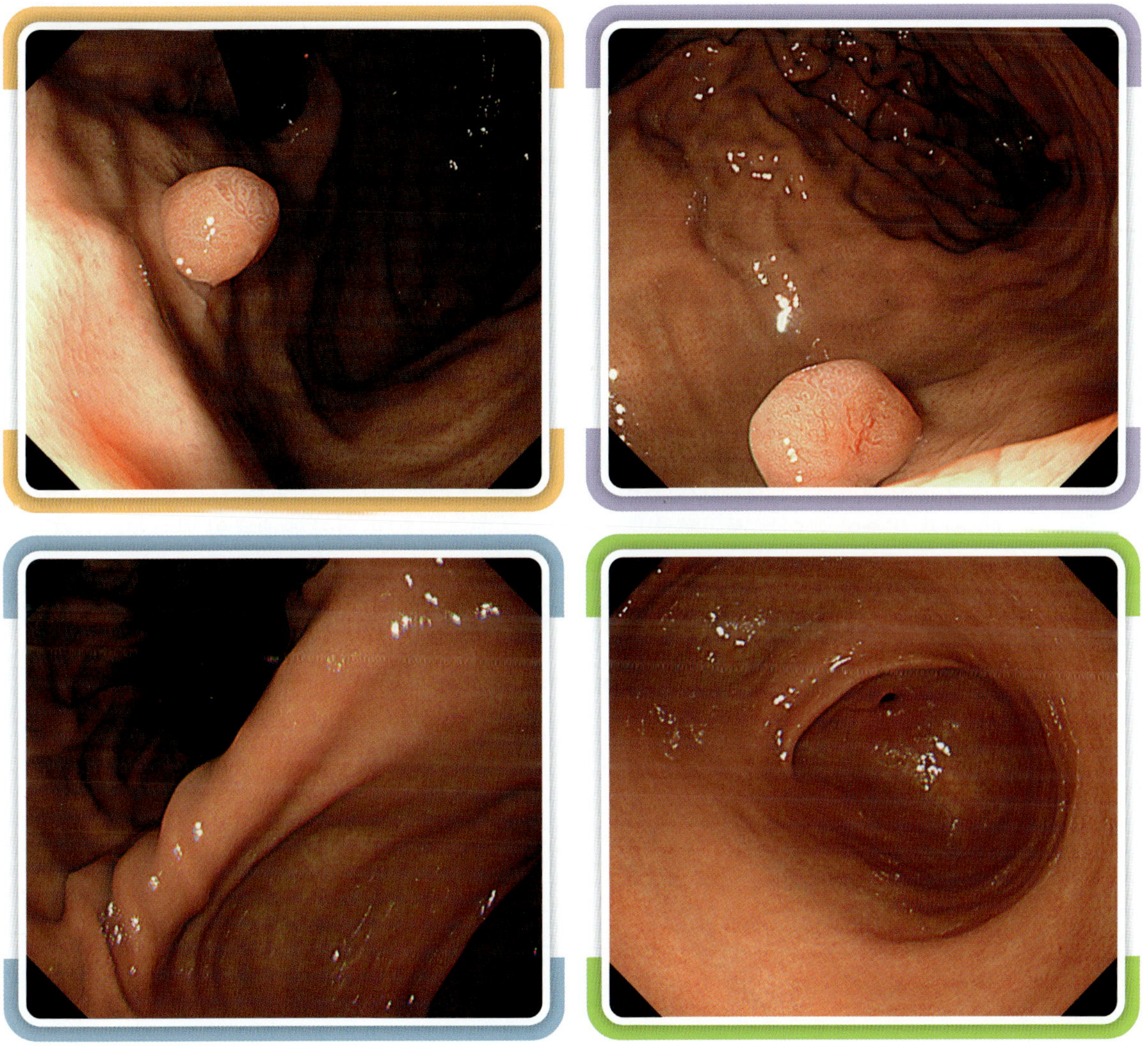

H. pylori 제균 치료 과거력: 없음

Chorus® & HBI® assay		GastroPanel® test	
H. pylori IgG	7.7 AU/mL	*H. pylori* IgG	16.1 EIU
Pepsinogen I	60.4 ng/mL	Pepsinogen I	100.0 μg/L
Pepsinogen II	10.3 ng/mL	Pepsinogen II	7.4 μg/L
I/II ratio	5.9	I/II ratio	13.5
ABC method	Group A	Gastrin-17	0.7 pmol/L ↓
		GastroSoft® algorithm	High acid output group

답 위저선 용종

내시경소견

역행해서 관찰한 결과, 분문부에 1 cm가 넘는 Isp 모양의 용종이 보인다.

순행해서 분문부를 관찰한 결과, 앞 사진에 찍힌 용종이 보인다. 용종이 투명하고 표면에 굵은 핏줄이 보여서 위저선 용종으로 추정된다.

위각 소만에서 정상혈관상이 보여서 미감염 상태로 추정된다.

전정부에서도 정상혈관상이 관찰된다.

- 용종 표면에서 보이는 굵은 핏줄은 일부 상피하종양에서 자주 관찰되는 내시경소견이다.
- 굵은 핏줄이 보이는 상피하종양이 투명하고 부드러우면 위저선 용종일 가능성이 높지만, 딱딱하고 노란색이면 신경내분비종양일 가능성이 높다.
- 조직검사한 결과, 다음과 같이 위저선 용종으로 진단되었다.

Stomach, "cardia", endoscopic biopsy: Fundic gland polyp

Giemsa stain: negative

혈액검사소견

- 낮은 G-17 수치 때문에 GastroPanel 알고리즘에 의해 위산과다군으로 분류되었으나, 증상이 없으므로 경과관찰한다.
- 약물 복용력이나 병력이 없는 성인에서 발생한 sporadic fundic gland polyp으로, 1년 뒤에 추적검사한 결과, 다음과 같이 커지지 않아서 절제하지 않고 관찰 중이다.

첫 방문 시 | 1년 후

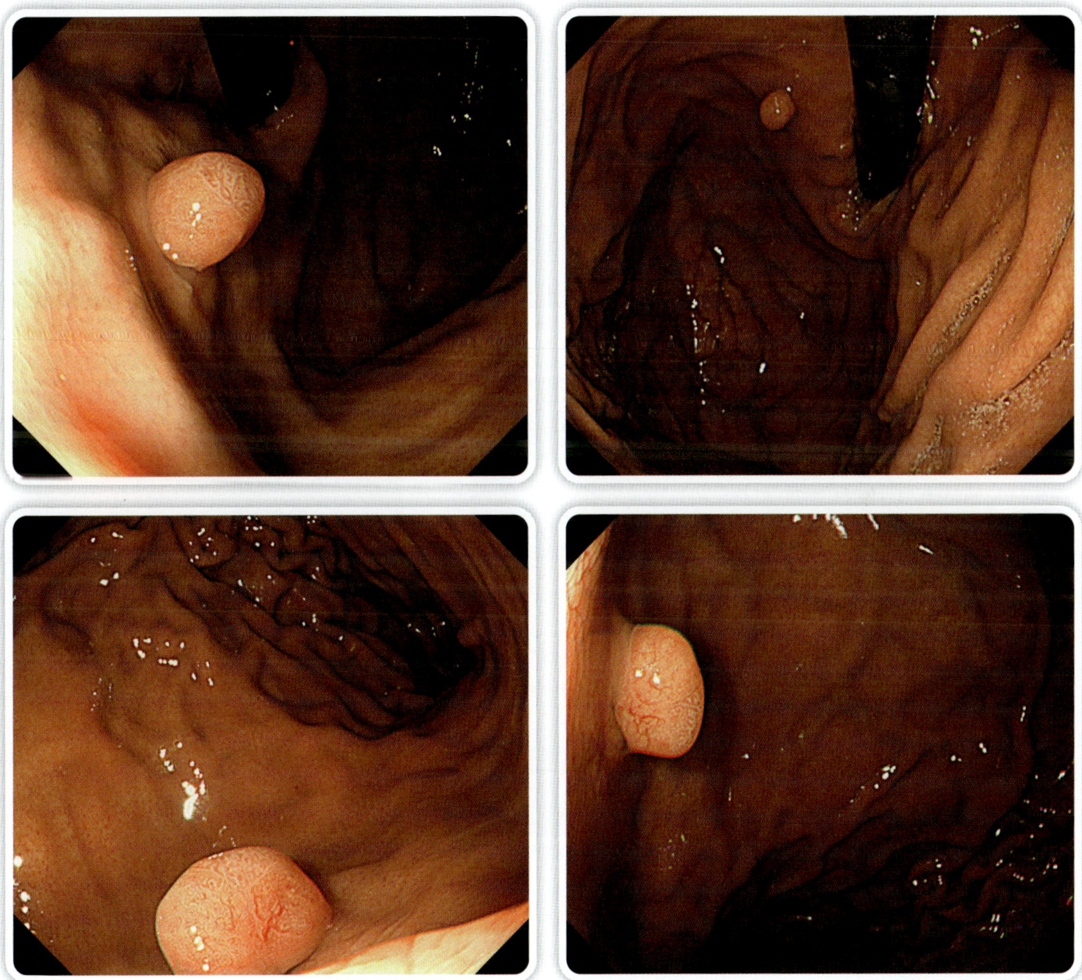

증례 2.8

분문부에서 위상피하종양이 보여서 온 30대 여자의 검사소견이다. 복부 CT 검사상 특이소견은 없었다. 필요한 조치는?

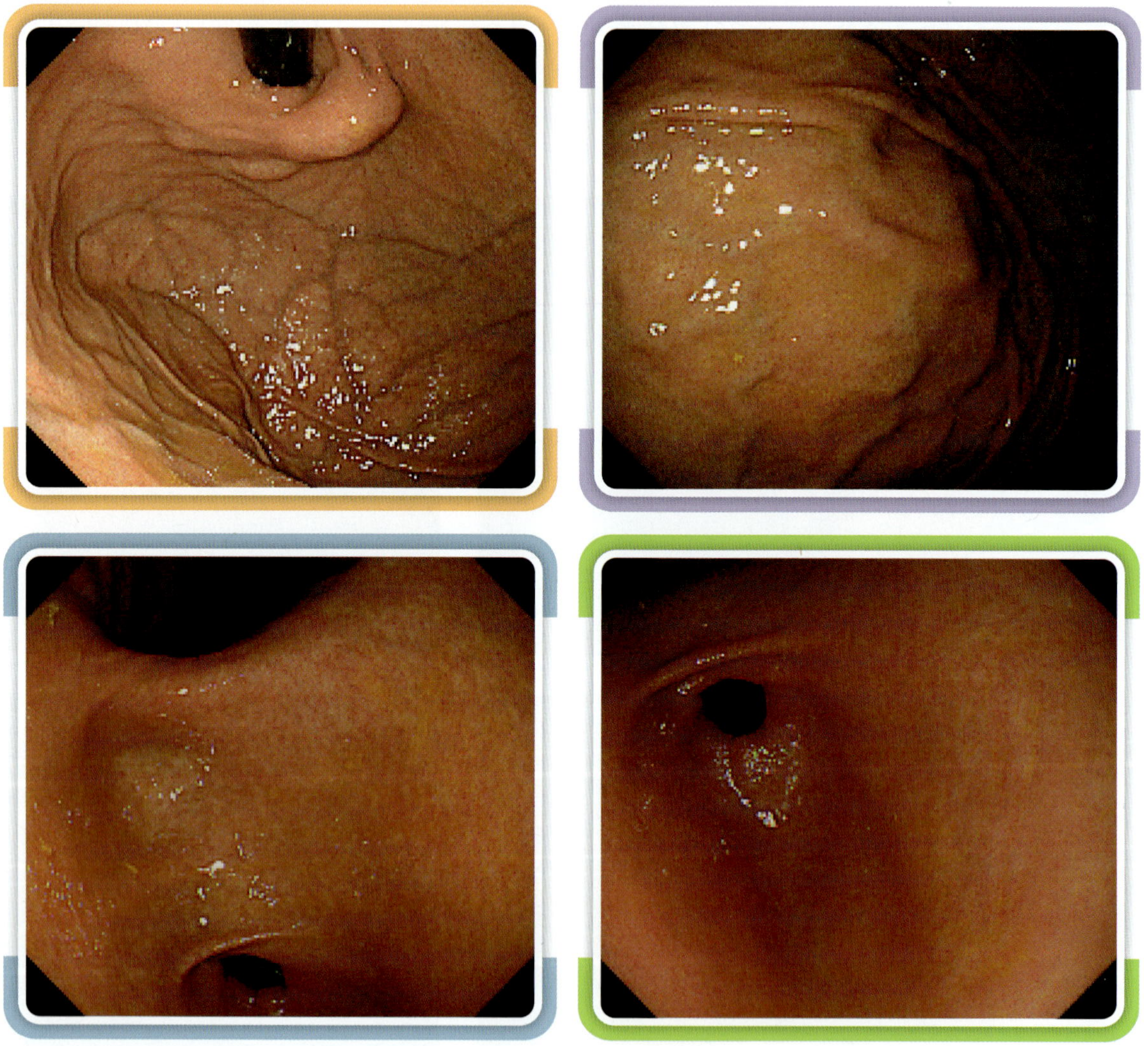

H. pylori 제균 치료 과거력: 없음

GastroPanel® test	
H. pylori IgG	15.8 EIU
Pepsinogen I	86.5 μg/L
Pepsinogen II	7.1 μg/L
I/II ratio	12.2
Gastrin-17	1.0 pmol/L
GastroSoft® algorithm	Normal group

답 상피하종양에 대한 경과관찰

내시경소견

분문부의 대만과 전벽 사이에서 1.5 cm 미만의 상피하종양이 관찰된다.

체부 대만에서 정상혈관상이 관찰된다.

위각과 전정부 근위부 소만에서 정상혈관상을 보여서 미감염자임을 시사한다.

전정부 원위부 대만에서도 정상혈관상이 보인다.

혈액검사소견

- 모든 수치가 정상소견을 보여서 정상군으로 보고되었다.
- CT에서도 관찰되지 않는 분문부 상피하종양으로, 암을 시사하는 소견은 없다.
- 1년 후에 위내시경으로 추적한 결과, 다음과 같이 1.5 cm 전후의 크기를 유지하고 있어서 관찰 중이다.

첫 발견 시

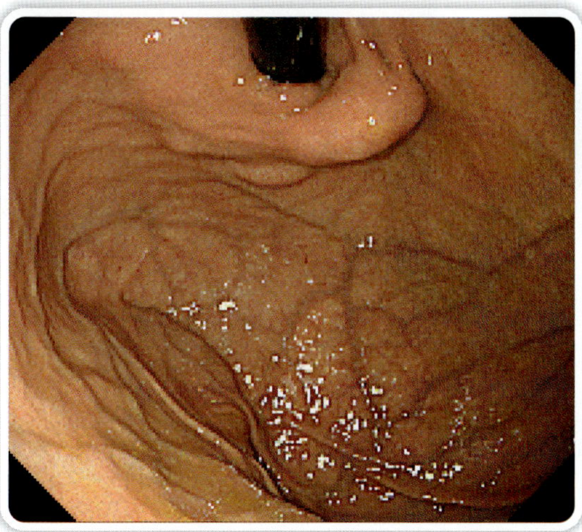

1년 후

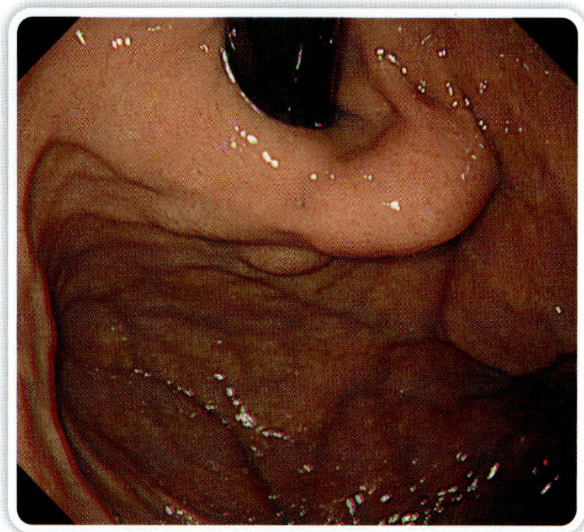

증례 2.9

다발성 위용종이 발견되어 온 60대 여자의 내시경소견이다. 장기간 복용한 약이나 병력은 없다고 했다. 용종의 병리소견으로 추정되는 것은?

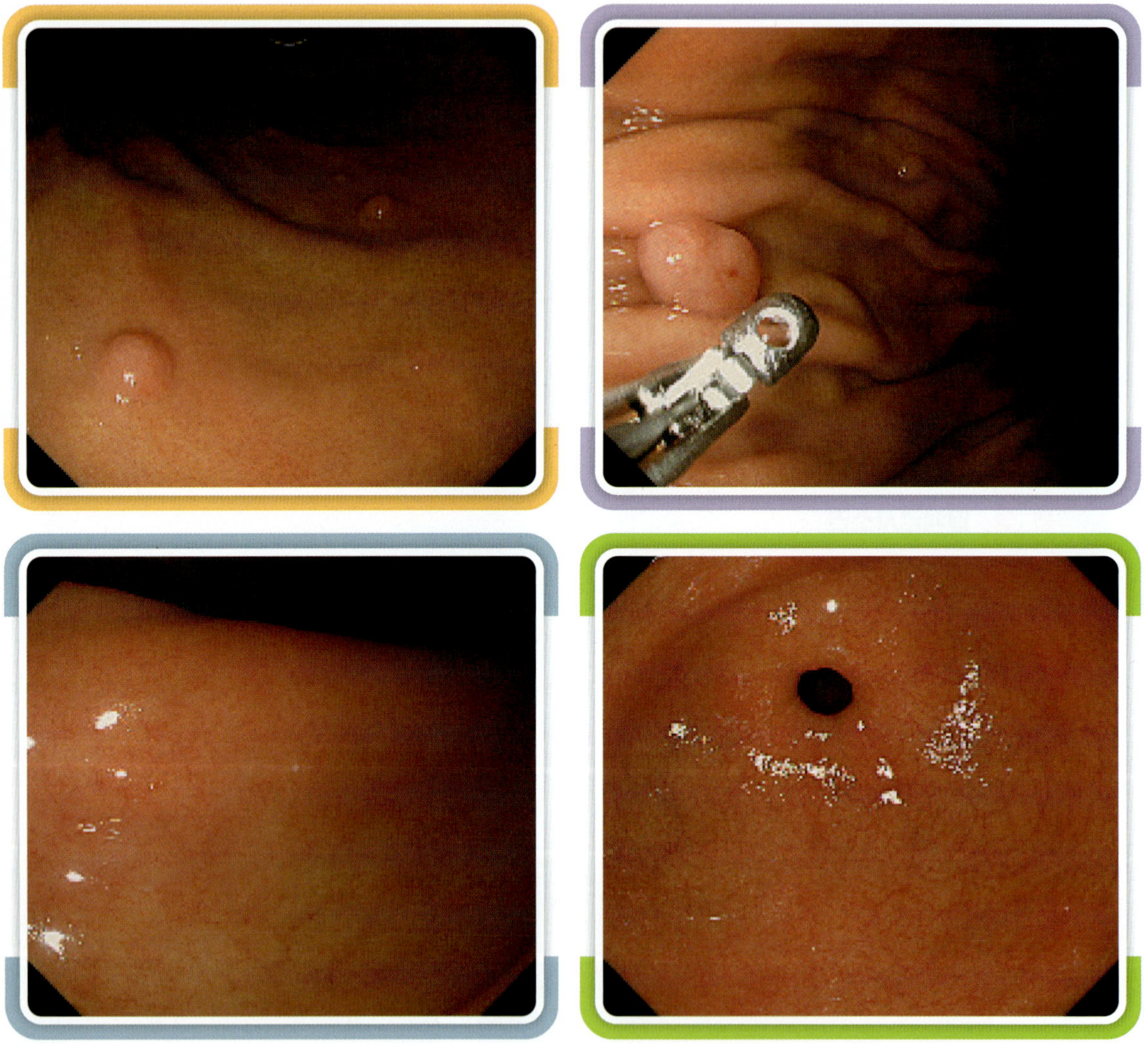

H. pylori 제균 치료 과거력: 없음

Chorus® & HBI® assay		GastroPanel® test	
H. pylori IgG	9.2 AU/mL	*H. pylori* IgG	15.3 EIU
Pepsinogen I	42.9 ng/mL	Pepsinogen I	74.4 μg/L
Pepsinogen II	6.5 ng/mL	Pepsinogen II	5.2 μg/L
I/II ratio	6.6	I/II ratio	14.3
ABC method	Group A	Gastrin-17	3.4 pmol/L
		GastroSoft® algorithm	Normal group

답 위저선 용종

내시경소견

체부 소만에서 두 개의 상피하종양과 정상혈관상이 관찰된다. 상부 체부에서 발생한 투명한 용종으로 위저선 용종을 시사한다.

체부 대만에서는 1 cm 이상으로 큰 Isp 상피하 용종과 작은 용종이 관찰되어 조직검사를 시행했다.

위각과 전정부 근위부에서 정상혈관상이 관찰된다.

전정부의 원위부까지 정상혈관상이 이어진다.

- *H. pylori* 감염이 없는 상태에서 위의 체부에서만 여러 개의 투명한 상피하종양이 관찰되어, 다발성 위저선 용종이 의심된다.
- 조직검사한 결과, 다음과 같이 위저선 용종으로 진단되어 경과관찰 중이다.

Stomach, "body", endoscopic biopsy: Fundic gland polyp

Giemsa stain: negative

혈액검사소견

- 미감염자에서 흔한 정상적인 혈액검사결과를 보이며, G-17 수치도 정상이므로 고가스트린혈증과 무관한 위저선 용종임을 알 수 있다.
- 위산억제제 복용 후에 발생하는 위저선 용종 환자들은 고가스트린혈증을 보이므로, 이 환자는 약물 복용과 무관한 sporadic fundic gland polyposis로 추정된다.

증례 2.10

식도, 위, 십이지장에서 용종이 발견되어 온 30대 남자의 검사소견이다. 확진하기 위해 필요한 유전자검사는?

식도

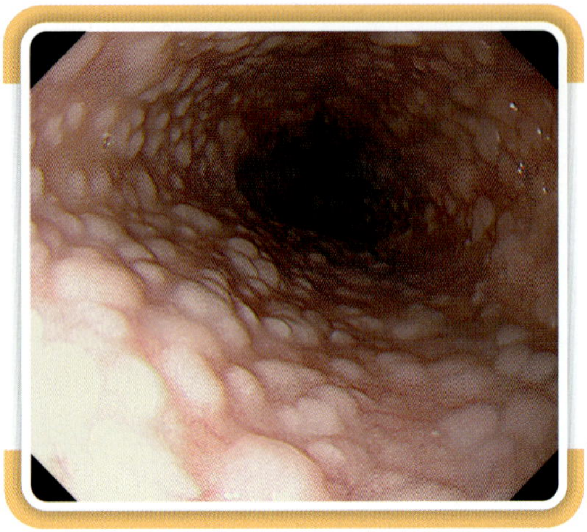

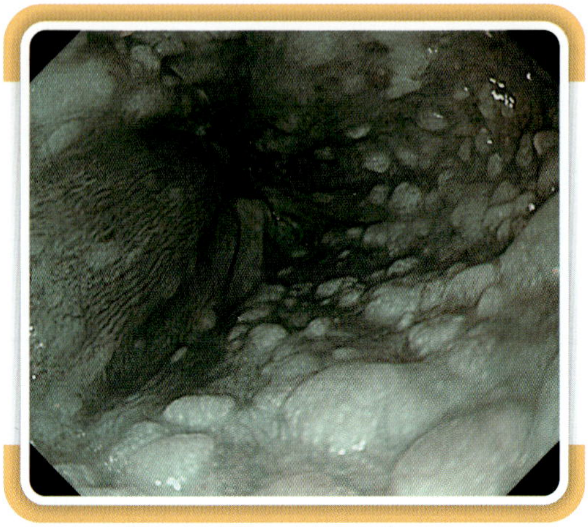

위의 근위부

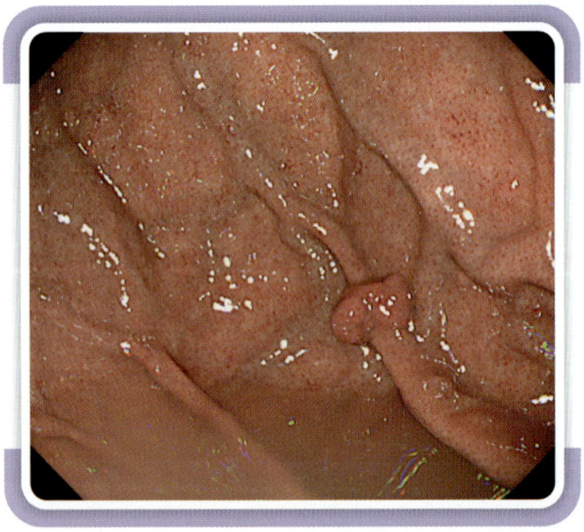

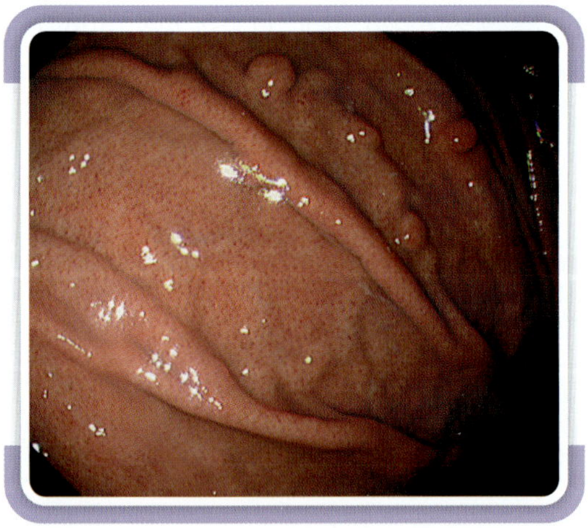

위의 원위부

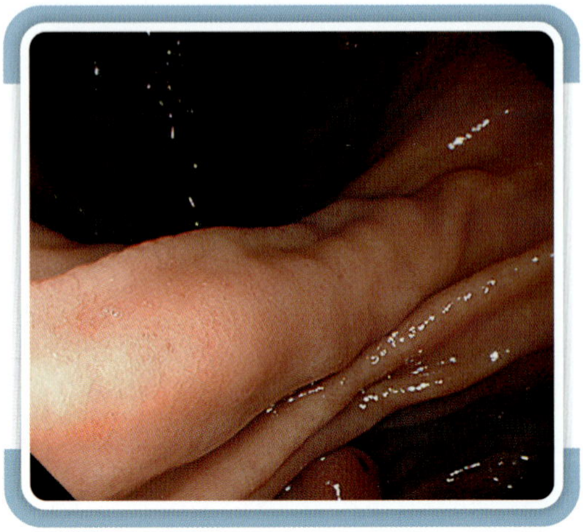

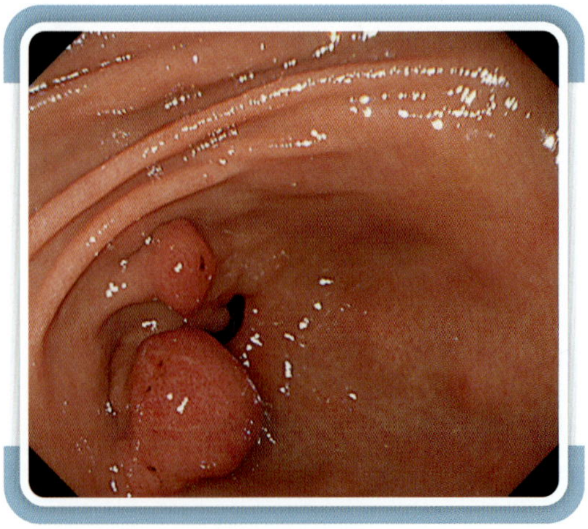

십이지장

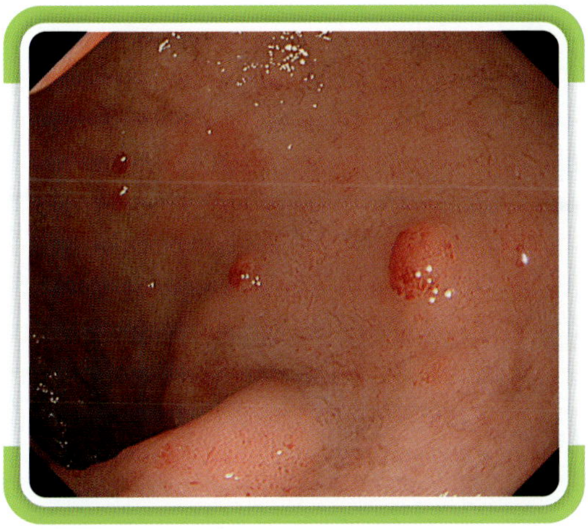

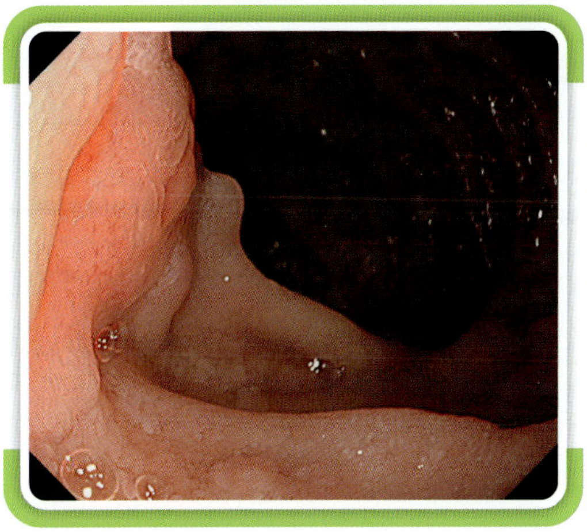

Esophagus, endoscopic biopsy: Acanthotic squamous epithelium

Stomach, A: "antrum", endoscopic biopsy: Hyperplastic polyp

Stomach, B: "body", endoscopic biopsy: Fundic gland polyp

Giemsa stain: negative

Duodenum, "ampulla of Vater", endoscopic biopsy: Chronic nonspecific inflammation

H. pylori 제균 치료 과거력: 없음

Chorus® & HBI® assay		GastroPanel® test	
H. pylori IgG	7.2 AU/mL	*H. pylori* IgG	15.4 EIU
Pepsinogen I	41.0 ng/mL	Pepsinogen I	82.6 μg/L
Pepsinogen II	5.0 ng/mL	Pepsinogen II	4.6 μg/L
I/II ratio	8.2	I/II ratio	17.7
ABC method	Group A	Gastrin-17	11.1 pmol/L
		GastroSoft® algorithm	Normal group

답 PTEN 유전자검사

내시경소견

식도

정상 점막이 보이지 않을 정도로 많은 글리코겐 가시세포종이 관찰된다.	조영증강 내시경에서도 암을 시사하는 소견은 없고 다발성 가시세포종만 보인다.

위의 근위부

기저부로 이어지는 체부 상부에서 1 cm 크기의 상피하 용종이 관찰된다.	체부 대만에 여러 개의 작은 위저선 용종들이 있다.

위의 원위부

위각 소만 아래부터 전정부의 용종이 보이기 시작한다.	크고 붉은 과형성 용종들이 관찰된다.

십이지장

구부에서 작은 용종들이 여러 개 보인다.	유두부 주변에서 융기형 변화가 관찰되나 선종을 시사하는 소견은 없다.

- 식도에 다발성 가시세포종이 있는 위장관 용종증으로, Cowden disease (PTEN Hamartoma Tumor Syndrome, PHTS)로 추정된다.
- PHTS로 진단하기 위해서는 PTEN 유전자의 변이를 입증한 뒤, 다음 병변들을 확인해야 한다.

표 2.10 PTEN 유전자 변이를 보이는 환자에서의 Cowden disease 진단 기준

질병특이적 기준인 점막과 피부 병변이 있으면서 다음 중 하나에 해당하면 진단 ① 2개 이상의 주요 기준 ② 1개의 주요 기준과 3개 이상의 보조 기준 ③ 4개 이상의 보조 기준	주요 기준	유방암
		대두증
		비수질성 갑상선암
		자궁내막암
	보조 기준	갑상선 질환
		지적장애
		소화기계 과오종
		섬유낭종성 유방병변
		지방종
		섬유종
		비뇨생식계 종양 또는 기형

- 이 환자의 경우, PTEN 유전자 변이가 진단되었고 질병특이적 기준(점막과 피부의 병변), 주요 기준(대두증), 보조 기준(소화기계 과오종, 지방종, 섬유종)이 진단되어 Cowden disease로 진단했다.
- 1 cm 이상의 위용종들을 내시경으로 절제한 결과는 다음과 같다.

Stomach, endoscopic mucosal resection: Hamartomatous polyp (A, "#1. antrum")

Stomach, polypectomy: Hyperplastic polyp (B, "#2. near the pylorus"; C, "#3. near the pylorus")

Stomach, polypectomy: Fundic gland polyp (D, "#4. fundus")

혈액검사소견

- 두 키트 모두에서 정상소견을 보이며, 내시경소견을 고려할 때 미감염자에서 발생한 위장관 용종증으로 보인다.
- 위장관 용종증 환자들은 *H. pylori*-negative gastric cancer가 발생할 위험성이 있으므로 정기적인 추적검사가 필요하다[Lee SY. *Helicobacter pylori*-negative gastric cancer. Korean Journal of *Helicobacter* and Upper Gastrointestinal Research 2021;21:10-21].

3

자가면역성 위염 증례

증례 3.1

15년 전에 제균 치료한 70대 여자의 최근 검진소견이다. 내시경진단은?

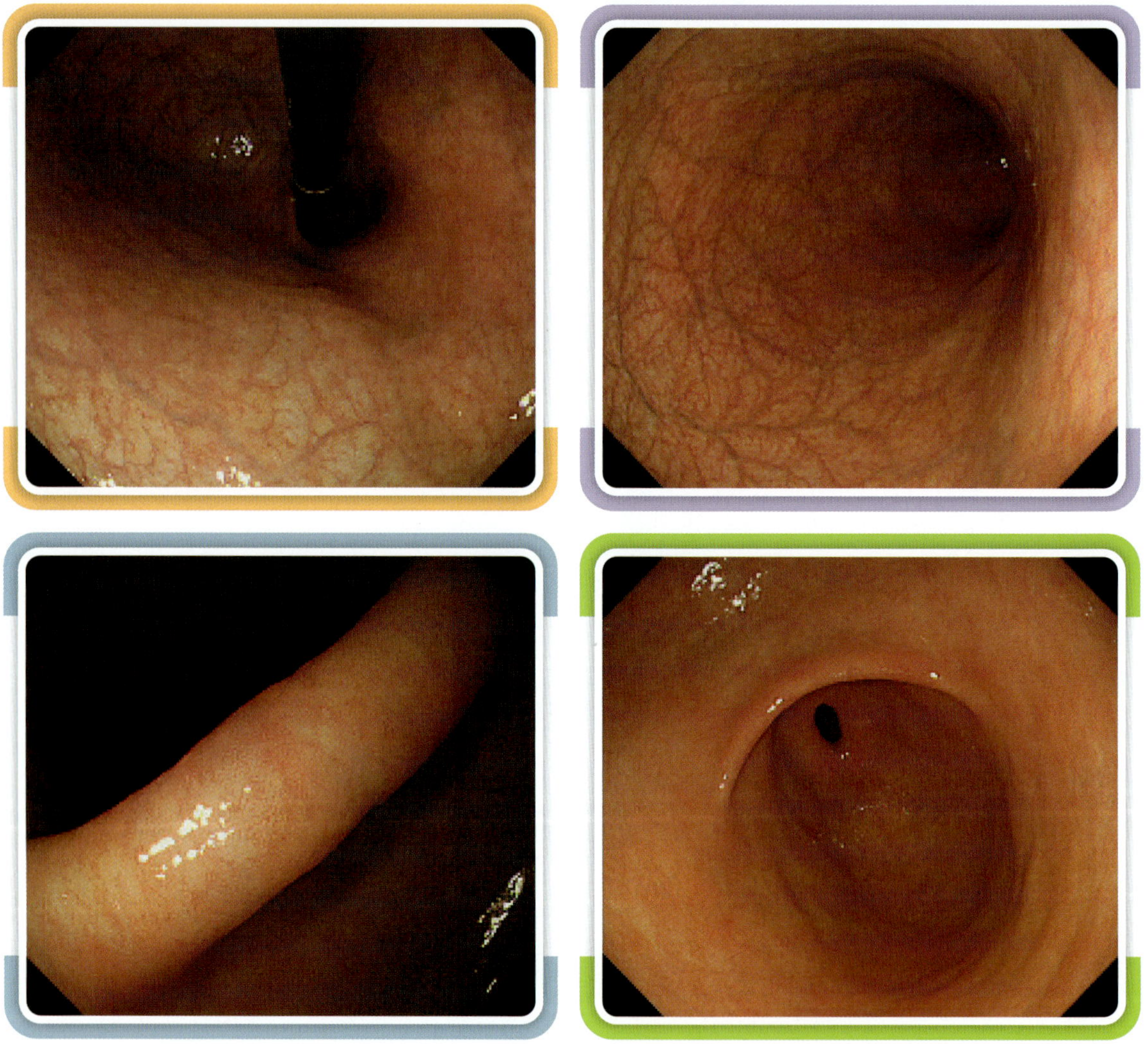

Chorus® & HBI® assay	
H. pylori IgG	<5 AU/mL
Pepsinogen I	7.2 ng/mL ↓
Pepsinogen II	7.1 ng/mL
I/II ratio	1.0 ↓
ABC method	Group D

답 체부의 역위축(A형 위축성 위염)과 전정부의 장상피화생

내시경소견

기저부 전체를 침범한 개방형 위축이 관찰된다.	체부에서도 위주름과 위축 경계가 없는 개방형 위축이 관찰된다.
위각에서 불균일한 혈관상이 관찰되어 과거 감염자임을 알 수 있다.	전정부에서도 과거 감염을 시사하는 장상피화생을 보인다.

- 역위축이 관찰되는 A형 위축성 위염소견을 보여서 자가면역성 위염을 확진하기 위해 혈청 항벽세포 항체를 검사한 결과, 양성으로 보고되었다.
- 자가면역성 위염은 체부와 기저부에 분포한 벽세포의 양성자펌프(H^+/K^+ ATPase)를 항원으로 인식하는 자가면역 항체로 인해 발생한다.
- 위축은 장상피화생을 동반하므로 autoimmune metaplastic atrophic gastritis로 불리기도 한다.
- 이 환자는 15년 전 제균 치료한 과거 감염자로 위각과 전정부에서 장상피화생이 보인다.

혈액검사소견

- 혈청학적 위축이 진단되어 D군으로 분류되었다.
- 이 환자는 하위 10%에 속하는 낮은 PG I 수치와 1.0에 불과한 낮은 I/II 비를 보여서 자가면역성 위염을 시사한다.
- 즉, HBI 키트처럼 PG I 상한치가 >160 ng/mL인 경우, 대다수의 자가면역성 위염 환자는 이 증례처럼 16 ng/mL 미만의 낮은 PG I 수치를 보인다.
- *H. pylori* 감염만으로는 벽세포와 주세포가 고갈될 정도로의 극심한 손상이 발생하지 않으므로, B형 위축성 위염 환자가 하위 10%에 해당하는 낮은 PG I 수치를 보이는 경우는 매우 드물다.
- 단, 자가면역성 위염의 진단 기준에 PG 수치는 포함되지 않으며, 내시경이나 조직검사소견을 판독하는 의사가 이 병을 의심하여 혈청 항벽세포나 항내인성인자 항체를 검사해야만 확진할 수 있는 질환이다.

표 3.1 자가면역성 위염의 진단 기준

* 위내시경이나 조직검사에서 다음 1, 2번과 같은 소견을 보인 환자가 혈청 항벽세포 항체(anti-parietal cell antibody)나 항내인성인자 항체(anti-intrinsic factor antibody)검사에서 양성소견을 보이면 자가면역성 위염으로 진단
1. 위내시경: 체부와 기저부에 위주름과 위축 경계가 없는 역위축이 보임 2. 조직검사: 체부에서 위벽세포 감소, 위저선 위축, 장상피화생이 관찰됨. 전정부에서는 가성유문화생(pseudopyloric metaplasia), 장크롬유사세포(enterochromaffin-like cell), 가스트린세포(G cell)가 관찰될 수 있음

증례 3.2

8년 전에 위선종을 절제한 60대 여자의 내시경소견이다. 확진하기 위해 추가로 필요한 혈액검사는?

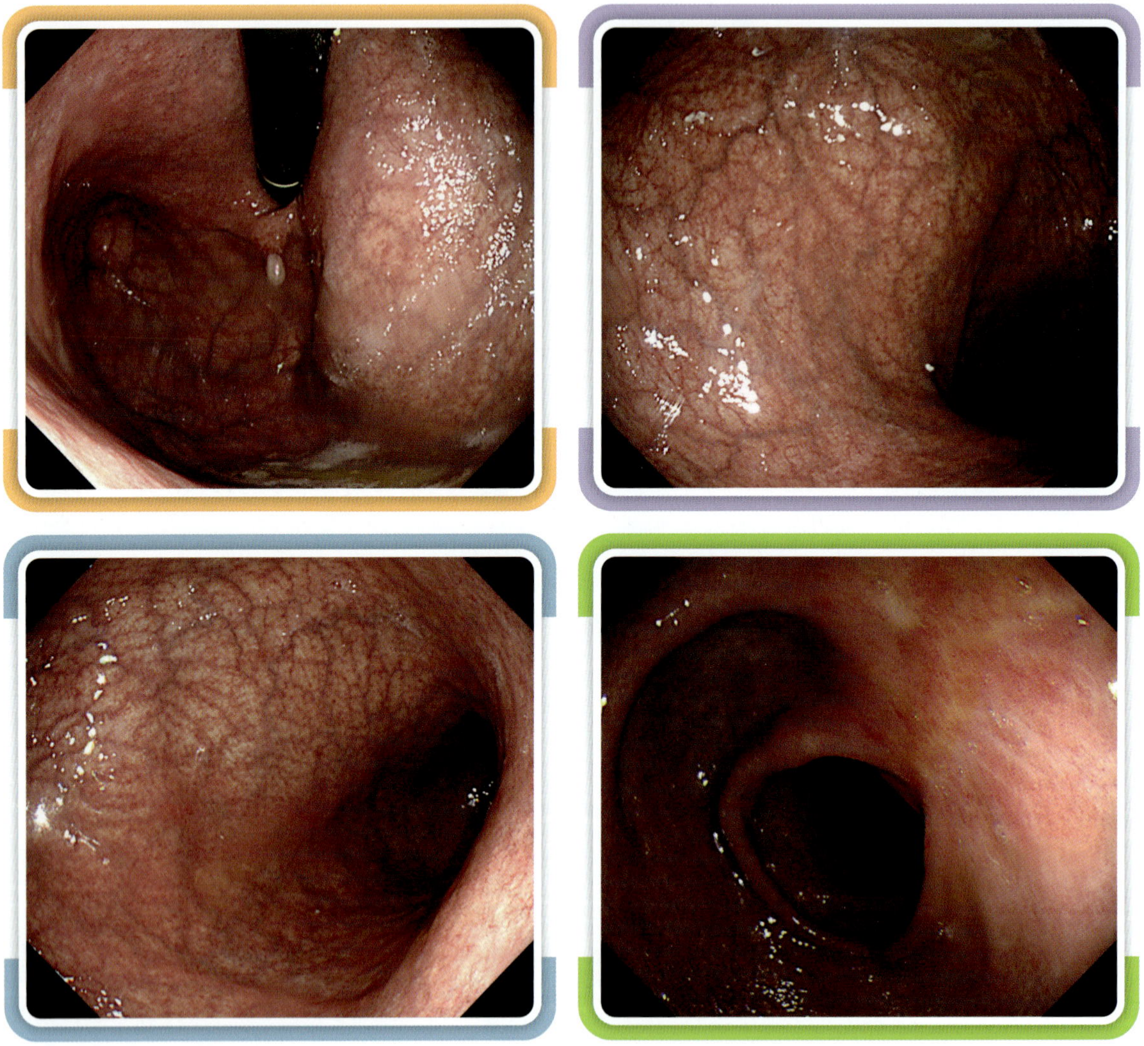

H. pylori 제균 치료 과거력: 8년 전

^{13}C-urea breath test: negative

Chorus® & HBI® assay	
H. pylori IgG	5.4 AU/mL
Pepsinogen I	5.9 ng/mL ↓
Pepsinogen II	10.9 ng/mL
I/II ratio	0.5 ↓
ABC method	Group D

답 혈청 항벽세포(또는 항내인성인자) 항체검사

내시경소견

기저부에서 관찰되는 탁한 점액은 자가면역성 위염의 말기 단계에서 볼 수 있는 소견이다.

체부에는 위주름과 위축 경계가 없는 개방형 위축이 보인다.

A형 위축성 위염을 시사하는 역위축을 보인다.

전정부에는 8년 전에 선종을 절제한 흉터가 관찰되며, 재발의 증거는 없다.

- 이 증례처럼 위내시경에서 체부 우세형 위축이 관찰되거나, 조직검사에서 위저선이나 벽세포와 주세포가 관찰되지 않을 정도로 심한 위축이 진단되는 경우에는 혈청 항벽세포나 항내인성인자 항체를 검사해야만 자가면역성 위염을 진단할 수 있다.
- 혈청 항내인성인자 항체도 자가면역성 위염을 진단하는 데 도움이 되지만 27%에서만 양성소견(민감도 37%, 특이도 100%)을 보여서, 81%에서 양성소견(민감도 81%, 특이도 90%)을 보이는 항벽세포 항체에 비해 정확도가 낮다.
- 특히 빈혈이 없는 자가면역성 위염 환자의 경우, 항벽세포 항체만 양성으로 보고되는 경우가 많다.

혈액검사소견

- PG I 수치와 I/II 비가 하위 10%에 속하는 심한 혈청학적 위축이 관찰되어 자가면역성 위염을 의심할 수 있다.

증례 3.3

9년 전 내시경 사진을 지참한 70대 여자의 검사소견이다. 의심되는 질환은?

9년 전 **현재**

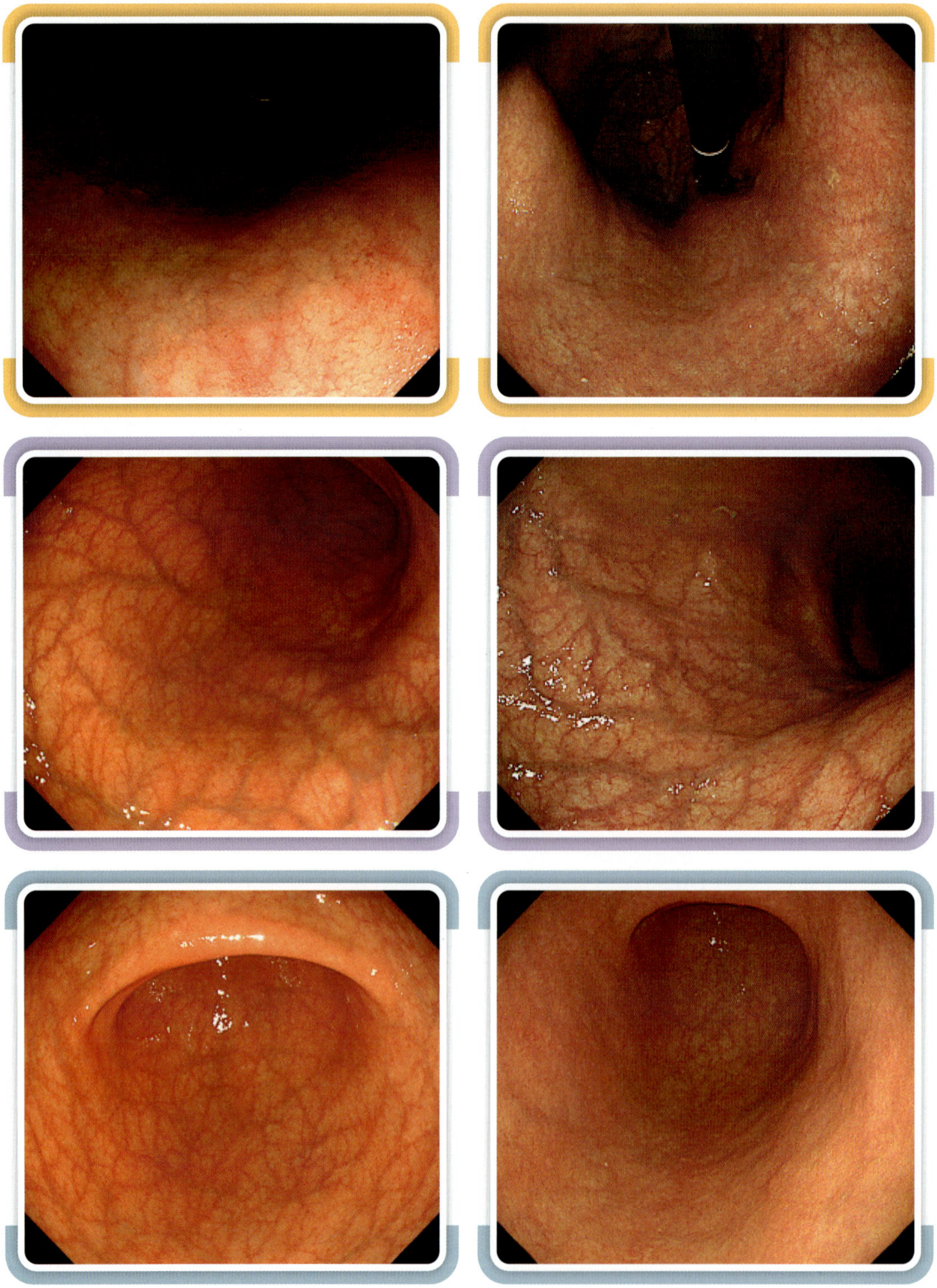

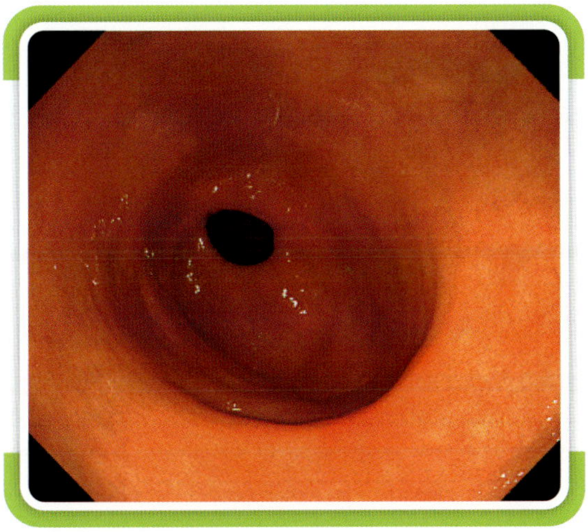

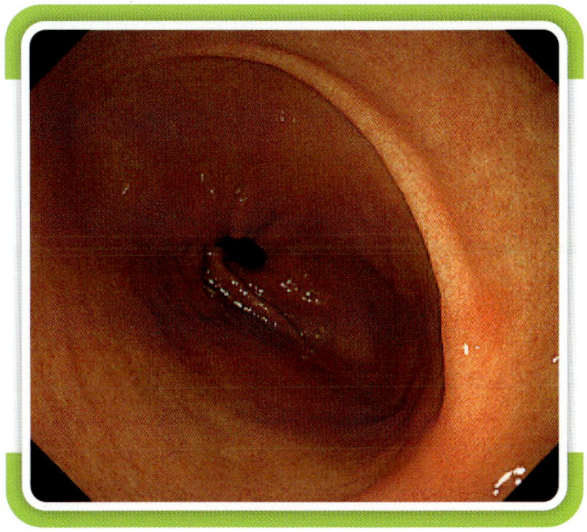

최근 혈액검사결과

Chorus® & HBI® assay		GastroPanel® test	
H. pylori IgG	11.0 AU/mL	*H. pylori* IgG	18.8 EIU ↑
Pepsinogen I	11.1 ng/mL ↓	Pepsinogen I	17.5 μg/L ↓
Pepsinogen II	11.0 ng/mL	Pepsinogen II	10.6 μg/L
I/II ratio	1.0 ↓	I/II ratio	1.7 ↓
ABC method	Group D	Gastrin-17	>30 pmol/L ↑
		GastroSoft® algorithm	Corpus atrophy group

답 자가면역성 위염(A형 위축성 위염은 내시경 진단명임)

내시경소견

9년 전	현재
기저부에서는 자가면역성 위염의 초기 단계에서 관찰될 수 있는 선와상피-과형성 용종과 잔존 위점막으로 인한 가성 용종들이 보인다.	9년 전에 보이던 작은 용종들은 자가면역성 위염이 심해지면서 사라진 상태이다.
체부 상부에 위축의 경계나 위주름이 관찰되지 않는 전형적인 역위축을 보인다.	위주름이나 위축 경계가 없는 개방형 위축이 보인다.
체부 하부까지도 역위축이 관찰된다.	자가면역성 위염을 시사하는 역위축이 관찰되어 항체검사가 필요하다.
전정부에서는 특이소견이 관찰되지 않는다.	이전과 변화가 없다.

- 9년 전부터 관찰되던 역위축이 더욱 뚜렷해졌다.
- 내시경으로 관찰되는 A형 위축성 위염이 자가면역성 위염인지 확진하기 위해서는 항체검사가 반드시 필요하다.
- 이 환자는 항벽세포 항체가 양성으로 보고되어 자가면역성 위염으로 확진할 수 있었다.

혈액검사소견

- 두 키트 모두에서 혈청학적 위축에 해당하는 낮은 PG I 수치와 낮은 I/II 비를 보인다.
- 체부 위축이 심할수록 가스트린 수치는 상승하므로, 대다수의 자가면역성 위염 환자는 이 증례처럼 G-17 수치가 상한치 초과로 보고된다.
- G-17 수치가 >30 pmol/L로 보고되지 않는 일부 자가면역성 위염 환자는 전정부까지 심한 위축이 진행되어 G-17조차 분비되지 않아 <4 pmol/L로 보고되기도 한다.
- 이 환자의 혈청 가스트린 수치는 450 pg/mL로 고가스트린혈증을 보였다(참고치: 13~115 pg/mL).

증례 3.4

2년 전에 비해 위축이 진행된 60대 여자의 검사소견이다. 현재의 진단은?

2년 전 **현재**

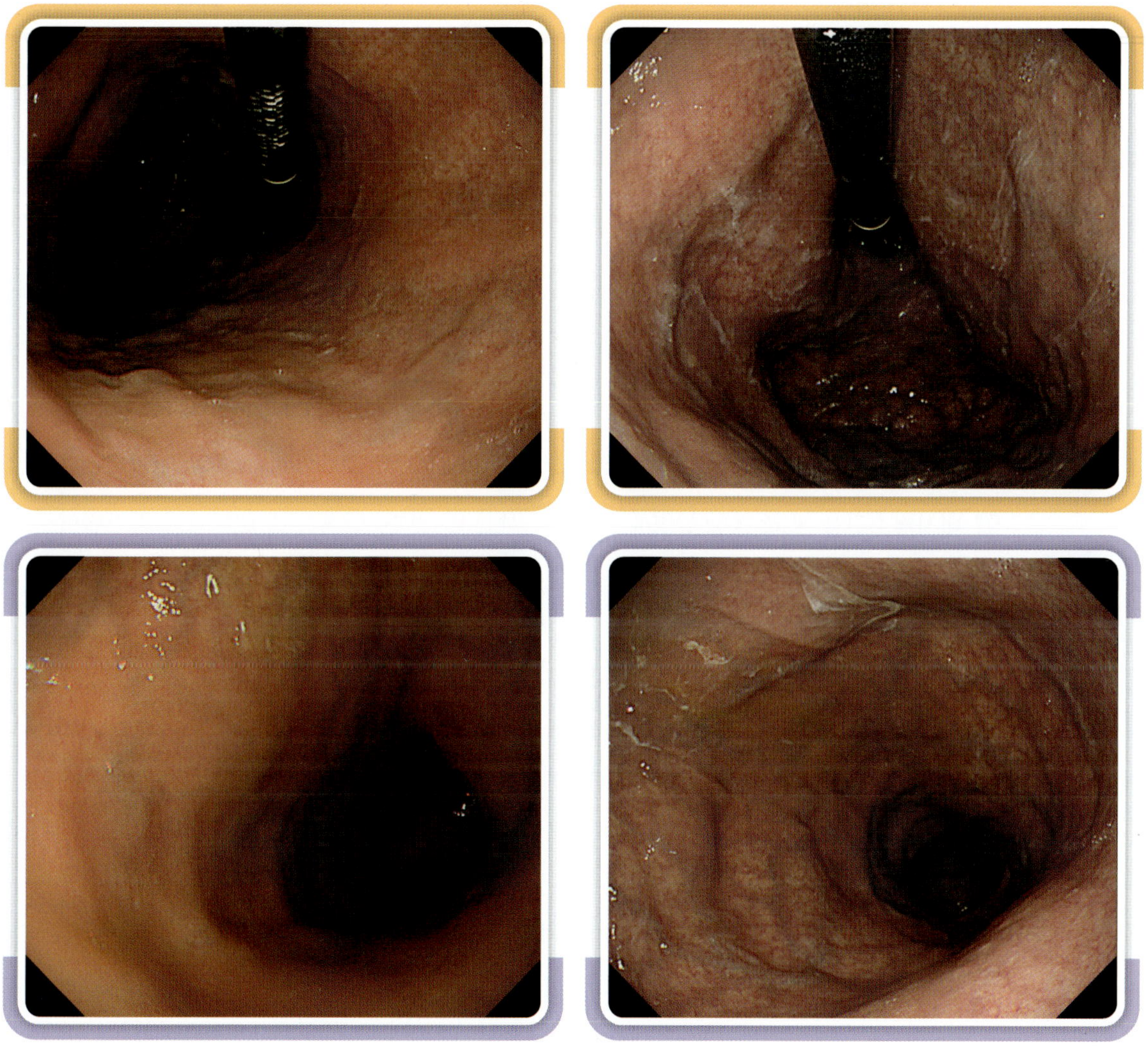

Chorus® & HBI® assay		GastroPanel® test	
H. pylori IgG	6.0 AU/mL	*H. pylori* IgG	15.1 EIU
Pepsinogen I	11.0 ng/mL ↓	Pepsinogen I	10.7 µg/L ↓
Pepsinogen II	14.1 ng/mL	Pepsinogen II	14.0 µg/L
I/II ratio	0.8 ↓	I/II ratio	0.8 ↓
ABC method	Group D	Gastrin-17	>30 pmol/L ↑
		GastroSoft® algorithm	Corpus atrophy group

답 자가면역성 위염을 시사하는 A형 위축성 위염

내시경소견

2년 전	현재
잔존 위점막(remnant oxyntic mucosa)으로 인해 역위축이 가려져 A형 위축성 위염으로 진단할 수 없다.	역위축이 저명해지고 탁한 분비액이 관찰되어 자가면역성 위염의 말기 단계임을 시사한다.
체부에서 광범위한 발적이 관찰되므로, 2년 전에는 *H. pylori* 감염이 있었을 가능성이 높다.	A형 + B형 위염에서 A형 위축성 위염이 더 우세해졌다.

- 내시경소견을 보고 혈청 항벽세포 항체검사를 한 결과, 양성으로 보고되어 자가면역성 위염으로 확진했다.

혈액검사소견

- PG I 수치와 I/II 비가 모두 하위 10%에 속하는 심한 혈청학적 위축을 보인다.
- 이 환자의 혈청 가스트린 수치는 186 pg/mL(참고치: 13~115 pg/mL), G-17 수치는 >30 pmol/L로 높았다.
- 고가스트린혈증은 대다수의 자가면역성 위염 환자에서 관찰되는 소견으로, 체부 위축으로 인해 발생한다.

증례 3.5

제균 치료한 적이 없는 70대 여자의 검진소견이다. 현재의 감염 상태와 의심되는 질환은?

2년 전 **현재**

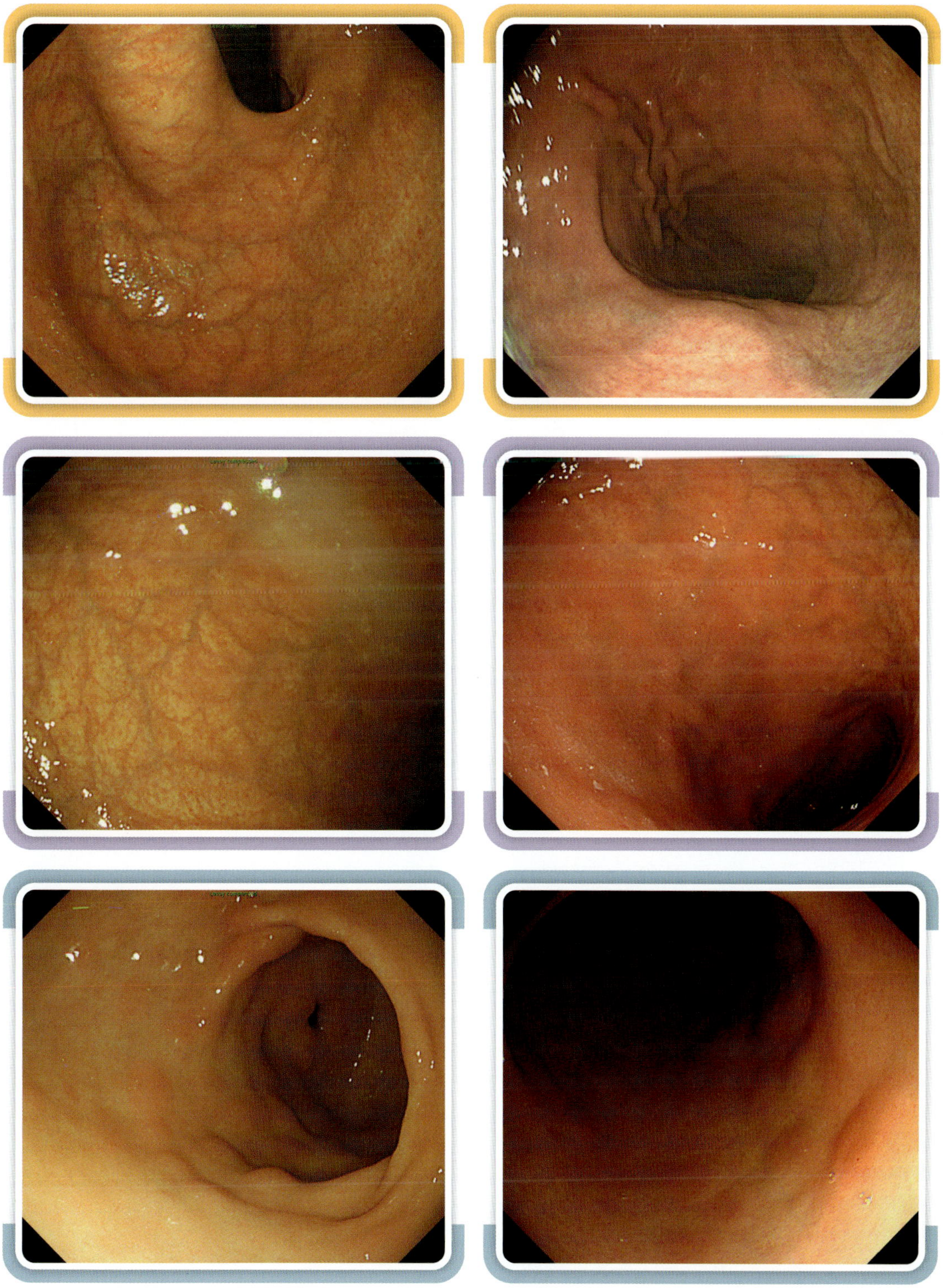

답 현감염자에서 발생한 자가면역성 위염

내시경소견

2년 전	현재
역위축과 분문부의 발적이 관찰되어 *H. pylori* 감염이 동반된 자가면역성 위염이 의심된다.	현감염을 시사하는 발적이 보인다.
위주름과 위축 경계가 사라진 역위축을 보인다.	*H. pylori* 감염성 위염이 자가면역성 위염보다 우세해져서 역위축보다 광범위한 발적이 더 명확하게 보인다.
전정부에서 다발성 융기가 보이며, 조직검사결과는 장상피화생으로 보고되었다.	2년 전처럼 장상피화생이 보인다.

- *H. pylori* 감염성 위염과 자가면역성 위염을 진단하기 위해서 요소호기검사와 혈청 항위벽세포 항체를 검사한 결과, 모두 양성으로 보고되어 제균 치료를 했다.
- 위염 진단 시 전정부보다 체부의 내시경소견이 중요한 이유는 이 증례처럼 *H. pylori* 감염 상태를 더 잘 반영하기 때문이다.

증례 3.6

빈혈로 철분제를 복용 중인 40대 여자의 검사소견이다. 현재의 감염 상태와 추정되는 진단은?

1년 전 **현재**

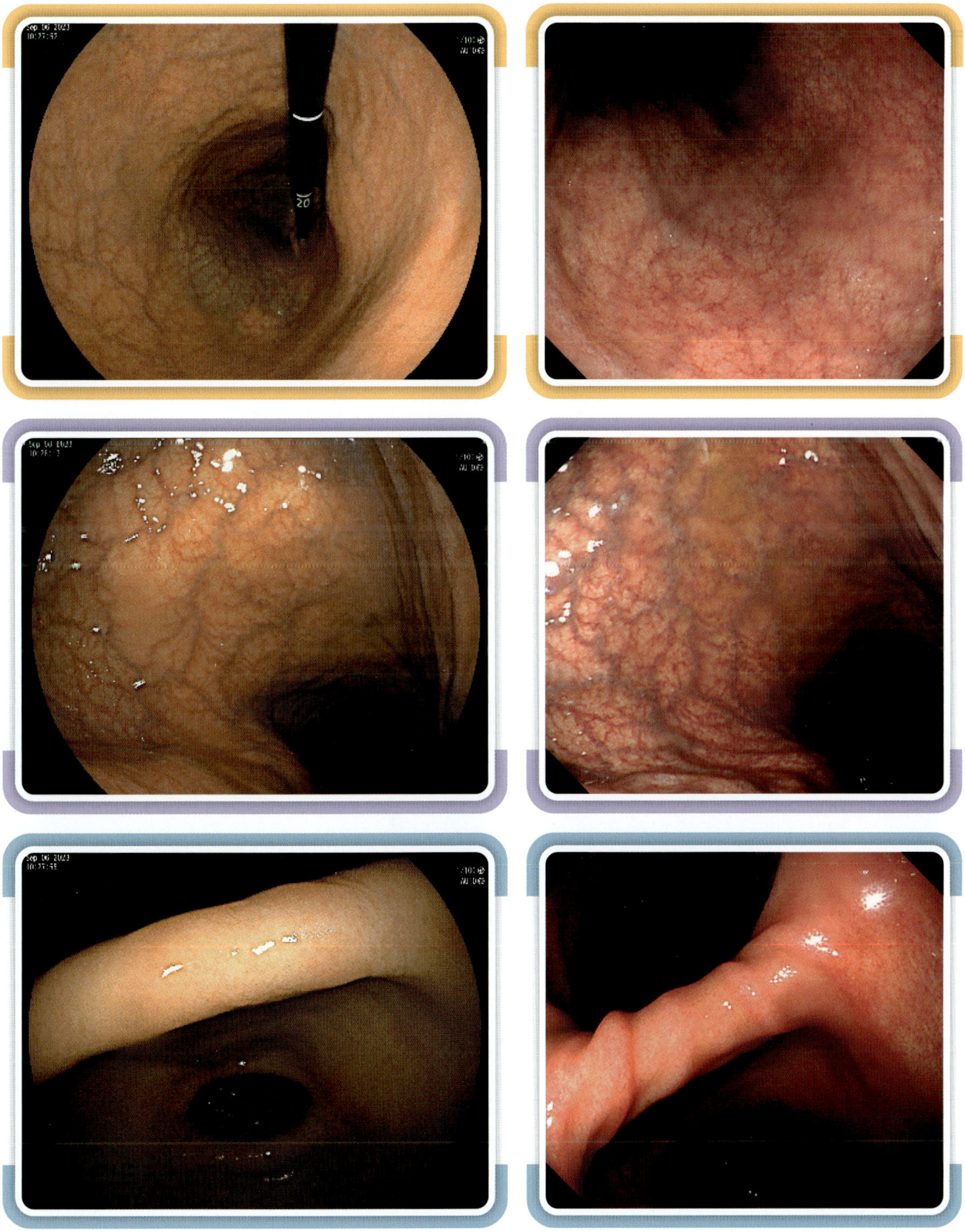

H. pylori 제균 치료 과거력: 없음
^{13}C-urea breath test: negative

Chorus® & HBI® assay		GastroPanel® test	
H. pylori IgG	11.0 AU/mL	*H. pylori* IgG	17.9 EIU ↑
Pepsinogen I	<2.5 ng/mL ↓	Pepsinogen I	6.0 μg/L ↓
Pepsinogen II	7.8 ng/mL	Pepsinogen II	8.2 μg/L
I/II ratio	0.3 ↓	I/II ratio	0.7 ↓
ABC method	Group D	Gastrin-17	>30 pmol/L ↑
		GastroSoft® algorithm	Corpus atrophy group

답 과거 감염, 자가면역성 위염

내시경소견

1년 전	현재
경계가 없는 역위축을 보인다.	역위축이 보다 명확하게 보인다.
위주름이 사라진 개방형 위축이 관찰되며 현감염을 시사하는 발적은 없다.	공기 흡인으로 인해 위주름이 관찰되나, 위축은 여전히 관찰된다.
과거 감염을 시사하는 불균일한 위각이 보인다.	자가면역성 위염 환자의 경우, 위각 이하로는 특징적인 내시경소견이 없는 경우가 흔하다.

1년 전, 외부 내시경검사에서 역위축을 보여 항체검사 후에 의뢰된 환자로, 항벽세포 항체 양성, 항내인성인자 항체 음성으로 보고되어 자가면역성 위염으로 확진했다.

혈액검사소견

- HBI 검사상 PG I 수치는 하한치 이하로 매우 낮게 측정되었으나, PG II 수치는 정상이다.
- GastroPanel 검사상 PG I 수치는 일본산 키트의 PG I 수치보다 2배 정도 높게 측정되지만, PG II 수치는 HBI 검사와 비슷한 수치로 측정된다.
- PG II 수치는 정상인 상태에서 *H. pylori* IgG 수치만 낮은 양성 항체가를 보여, 과거 감염자에서 흔한 위양성소견으로 보인다.

증례 3.7

큰적혈구 빈혈을 치료 중인 60대 여자의 검사소견이다. 혈액내과에서 macrocytic hyperchromic anemia로 진단받고 시행한 검사에서 항내인성인자 항체는 양성소견을 보였으나 항벽세포 항체는 음성이었다고 한다. 내시경 진단은?

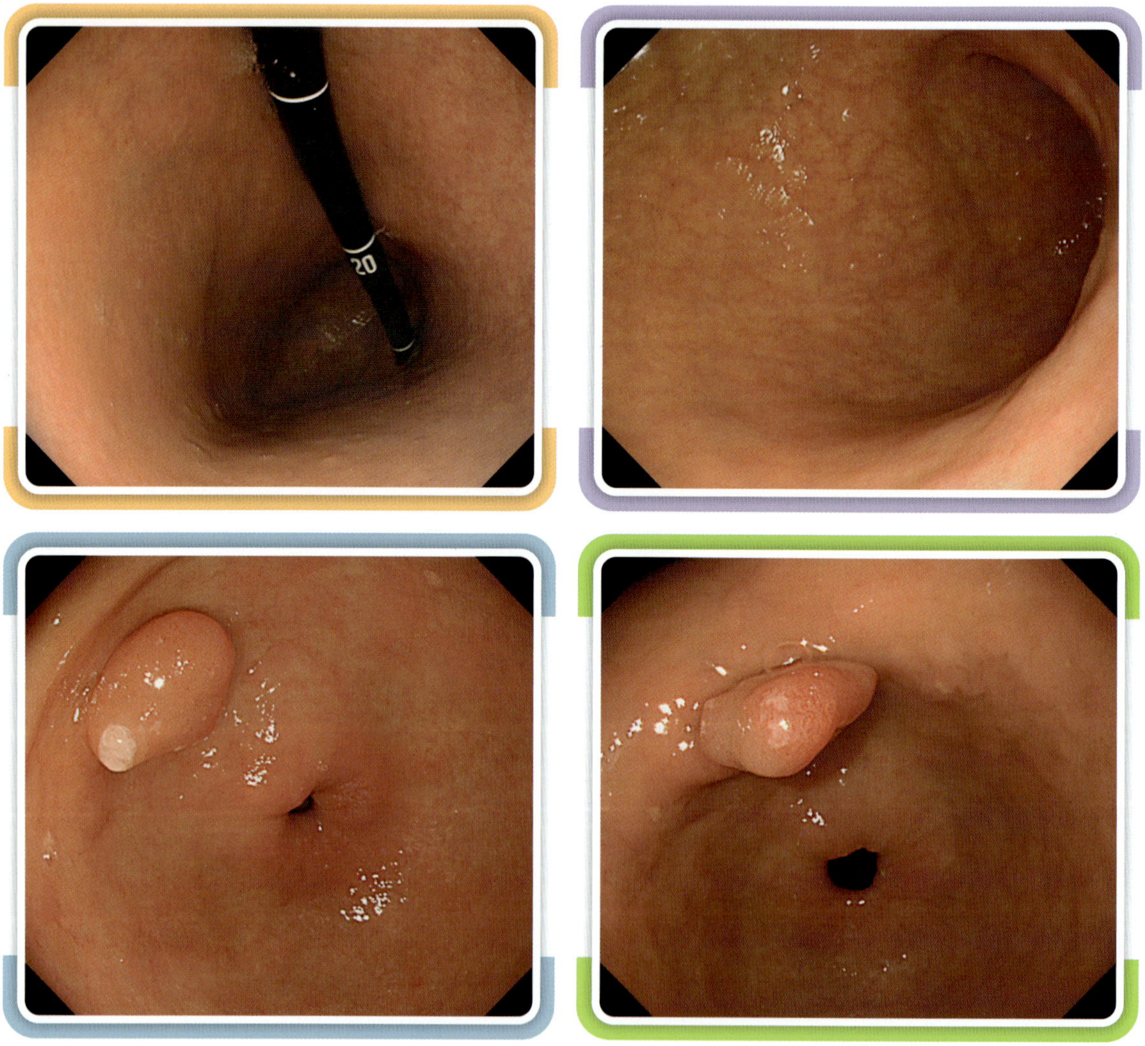

Chorus® & HBI® assay	
H. pylori IgG	5.5 AU/mL
Pepsinogen I	15.3 ng/mL ↓
Pepsinogen II	9.1 ng/mL
I/II ratio	1.7 ↓
ABC method	Group D

답 자가면역성 위염과 과형성 용종

내시경소견

자가면역성 위염을 시사하는 역위축이 보인다.

주름과 위축 경계가 없는 개방형 위축이 보인다.

전정부에서 1 cm를 초과하는 Isp 모양의 용종이 보인다.

위용종절제술을 시행한 결과, 과형성 용종으로 보고되었다.

- 자가면역성 위염 환자들은 심한 체부 위축 때문에 고가스트린혈증이 관찰되는데, 이로 인해 위 종양 발생률이 높다.
- 고가스트린혈증이 심하고 장기간 지속될수록 위신경내분비종양뿐만 아니라 선종, 선암, 과형성 용종 등의 발생률도 상승한다.
- 용종을 절제하기 전의 혈청 가스트린 수치는 204 pg/mL로 높았으며(참고치: 13~115 pg/mL), 조직검사결과는 다음과 같았다.

Stomach, "antrum", endoscopic biopsy: Hyperplastic polyp
with 1) mild inflammation
2) moderate activity
3) no atrophy
4) moderate intestinal metaplasia
5) no *Helicobacter pylori*-like microorganism
Giemsa stain: negative

- 용종을 절제한 후의 병리결과는 다음과 같았다.

Stomach, "antrum", endoscopic mucosal resection: Hyperplastic polyp measuring 1.3 × 1.0 × 1.0 cm

혈액검사소견

- 자가면역성 위염으로 인해 낮은 PG I 수치와 I/II 비가 관찰된다.
- 빈혈 치료를 위해 엽산과 비타민 B_{12}를 복용 중인 환자로, 역위축과 항내인성인자 항체 양성소견을 보여서 자가면역성 위염으로 확진했다.
- 항벽세포 항체는 음성으로 보고되었는데, 큰적혈구 빈혈이 있는 말기 자가면역성 위염 환자 중 일부는 항벽세포 항체 수치가 서서히 감소하면서 음전되는 것으로 알려져 있다.

증례 3.8

위상피하종양으로 의뢰된 50대 여자의 검사소견이다. 종양의 병리결과로 예측되는 것은?

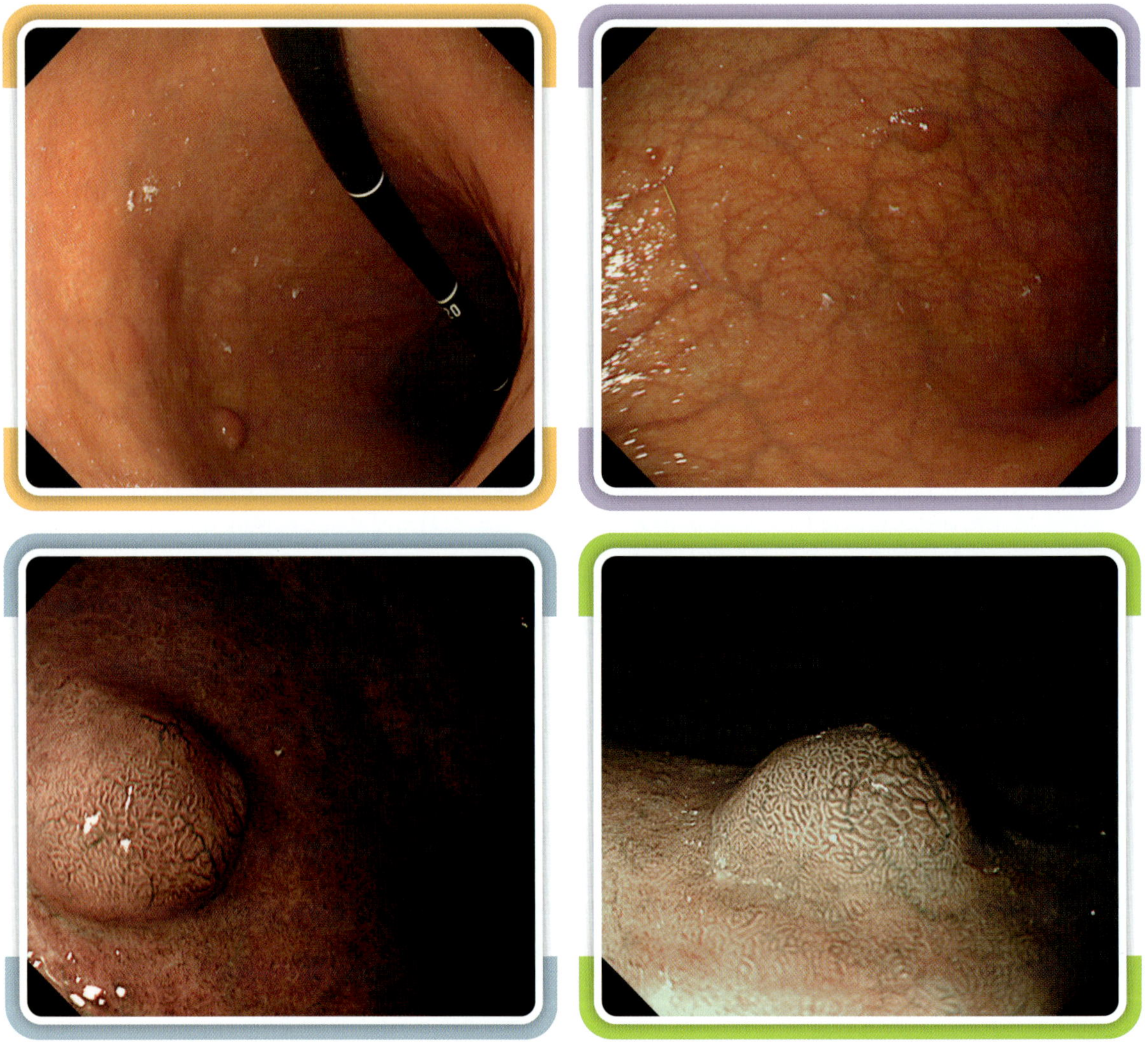

Chorus® & HBI® assay	1년 전	현재
H. pylori IgG	5.8 AU/mL	5.8 AU/mL
Pepsinogen I	9.1 ng/mL ↓	9.6 ng/mL ↓
Pepsinogen II	9.2 ng/mL	7.0 ng/mL
I/II ratio	1.0 ↓	1.4 ↓
ABC method	Group D	Group D

답 위신경내분비종양

내시경소견

체부에 위축성 경계와 주름이 없는 A형 위축성 위염이 관찰되며, 1 cm 미만의 상피하종양이 보인다.

상피하종양은 체부 하부의 전벽과 대만 사이에서 발견되었다.

위신경내분비종양의 경우, 상피하종양이라서 정상 점막 표면에 굵은 혈관상이 자주 동반된다.

조영증강 내시경에서 상피하종양 표면의 굵은 혈관들이 보다 명확하게 보인다.

- A형 위축성 위염이 관찰되어 혈청 항벽세포 항체를 검사한 결과, 양성으로 보고되었으며 혈청 가스트린 수치는 784.0 pg/mL로 상승되어 있었다.
- 자가면역성 위염 환자의 위에서는 신경내분비종양(neuroendocrine tumor, NET)이나 과형성 용종, 선와상피세포 증식으로 인한 선암 등 고가스트린혈증과 연관된 종양이 발생할 수 있다.
- 자가면역성 위염 환자에서 발생하는 위의 신경내분비종양은 I형에 해당하며, 장크롬유사세포(enterochromaffin-like cell)에서 유래한다.

표 3.8.1 위에서 발생하는 신경내분비종양의 분류

분류	빈도	기저 질환	내시경소견	가스트린	종양 수	위 분비기능
I형	>80%	자가면역성 위염	역위축	상승	여러 개	저하
II형	<5%	다발성 내분비 종양증 I (MEN I), Zollinger Ellison 증후군	과형성 상피 또는 정상	상승	여러 개	항진
III형	<20%	없음	위축 또는 정상	정상	한 개	정상
IV형	희귀	위벽세포기능부전	과형성 상피 또는 정상	상승	여러 개	저하

MEN, multiple endocrine neoplasia

- 자가면역성 위염에서 발생하는 위신경내분비종양은 대부분 예후가 좋은 NET G1으로 보고된다.

표 3.8.2 신경내분비종양의 병리 진단 기준

병리 진단명	분화도	이형도	유사분열 수 (mitosis per $2mm^2$)	Ki-67 지수
NET G1	고분화	low	<2	<3%
NET G2		medium	2~20	3~20%
NET G3		high	>20	>20%
NEC, small cell type	저분화	high	>20	>20%
NEC, large cell type	다양	다양	>20	>20%

NET, neuroendocrine tumor; G, grade; NEC, neuroendocrine carcinoma

혈액검사소견

- 1년 전, 자가면역성 위염을 진단할 당시에는 외부 내시경 사진을 지참하여 혈액검사만 시행했으며, 당시 낮은 PG I 수치와 I/II 비를 보였다.
- *H. pylori* 감염이 없는 자가면역성 위염 환자는 시간이 지나도 여전히 D군에 해당하는 낮은 PG I 수치를 보인다.

증례 3.9

위신경내분비종양을 절제한 뒤 추적 중인 50대 여자로, 절제하기 전과 1년 뒤의 검사소견이다. 빈혈이나 다른 자가면역질환은 없으며, 2년 전에 제균 치료한 과거력이 있다. 위내시경과 혈액검사소견이 다음과 같이 변했을 때, 필요한 조치는?

상피하종양 절제 전

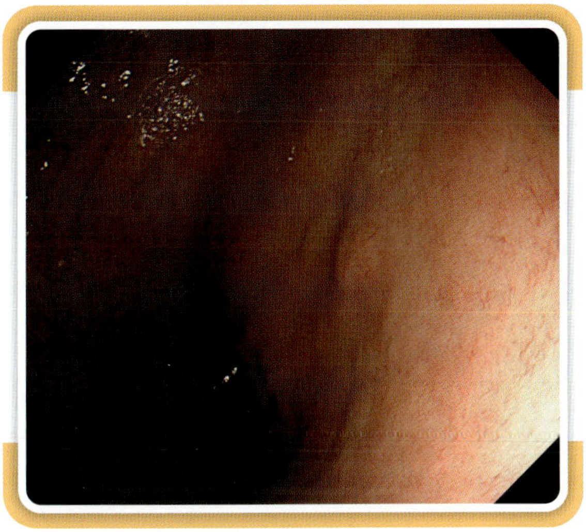

내시경 점막하 박리술로부터 1년 뒤

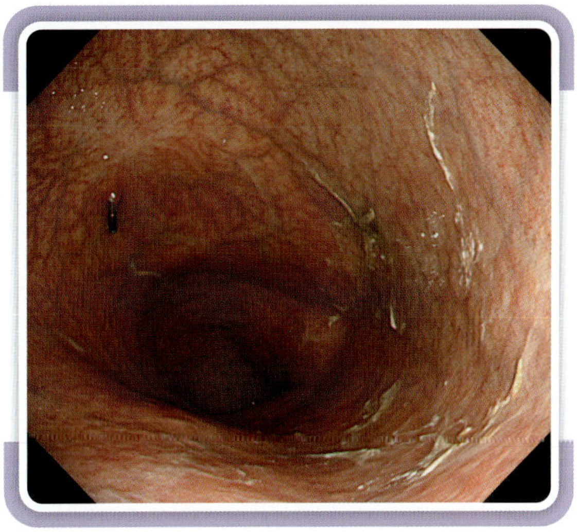

상피하종양 절제술 후의 병리소견:

Stomach: "lower-body", endoscopic submucosal dissection: NEUROENDOCRINE TUMOR, grade 1

with 1) Tumor size: 6.0 × 4.0 mm
2) Extent: Mucosa and submucosa
3) Mitosis: 0/10 HPFs
4) Lymphatic invasion: Not identified
5) Venous invasion: Not identified
6) Negative resection margins

1년 후 추적 조직검사소견:

Stomach, "body (ESD scar)", endoscopic biopsy: Chronic gastritis

with 1) mild inflammation
2) no activity
3) marked atrophy
4) no intestinal metaplasia
5) no *Helicobacter pylori*-like microorganism

Giemsa stain: negative

Chorus® & HBI® assay	종양 절제 전	절제 1년 후
H. pylori IgG	5.2 AU/mL	<5 AU/mL
Pepsinogen I	10.8 ng/mL ↓	9.3 ng/mL ↓
Pepsinogen II	12.4 ng/mL	15.4 ng/mL ↑
I/II ratio	0.9 ↓	0.6 ↓
ABC method	Group D	Group D
GastroPanel® test	**종양 절제 전**	**절제 1년 후**
H. pylori IgG	16.3 EIU	14.8 EIU
Pepsinogen I	11.2 μg/L ↓	12.0 μg/L ↓
Pepsinogen II	14.9 μg/L	12.7 μg/L
I/II ratio	0.8 ↓	0.9 ↓
Gastrin-17	>30 pmol/L ↑	<0.4 pmol/L ↓
GastroSoft® algorithm	Corpus atrophy group	Pan-atrophy group

답 **정기적인 혈액검사와 위내시경 추적검사를 하면서 비타민 B_{12}, C, D, 칼슘, 철분, 엽산, 아연, 마그네슘 등의 영양소 결핍이 발생하면 보충한다.**

내시경소견

종양 절제 전

체부 하부의 소만에서 상피하종양이 관찰되나, 장상피화생에 가려져 역위축이 명확하지 않다.

절제 1년 후

내시경 점막하 박리술 후에는 클립이 보이며, 체부에 자가면역성 위염을 시사하는 역위축이 관찰된다. 말기 자가면역성 위염 환자에서 나타나는 끈적한 점액도 보인다.

- 혈청 항벽세포 항체 양성소견을 보여서 자가면역성 위염으로 진단한 환자이다.
- 자가면역성 위염 초기(early phase)에는 기저부에서 잔존 위점막이 보이다가 진행되면서 역위축이 보다 명확해지고(florid phase), 말기(end phase)에는 탁한 삼출액이 보일 수 있다[Lee SY. What is the easiest way to diagnose advanced-stage autoimmune gastritis in the Korean context? Gut Liver 2025;15:145-147].

- 말기 자가면역성 위염 환자들은 영양소 흡수장애로 인해 빈혈이 발생할 위험이 높다.
- 자가면역성 위염은 다른 자가면역질환과 달리 면역조절제나 스테로이드가 도움이 되지 않으며, 비타민 B_{12}, C, D, 칼슘, 철분, 엽산, 아연, 마그네슘 결핍이 있는지 추적검사하면서 보충하는 것이 최선이다.

혈액검사소견

- 1년 후에는 G-17 수치까지 감소하여 corpus atrophy군에서 pan-atrophy군으로 GastroSoft 결과가 바뀌었다.
- 전정부에서 분비되는 G-17 수치가 낮다는 것은 위축이 전정부까지 심하게 진행되었다는 것을 의미한다.

증례 3.10

4년 전에 자가면역성 위염이 진단된 60대 여자의 검사소견이다. 현재의 진단은?

4년 전 자가면역성 위염 진단 당시 **현재**

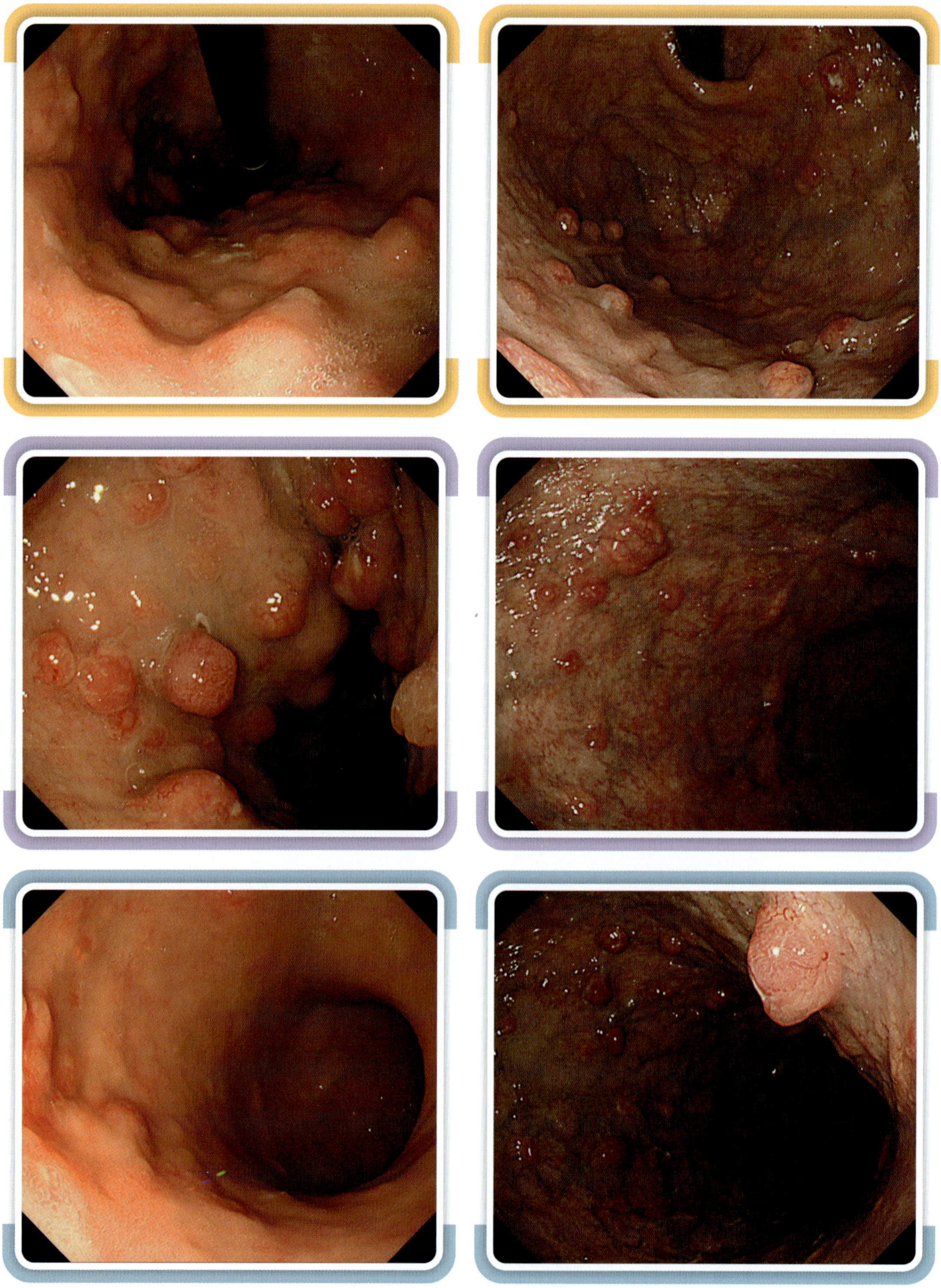

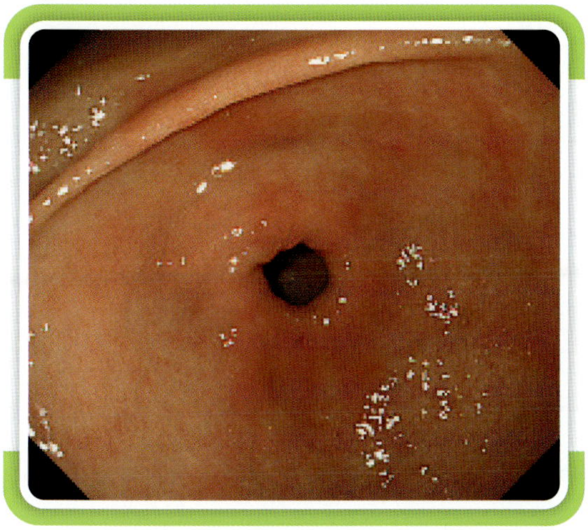 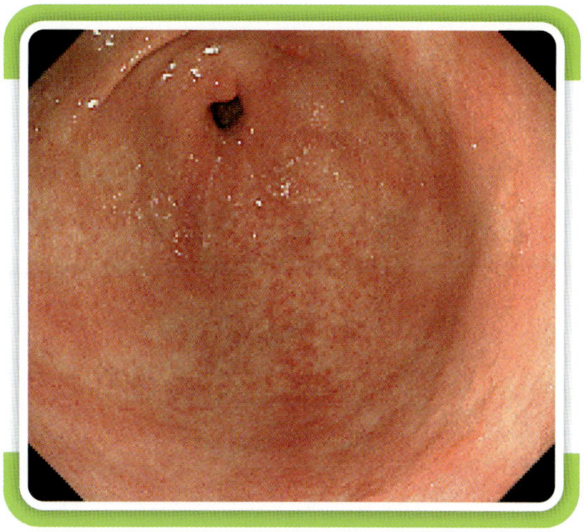

Stomach, "high body, cardia", endoscopic biopsy: NEUROENDOCRINE TUMOR, grade 1

with 1) mild inflammation

2) moderate activity

3) atrophy (not applicable)

4) no intestinal metaplasia

5) no *Helicobacter pylori*-like microorganism

Giemsa stain: negative

Chromogranin: positive

Synaptophysin: positive

Ki-67: <1%

Chorus® & HBI® assay	4년 전	현재
H. pylori IgG	5.4 AU/mL	<5 AU/mL
Pepsinogen I	13.6 ng/mL ↓	6.4 ng/mL ↓
Pepsinogen II	18.6 ng/mL ↑	11.5 ng/mL
I/II ratio	0.7 ↓	0.6 ↓
ABC method	Group D	Group D
Gastrin	799.0 pmol/L ↑	>1,000 pmol/L ↑

답 다발성 위신경내분비종양이 있는 자가면역성 위염

내시경소견

4년 전 자가면역성 위염 진단 당시	현재
분문부에서 다발성 위상피하종양들이 관찰되었으며, 조직검사 후에 신경내분비종양으로 진단되었다.	분문부의 위축이 저명해졌다.
체부에서도 다발성 위신경내분비종양이 관찰된다.	체부의 위축이 저명해졌다.
체부 하부의 대만까지 다발성 상피하종양들이 관찰된다.	종양의 크기와 수가 증가했다.
전정부에는 상피하종양이 없다.	이전과 유사하다.

- 4년 전에 위내시경소견과 조직검사결과를 보고 혈청 항벽세포 항체를 검사한 결과, 양성으로 보고되어 자가면역성 위염으로 확진했던 환자이다.
- 이 환자처럼 종양이 많아서 내시경으로 절제할 수 없을 때는 가스트린 분비를 줄이기 위해 somatostatin 유사체(octreotide, lanreotide, pasireotide)를 주사하거나 가스트린 또는 cholecystokinin-2 receptor 길항제인 netazepide를 시도해 볼 수 있다[Jeong JH, Lee SY, Han HS, et al. Five autoimmune gastritis patients with positive serum anti-parietal cell antibody findings. Korean Journal of *Helicobacter* and Upper Gastrointestinal Research 2021;21:226-234].
- 이 환자는 종양내과에서 somatostatin 유사체 주사를 맞으며 추적관찰 중이며, 타 장기 전이는 없다.
- 자가면역성 위염 환자에서 발생하는 다발성 신경내분비종양은 I형이라서 예후가 좋은 것으로 알려져 있다.

혈액검사소견

- 4년 전에도 낮았던 PG I 수치와 I/II 비는 더욱 감소했고, 가스트린 수치는 상한치 이상으로 더욱 상승했다.

4

현감염 증례

증례 4.1

속쓰림증으로 온 70대 여자의 위암검진소견이다. 활동성 *H. pylori* 감염을 시사하는 내시경소견은?

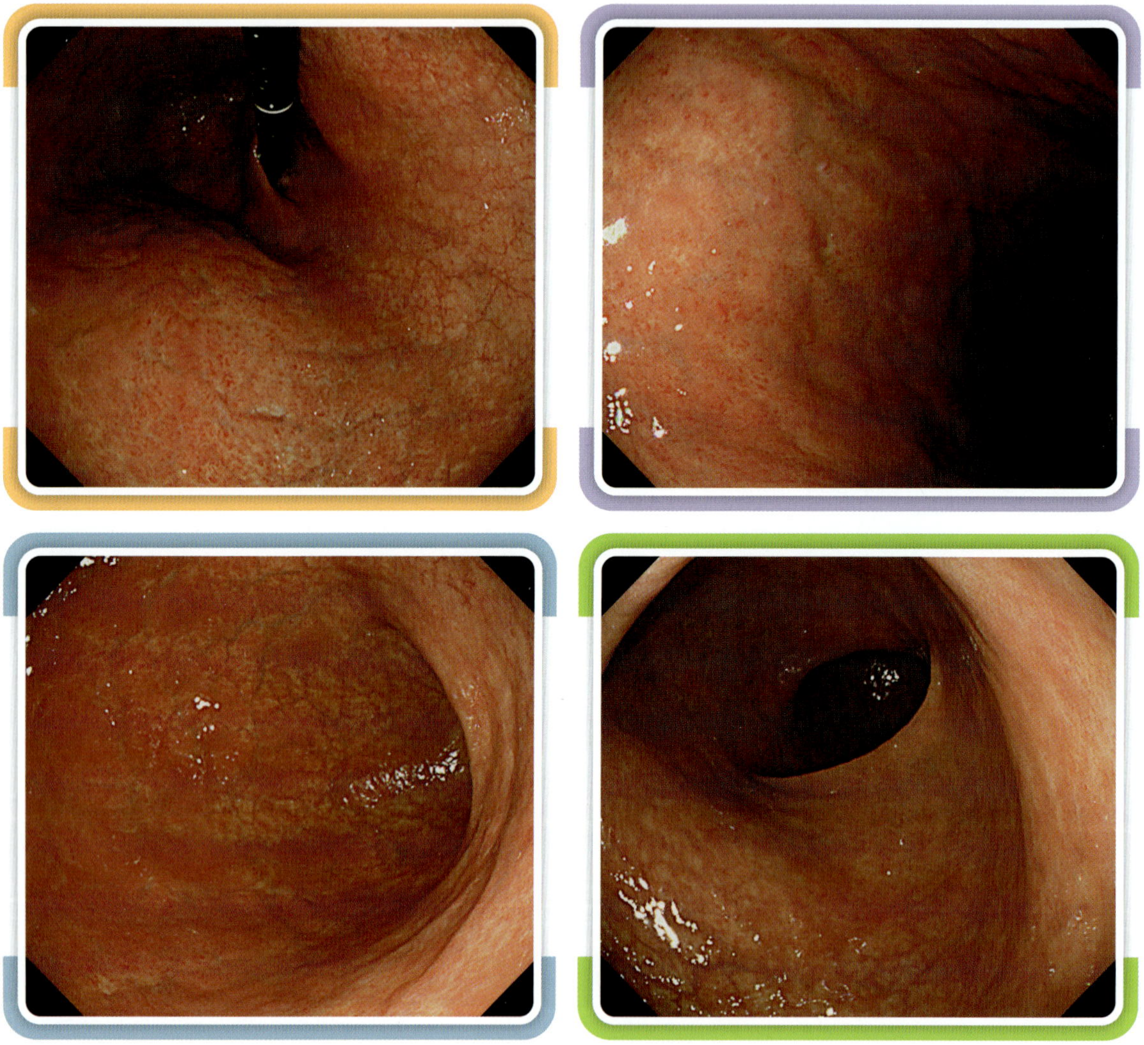

H. pylori 제균 치료 과거력: 없음

Chorus® & HBI® assay		GastroPanel® test	
H. pylori IgG	>200 AU/mL ↑	*H. pylori* IgG	>670 EIU ↑
Pepsinogen I	55.9 ng/mL ↓	Pepsinogen I	87.9 μg/L
Pepsinogen II	23.3 ng/mL ↑	Pepsinogen II	23.5 μg/L ↑
I/II ratio	2.4 ↓	I/II ratio	3.7
ABC method	Group C	Gastrin-17	4.0 pmol/L
		GastroSoft® algorithm	*H. pylori* infection group

답 체부의 광범위한 발적

내시경소견

분문부에서도 광범위한 발적이 관찰되어 현감염을 시사한다. 분문부 소만까지 위축이 보여서 B형 위염이라는 것을 알 수 있다.

체부 대만의 위주름에 광범위한 발적과 점막부종이 보인다. 울퉁불퉁한 점막 표면은 장상피화생이 동반되었음을 시사한다.

체부 하부의 대만에서 광범위한 발적이 관찰된다. 체부 소만과 원위부에서는 위축이 명확하게 보인다.

전정부 대만에서 위축 경계가 보인다.

- 대부분의 현감염자는 체부에 광범위한 발적을 보이므로, *H. pylori* 감염을 진단할 때는 체부의 대만에서 검사해야 한다.
- 광범위한 발적이 보이는 체부에서 조직검사를 해야 감염이 진단되며, 전정부에서만 조직검사를 하면 위음성으로 나올 수 있다.
- 이 환자의 경우, 체부에서 현감염을 시사하는 광범위한 발적이 잘 관찰되며, 분문부까지 침범한 B형 위축과 장상피화생이 함께 보인다.

혈액검사소견

- 두 키트 모두에서 활동성 감염을 시사하는 높은 *H. pylori* IgG 항체가와 PG II 수치를 보인다.
- PG II 수치가 높고 I/II 비가 낮을수록 현감염자일 가능성이 높다[Jeong JH, Lee SY, Kim JH, et al. Useful serum pepsinogen levels for detecting ongoing *Helicobacter pylori* infection in asymptomatic subjects: a cross-sectional study based on ^{13}C-urea breath test findings. Digestive Diseases and Sciences 2022;67:5602-5609].

증례 4.2

증상이 없는 40대 남자의 위내시경 검진소견이다. 필요한 조치는?

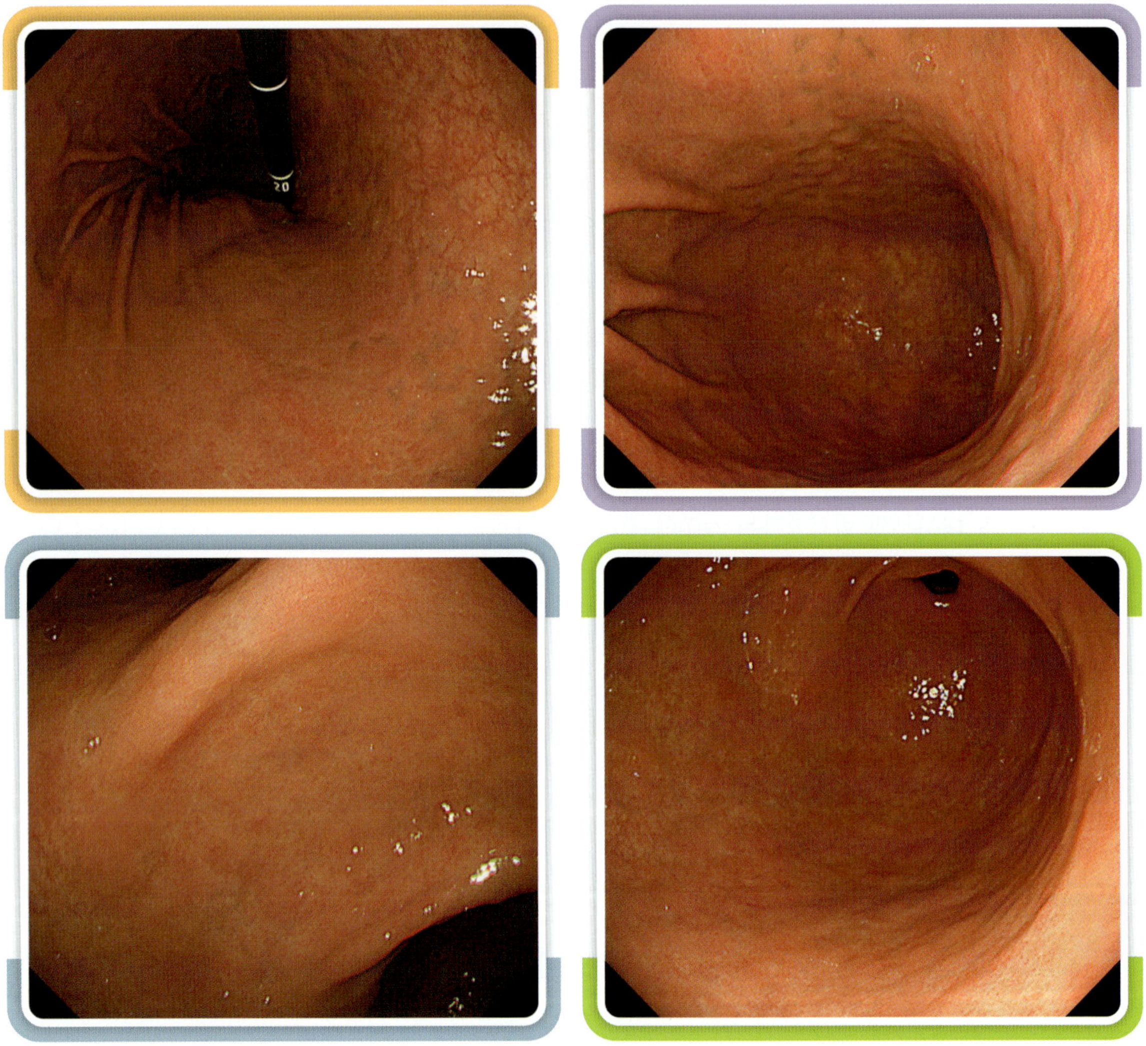

Stomach, "antrum", endoscopic biopsy: Chronic gastritis

with 1) mild inflammation

2) moderate activity

3) no atrophy

4) moderate intestinal metaplasia

5) mild density of *Helicobacter pylori*-like microorganism

Giemsa stain: positive

H. pylori 제균 치료 과거력: 없음

Chorus® & HBI® assay		GastroPanel® test	
H. pylori IgG	>200 AU/mL ↑	*H. pylori* IgG	331.9 EIU ↑
Pepsinogen I	51 ng/mL	Pepsinogen I	97.5 μg/L
Pepsinogen II	11.4 ng/mL	Pepsinogen II	9.4 μg/L
I/II ratio	4.5	I/II ratio	10.4
ABC method	Group B	Gastrin-17	<0.4 pmol/L ↓
		GastroSoft® algorithm	Antral atrophy group

답 *H. pylori* 감염에 대한 제균 치료

내시경소견

위축 경계가 분문부에서 보이며,
위축이 없는 부분에서는 현감염을 시사하는
광범위한 발적이 보인다.

광범위한 발적과 장상피화생이 관찰되어
현감염임을 예측할 수 있다.

현감염자에서 자주 관찰되는 발적된 융기형
장상피화생이 보인다.

위축과 동반된 장상피화생이 관찰되어
조직검사한 결과,
장상피화생만 보고되었다.

- 체부에 광범위한 발적이 관찰되어 활동성 감염이 의심되므로, 체부의 대만에서 *H. pylori* 검사를 한다.
- 이 환자의 경우, 전정부 조직에서도 감염이 확인되어 제균 치료를 했으며, clarithromycin 항생제 내성결과가 없어서 비스무스 사제요법을 처방했다.
- 위축은 병리보고서에 none, mild, moderated, marked가 아닌 not applicable로 나오는 경우가 흔해서 조직검사결과에 의존하는 것보다 내시경소견으로 판단하는 것이 수월하다.

혈액검사소견

- 두 키트 모두에서 *H. pylori* 감염으로 보고되었으며, 항체 수치가 높아서 현감염자임을 알 수 있다.
- G-17 수치가 낮아서 아직 체부 위축보다는 전정부 위축이 우세한 B형 위염이라는 것을 예측할 수 있다.
- 혈청학적 위축이 없으므로, 체부와 기저부의 위산분비능이 손상되지 않은 현감염자에 해당한다.

증례 4.3

위암 가족력이 있는 60대 여자의 검사소견이다. 조직검사결과가 다음과 같을 때, 필요한 조치는?

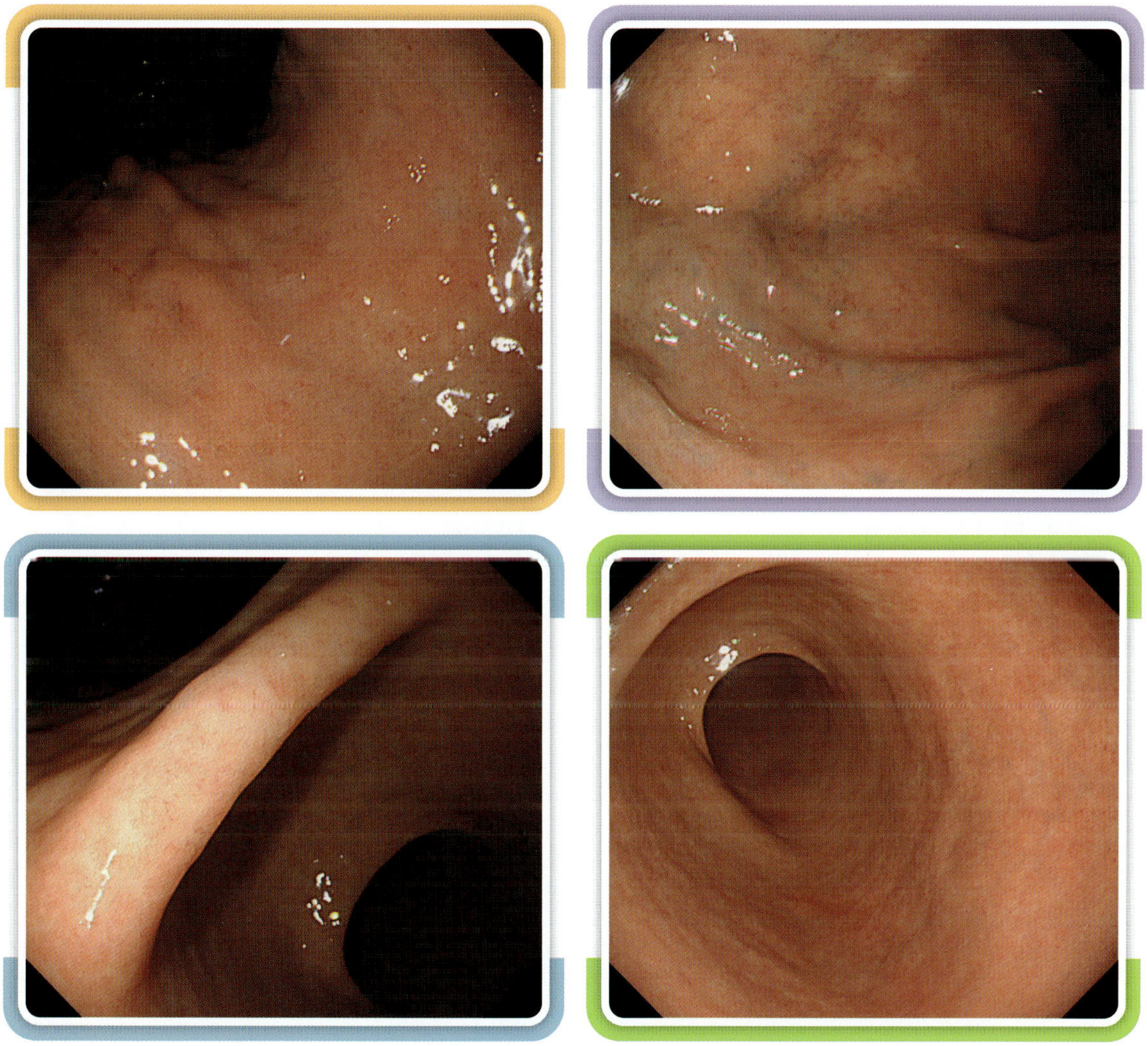

Stomach, "lesser curvature, body", endoscopic biopsy: Chronic gastritis

with 1) mild inflammation

2) no activity

3) no atrophy

4) no intestinal metaplasia

5) no *Helicobacter pylori*-like microorganism

Giemsa stain: negative

H. pylori 제균 치료 과거력: 10년 전에 삼제요법 치료제를 복용했으나 제균에 실패했었다고 함

Chorus® & HBI® assay		GastroPanel® test	
H. pylori IgG	80.9 AU/mL ↑	*H. pylori* IgG	51.9 EIU ↑
Pepsinogen I	53.1 ng/mL	Pepsinogen I	91.3 μg/L
Pepsinogen II	8.9 ng/mL	Pepsinogen II	8.0 μg/L
I/II ratio	6.0	I/II ratio	11.4
ABC method	Group B	Gastrin-17	0.7 pmol/L ↓
		GastroSoft® algorithm	Antral atrophy group

답 요소호기검사 또는 대변항원검사

내시경소견

분문부에서 광범위한 발적이 관찰되어 활동성 감염이 의심된다.

체부에서 현감염을 시사하는 광범위한 발적이 관찰된다.

위각에서는 울퉁불퉁한 장상피화생 변화가 보인다.

발적된 울퉁불퉁한 장상피화생은 현감염 시에 흔하며, 제균 치료 후에는 장상피화생이 호전되거나 편평한 지도상 발적으로 변한다.

- 이 증례처럼 현감염을 시사하는 내시경소견이 보이는데도 불구하고 조직검사에서 균이 없다고 보고되었다면 위음성 결과를 의심해야 한다.
- 위내시경 조직검사로 하는 침습적인 *H. pylori* 검사는 위음성으로 보고되는 경우가 있으므로, 비침습적인 요소호기검사 또는 대변항원검사를 통해 확인한 뒤, 제균 치료해야 한다.
- 이 환자는 요소호기검사에서 양성으로 보고되어 비스무스 사제요법으로 제균 치료했다.

혈액검사소견

- 두 키트 모두에서 양성으로 보고되었으며, G-17 수치가 낮아서 전정부 위축군으로 분류되었다.
- 대부분 장상피화생은 위축을 동반하므로, 이 증례처럼 전정부에서 장상피화생이 관찰되는 현감염자는 GastroPanel 알고리즘에서는 전정부 위축군으로 분류되기 쉽다.

증례 4.4

Giemsa 염색은 음성이나 CLO 검사는 양성인 60대 남자의 검사소견이다. 위각에서 조직검사를 한 결과, Giemsa 염색은 음성으로 보고되었으나, 체부 대만에서 시행한 CLO 검사는 양성소견을 보였다. Giemsa 염색이 위음성으로 나온 이유는?

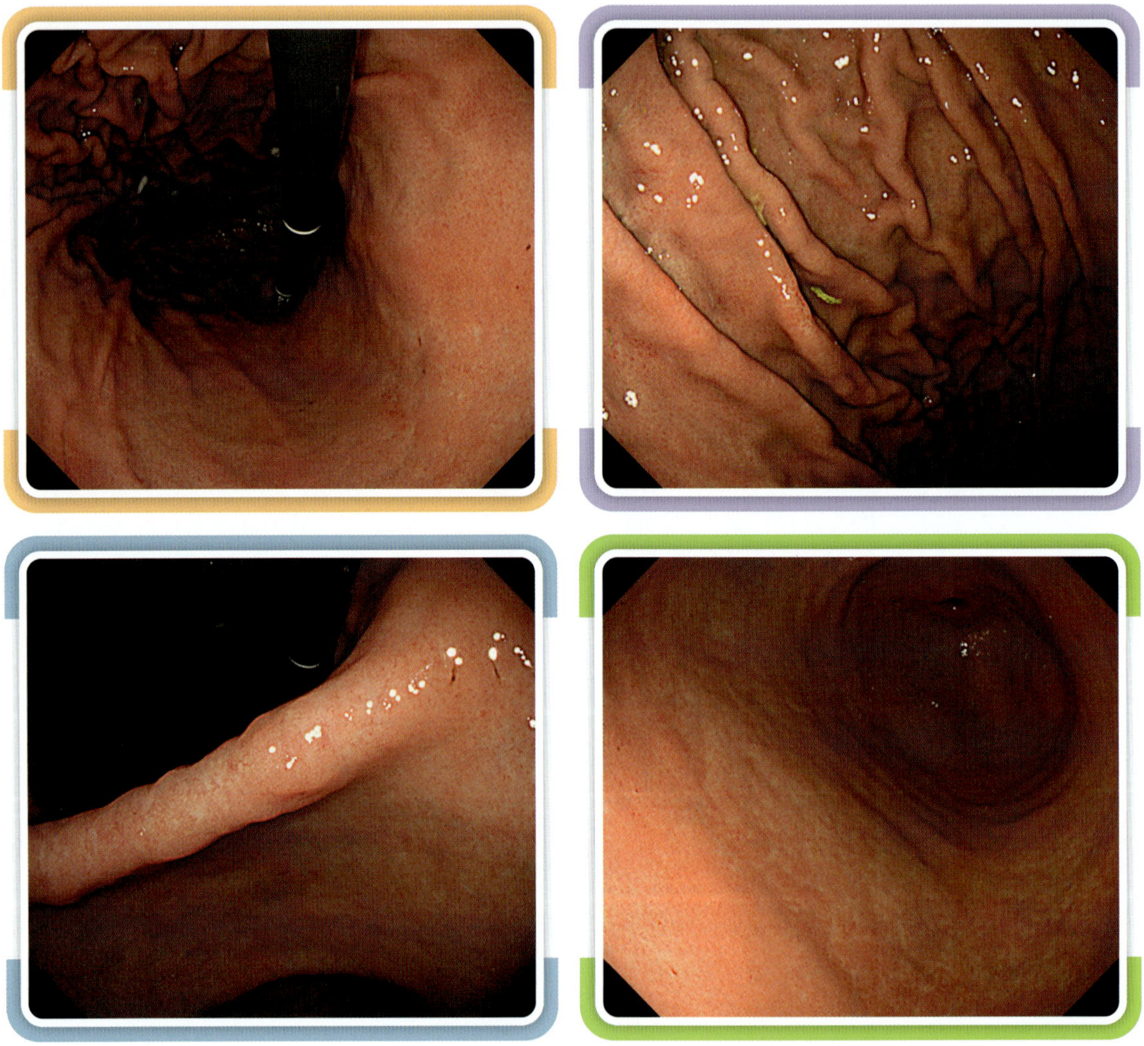

Stomach, "angle", endoscopic biopsy: Chronic gastritis

with 1) no inflammation

2) mild activity

3) no atrophy

4) mild intestinal metaplasia

5) no *Helicobacter pylori*-like microorganism

Giemsa stain: negative

CLO test (greater curvature, body): positive

H. pylori 제균 치료 과거력: 없음

Chorus® & HBI® assay		GastroPanel® test	
H. pylori IgG	>200 AU/mL ↑	*H. pylori* IgG	32.9 EIU ↑
Pepsinogen I	100.1 ng/mL	Pepsinogen I	>200 μg/L ↑
Pepsinogen II	32.0 ng/mL ↑	Pepsinogen II	32.4 μg/L ↑
I/II ratio	3.1	I/II ratio	6.2
ABC method	Group B	Gastrin-17	8.4 pmol/L
		GastroSoft® algorithm	*H. pylori* infection group

답 장상피화생으로 인한 *H. pylori* 위음성소견

내시경소견

현감염으로 인한 광범위한 발적이 관찰된다.

광범위한 발적이 관찰된다.

현감염을 시사하는 울퉁불퉁한 장상피화생이 발적과 함께 관찰된다.

원위부에서는 장상피화생이 관찰되며, 대만에서는 위축 경계가 보인다. 근위부에서는 현감염을 시사하는 광범위한 발적이 관찰된다.

- *H. pylori* 균은 종양이나 장상피화생, 출혈이 있는 부위에서는 일찍 사라져서 현감염자도 Giemsa 염색 음성으로 나오기 쉽다[Kim JH, Lee SY, Lee SP, et al. The histologic detection of *Helicobacter pylori* in seropositive subjects is affected by pathology and secretory ability of the stomach. *Helicobacter* 2018;23:e12480].
- 따라서 내시경에서 현감염을 시사하는 체부의 광범위한 발적이 명확히 보일 때는 Giemsa 염색이 음성이었다고 해도 요소호기검사로 다시 확인해야 감염자를 놓치지 않는다.
- 특히 위암 환자들은 종양에서만 조직검사를 받은 경우가 많아서 Giemsa 염색결과가 위음성일 가능성이 높다.

- 위암의 중요한 1차 예방책은 *H. pylori* 제균 치료이고 2차 예방책은 위내시경검진이므로, *H. pylori* 감염자 진단과 제균 치료에 먼저 주력해야 한다.
- 1차 예방 없이 2차 예방만 강요하면 위암 발생률이 아닌 사망률만 낮아져서 인구의 고령화와 건강하지 않은 수명의 연장을 유발하기 때문이다.

혈액검사소견

- 두 키트 모두에서 현감염을 시사하는 높은 PG II 수치와 *H. pylori* IgG 항체가를 보인다.
- 한국인의 경우, Chorus 키트가 GastroPanel 검사보다 더 정확하다[Lee SY, Ahn YS, Moon HW. Comparison between the GastroPanel test and the serum pepsinogen assay interpreted with the ABC method-A prospective study. *Helicobacter* 2024;29:e13506].
- 따라서 이 증례처럼 Chorus 키트가 상한치를 보이는 현감염자도 GastroPanel 검사에서는 낮은 양성 항체가를 보이는 경우도 있다.
- 현감염 시 PG II 분비가 증가하면서 PG I 분비도 함께 증가하는 경우가 있는데, 둘 다 높은 수치를 보이는 경우에는 I/II 비를 확인한다.
- I/II 비가 낮을수록 현감염자일 가능성이 높고, 높을수록 약제성 위염 등 비위축성 위염일 가능성이 높다.

증례 4.5

명치 불편감으로 온 30대 여자의 검사소견이다. 내시경진단은?

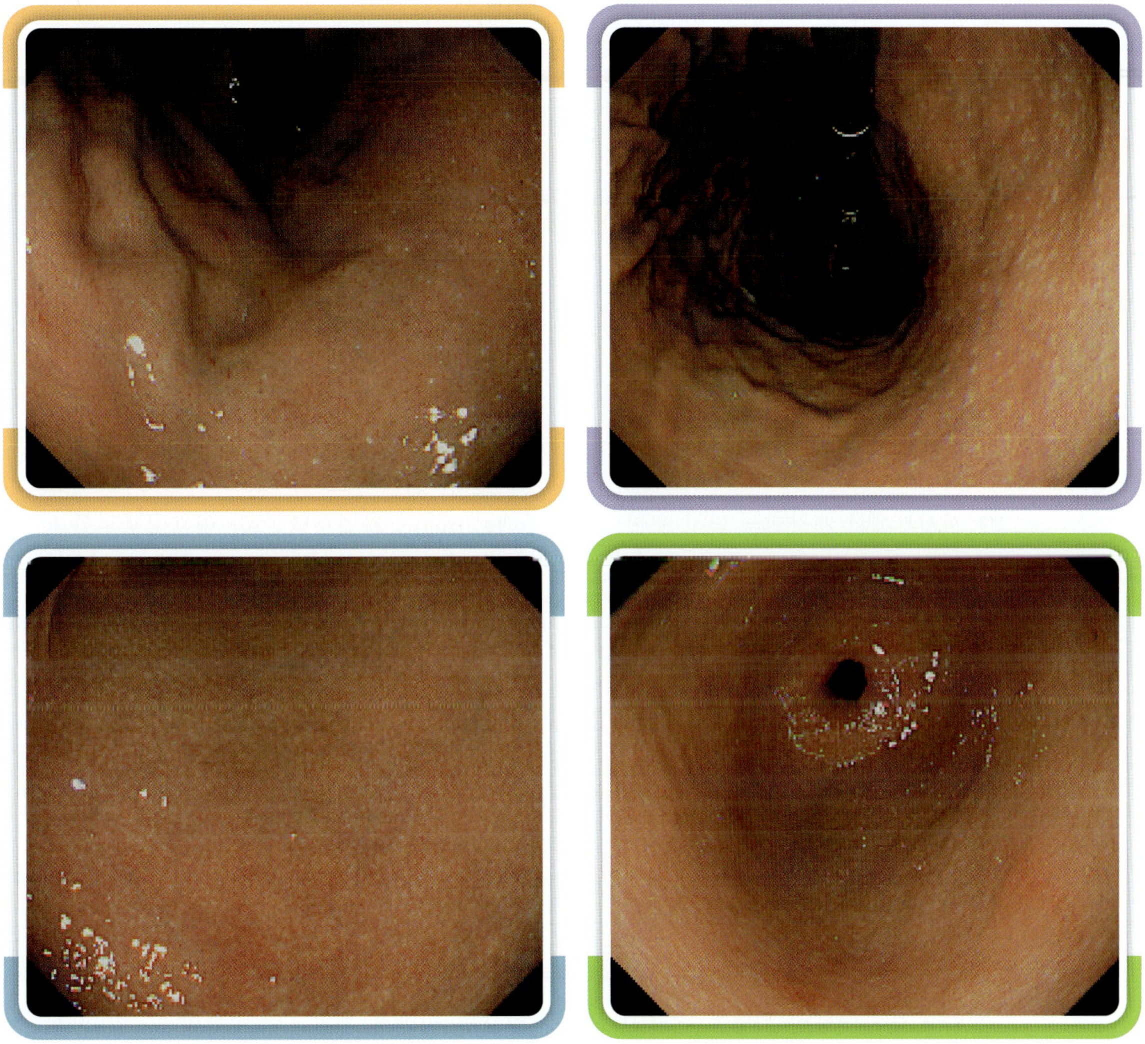

H. pylori 제균 치료 과거력: 없음

Chorus® & HBI® assay		GastroPanel® test	
H. pylori IgG	>200 AU/mL ↑	*H. pylori* IgG	>670 EIU ↑
Pepsinogen I	103.3 ng/mL	Pepsinogen I	164.9 μg/L ↑
Pepsinogen II	24.7 ng/mL ↑	Pepsinogen II	21.9 μg/L ↑
I/II ratio	4.2	I/II ratio	7.5
ABC method	Group B	Gastrin-17	5.9 pmol/L
		GastroSoft® algorithm	*H. pylori* infection group

답 결절성 위염

내시경소견

현감염을 시사하는 발적이 보인다.
소만에서는 위축이 관찰된다.

체부의 소만에서 salt-and-pepper 양상의 색조 변화로 인해 위축 경계가 만들어졌다.

전정부의 대만에 1~2 mm 크기의 과립성 소융기가 밀집되어 있어서 결절성 위염으로 진단할 수 있다.

유문부에서도 결절성 위염이 보인다.

- 전정부에서 시작되는 닭살 모양의 결절은 *H. pylori* 감염으로 인한 림프여포구의 밀집으로 구성되므로, 림프여포성 위염으로도 불린다[Kim YJ, Lee SY, Lee SP, et al. Identification of nodular gastritis among patients diagnosed with lymphofollicular gastritis on a gastric biopsied specimen. Korean Journal of Gastroenterology 2018;71:143-152].
- 나이가 어리고 위축이 없을수록 림프여포구가 잘 모이기 때문에 림프여포성 위염은 젊은 여성일수록 흔하다.
- 림프여포성 위염은 *H. pylori* 균을 제균 치료하면 호전된다[Kim JW, Lee SY, Kim JH, et al. Nodule regression in adults with nodular gastritis. Gastroenterology Research 2015;8:296-302].
- 제균 치료하지 않으면 작은 결절들이 흰색 반점처럼 납작해지면서 salt-and-pepper 모양의 위축이나 장상피화생으로 서서히 변해간다[Kim YJ, Lee SY, Yang H, et al. Nodular gastritis as a precursor lesion of atrophic and metaplastic gastritis. Korean Journal of Gastroenterology 2019;73:332-340].
- 일부 림프여포성 위염은 제균 치료하지 않으면 미만형 위암으로 진행할 수 있다[Choi HJ, Lee SY, Lee JH, et al. Two atypical cases of nodular gastritis: a poorly differentiated gastric adenocarcinoma and a pseudo-low grade gastric MALT lymphoma. Gastroenterology Research 2010;3:41-45].

혈액검사소견

- 현감염을 시사하는 높은 PG II 수치가 관찰된다.
- 두 키트 모두에서 상한치를 초과하는 *H. pylori* IgG 항체가가 측정되어 활동성 감염 상태임을 알 수 있다.

증례 4.6

식도 정맥류 결찰술을 받은 과거력이 있는 50대 남자이다. 알코올성 간경변과 식도 정맥류 출혈로 여러 차례 입원한 기록이 있으며 당뇨, 고혈압, 간질환, 관절염 치료제를 매일 복용하고 있었다. 진단은?

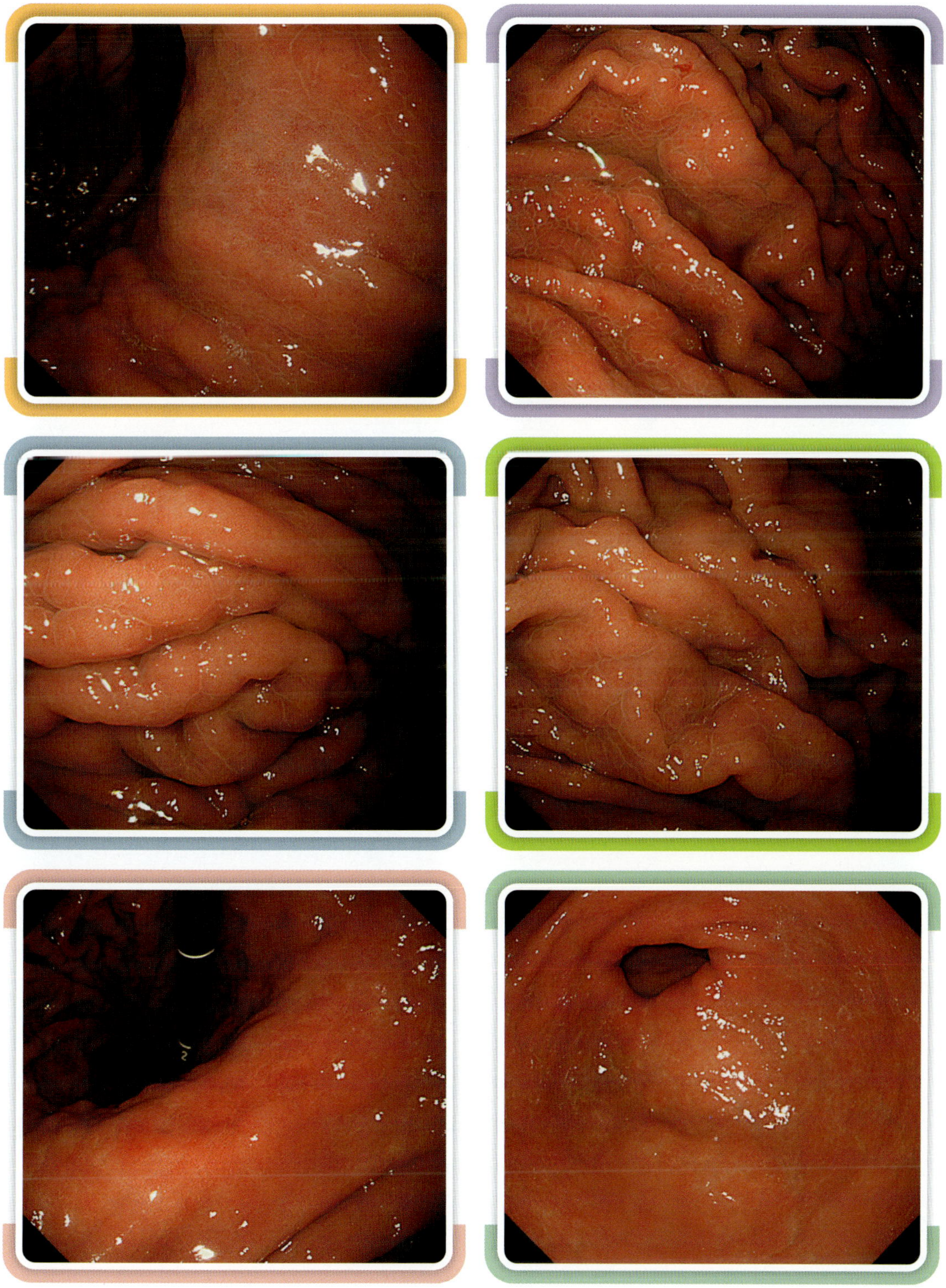

H. pylori 제균 치료 과거력: 없음

Chorus® & HBI® assay	
H. pylori IgG	162.3 AU/mL ↑
Pepsinogen I	>160 ng/mL ↑
Pepsinogen II	26.1 ng/mL ↑
I/II ratio	6.1
ABC method	Group B

답 *H. pylori* 감염성 위염과 간문맥 고혈압성 위병증(portal hypertensive gastropathy)

내시경소견

현감염을 시사하는 광범위한 발적이 관찰된다.

체부에서는 광범위한 발적과 주름비대가 보여서 현감염자임을 예측할 수 있다.

발적과 주름비대, 점막부종이 관찰되어 보만 4형 진행성 위암과 감별해야 한다.

간경변 환자에서 흔한 간문맥 고혈압성 위병증은 보만 4형 위암과 달리 위주름이 딱딱하지 않다.

위각에서는 장상피화생이 보인다.

간문맥 고혈압성 위병증에서는 충혈로 인한 발적이 전정부에서도 관찰되므로, *H. pylori* 감염으로 인한 광범위한 발적과 감별할 수 있다.

혈액검사소견

- 높은 양성 항체가를 보여서 활동성 감염자임을 알 수 있다.
- 이 환자처럼 복용하는 약물이 많은 감염자는 PG I 수치가 PG II보다 높게 상승하는 경우가 흔한데, 약제성 위염이 *H. pylori* 감염성 위염보다 우세할수록 I/II 비도 상승한다.

증례 4.7

제균 치료하지 않고 지내던 중 궤양이 진단되어 온 60대 여자의 검사소견이다. 9년 전 위암검진 시 시행한 조직검사에서 *H. pylori* 감염이 있다고 들었으나, 제균 치료를 하지 않았다고 한다. 현재의 감염 상태는?

9년 전 감염 진단 시 | **현재**

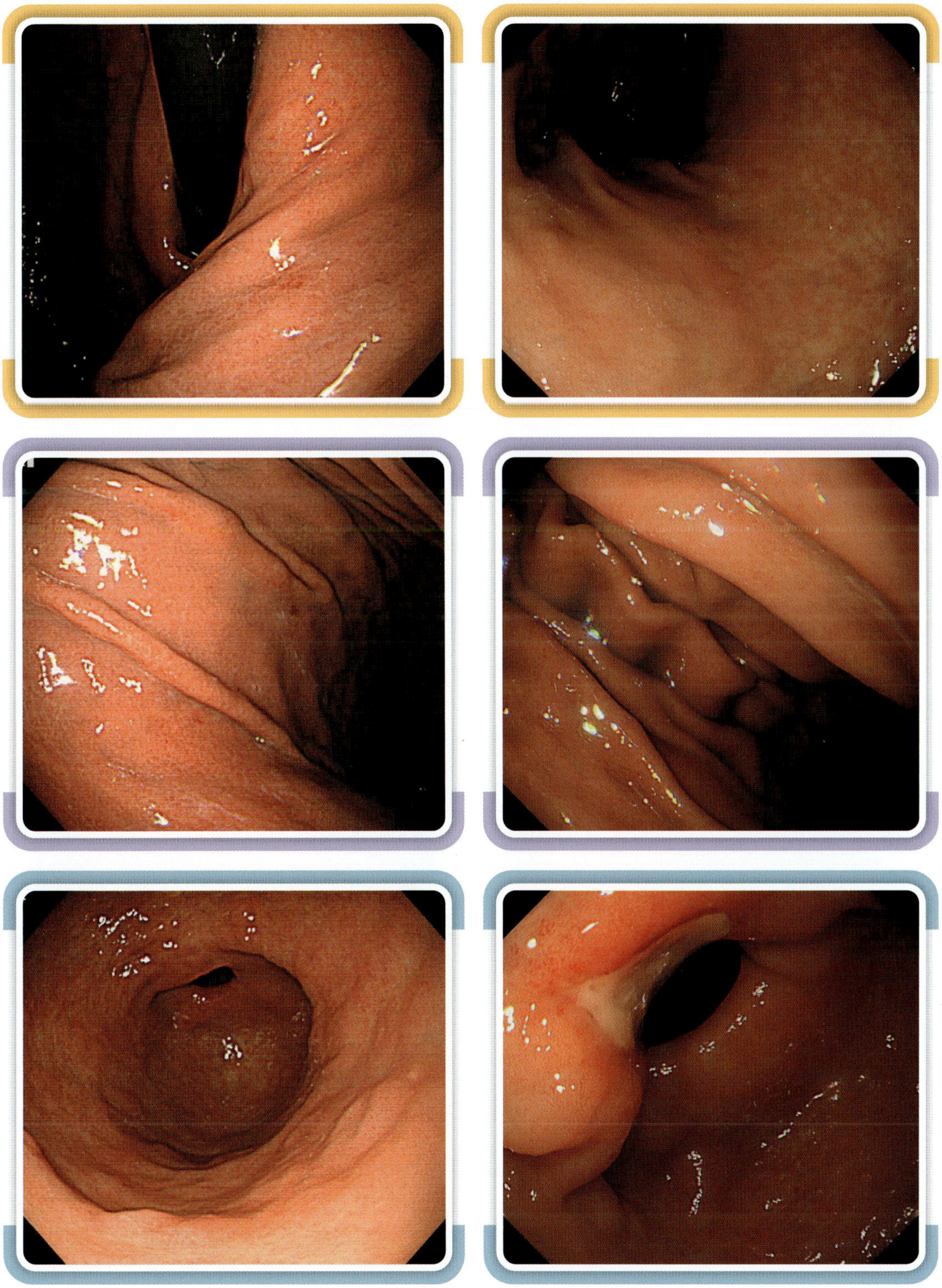

Stomach, "pylorus", endoscopic biopsy: Chronic gastritis

with 1) mild inflammation

2) mild activity

3) atrophy (not applicable)

4) mild intestinal metaplasia

5) necrotic ulcer debritus

6) no *Helicobacter pylori*-like microorganism

Giemsa stain: negative

^{13}C-urea breath test: positive

Chorus® & HBI® assay	
H. pylori IgG	>200 AU/mL ↑
Pepsinogen I	59.7 ng/mL
Pepsinogen II	14.7 ng/mL
I/II ratio	4.1
ABC method	Group B

답 현감염

내시경소견

9년 전 감염 진단 시	현재
광범위한 발적이 관찰되어 활동성 감염이 진행되고 있음을 시사한다.	B형 위축이 진행되면서 분문부 소만에 위축 경계가 그려진다.
현감염을 시사하는 발적, 점막부종, 주름비대가 관찰된다.	점막부종과 주름비대가 여전히 관찰된다.
장상피화생이 관찰된다.	궤양이 관찰되어 조직검사를 시행했다.

- 궤양의 괴사성 변화로 인해 균이 검출되지 않아 Giemsa 염색이 위음성으로 보고되었을 가능성이 높다.
- 침습적인 *H. pylori* 검사는 위음성이 흔하므로 주의해야 하며, 반대로 *H. pylori* IgG 항체검사는 위양성이 흔하므로 주의한다.
- *H. pylori* 검사 중에서 정확도가 가장 높은 것은 요소호기검사와 단클론성 대변항원검사이므로, 이 증례처럼 감염이 의심된다면 비급여 처방으로 요소호기검사를 권한 뒤, 제균 치료한다.

혈액검사소견

- 현감염을 시사하는 높은 항체가와 높은 PG II 수치, 낮은 I/II 비가 관찰된다.
- 위암검진용 혈액검사는 PG와 *H. pylori* IgG 수치를 함께 측정해야 진단하는 데 도움이 된다[Lee SP, Lee SY, Kim JH, et al. Link between serum pepsinogen concentrations and upper gastrointestinal endoscopic findings. Journal of Korean Medical Science 2017;32:796-802].

증례 4.8

14년 전에 제균 치료를 거부한 70대 여자의 내시경소견이다. 현재의 감염 상태는?

14년 전 | 현재

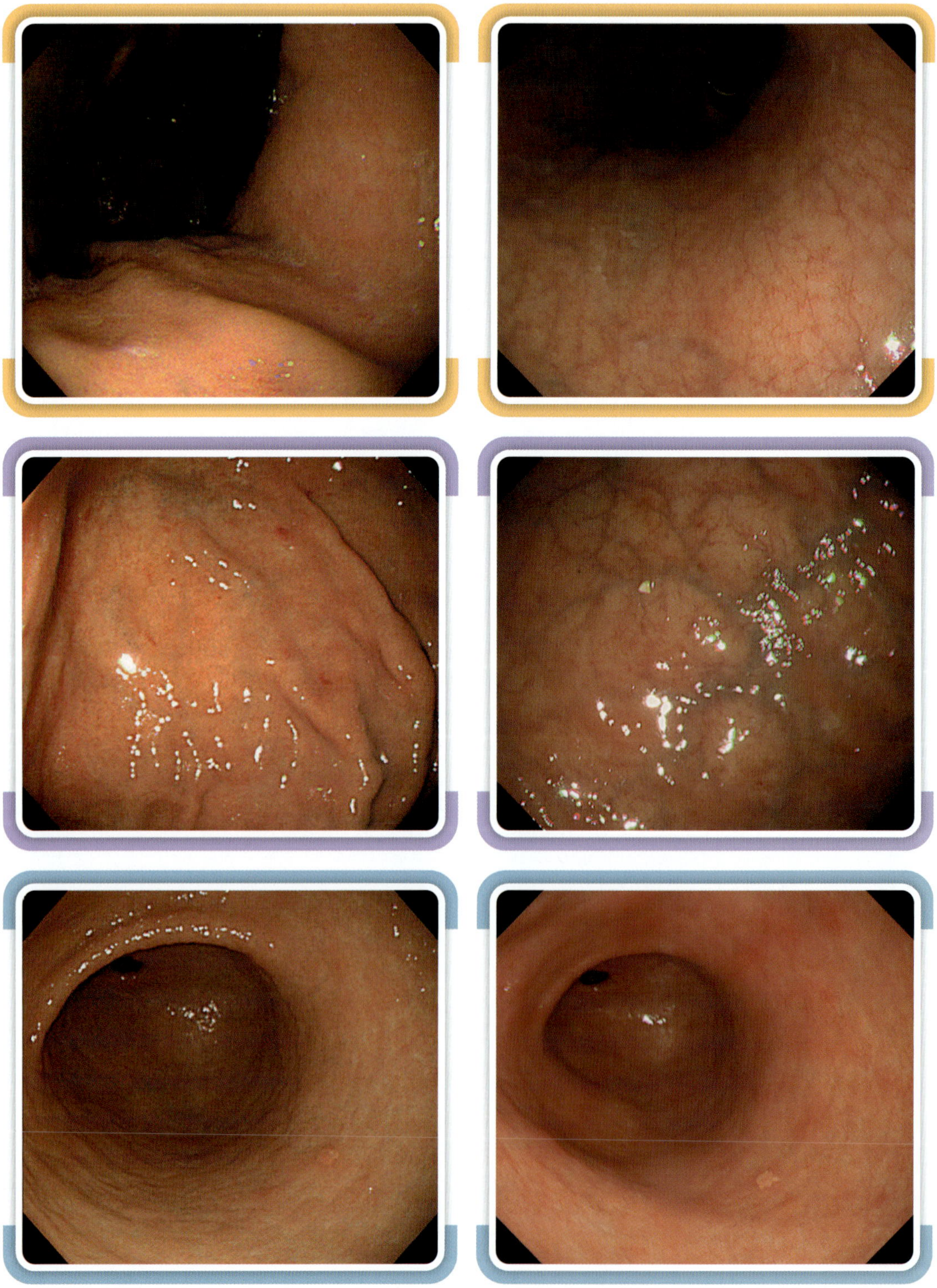

H. pylori 제균 치료 과거력: 없음

Chorus® & HBI® assay	
H. pylori IgG	118.2 AU/mL ↑
Pepsinogen I	102.4 ng/mL
Pepsinogen II	52.0 ng/mL ↑
I/II ratio	2.0 ↓
ABC method	Group B

답 현감염

내시경소견

14년 전	현재
현감염을 시사하는 광범위한 발적이 보인다.	위축이 기저부까지 진행한 개방형 위축성 위염을 보인다.
점막부종과 광범위한 발적이 관찰된다.	위축성 위염과 발적이 보여 감염이 지속되고 있음을 예상할 수 있다.
장상피화생과 황색종이 관찰된다.	후벽과 대만 사이에서 관찰되는 작은 황색종은 변화가 없다.

- 이 환자는 현재 경계가 보이지 않는 가장 심한 단계의 개방형 위축을 보이므로, 위암 발생 위험성이 높은 고위험군에 속한다.
- 현감염자에서 B형 위축성 위염이 심하면 A형 위축성 위염과 혼동되기 쉬운데, 제균 치료를 하면 B형 위축의 일부가 장상피화생으로 변하면서 역위축이 사라져서 감별할 수 있게 된다.

혈액검사소견

- 높은 양성 항체가는 현감염이 지속되고 있음을 시사한다.
- PG II 수치가 높을수록 미만형 위암 발생률이 상승하고, I/II 비가 낮을수록 장형 위암 발생률이 상승한다.

증례 4.9

소화불량으로 온 60대 남자의 검진소견이다. 필요한 조치는?

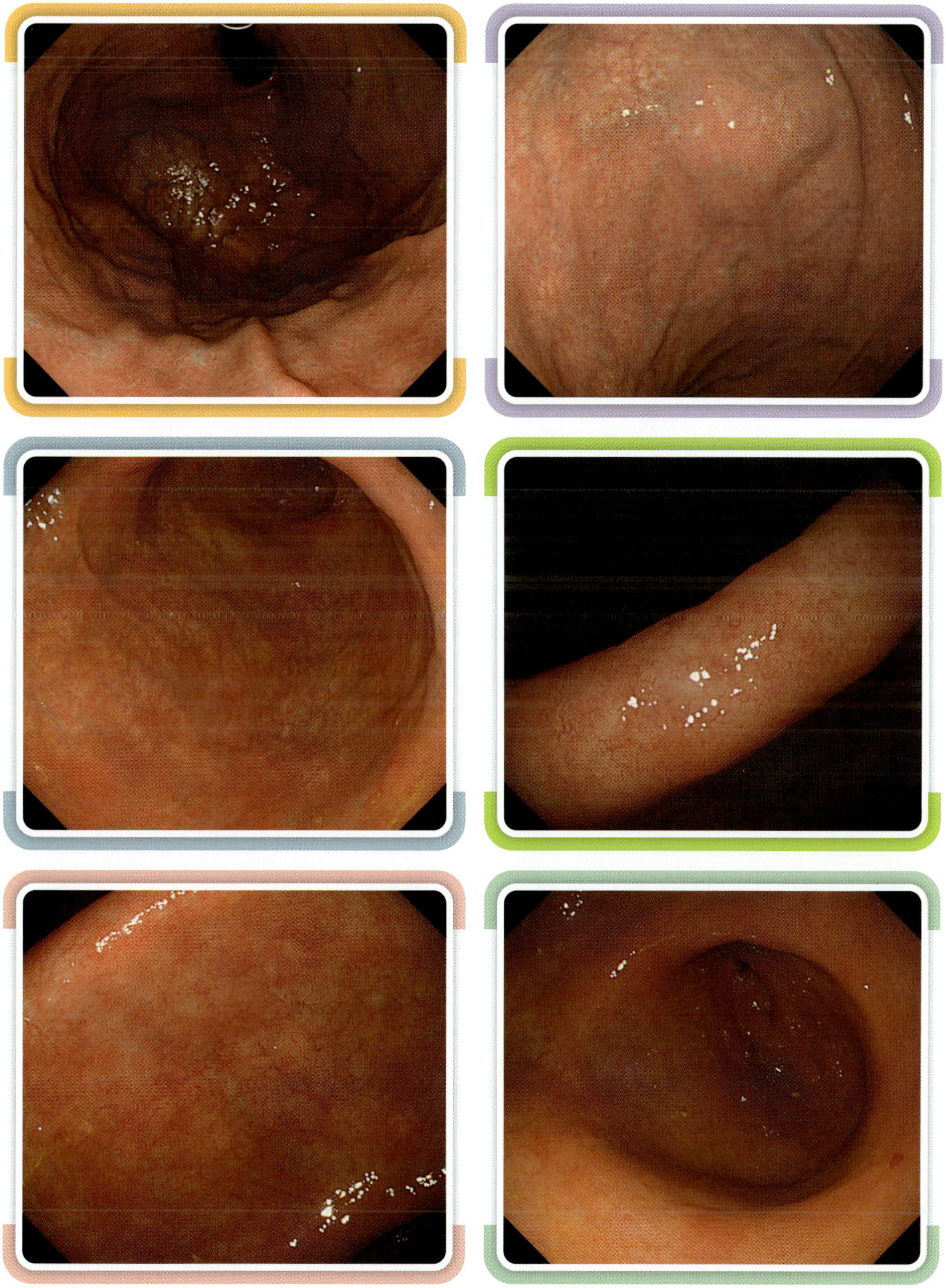

H. pylori 제균 치료 과거력: 없음

Chorus® & HBI® assay	
H. pylori IgG	118.9 AU/mL ↑
Pepsinogen I	47.6 ng/mL
Pepsinogen II	15.4 ng/mL ↑
I/II ratio	3.1
ABC method	Group B

답 **요소호기검사 또는 대변항원검사로 *H. pylori* 감염을 확진한 뒤, 제균 치료한다.**

내시경소견

- 분문부에서 현감염을 시사하는 광범위한 발적이 관찰된다.
- 체부 상부의 대만에서도 발적이 관찰된다.
- 전정부에서 체부로 올라오는 위축 변화가 관찰되어 B형 위축성 위염임을 알 수 있다.
- 장상피화생이 관찰된다.
- 전정부 소만의 위축 변화는 현감염 시에 나타나는 B형 위염소견이다.
- 전정부 원위부에서도 장상피화생이 보인다.

혈액검사소견

- 높은 항체가와 PG II 수치가 보고되어, 감염을 확진하기 위해서 비급여 처방인 요소호기검사를 권했다.
- 대변항원검사는 단클론성 키트를 사용해야 정확도가 높으며, 다클론성 키트는 위양성률이 높아서 사용하지 않는다.
- 대변항원검사에서 양성소견을 보인 대부분의 감염자는 높은 *H. pylori* IgG와 PG II 수치를 보여서, 한국인 감염자를 진단하는 데 도움이 된다[Moon HW, Lee SY, Hur M, et al. Characteristics of *Helicobacter pylori*-seropositive subjects according to the stool antigen test findings: a prospective study. Korean Journal of Internal Medicine 2018;33:893-901].

증례 4.10

1년 전에 제균 치료한 60대 남자의 추적 검사소견이다. 당시 비스무스 사제요법을 복용한 뒤, 6주 후에 요소 호기검사가 음성임을 확인했었다. 현재의 감염 상태는?

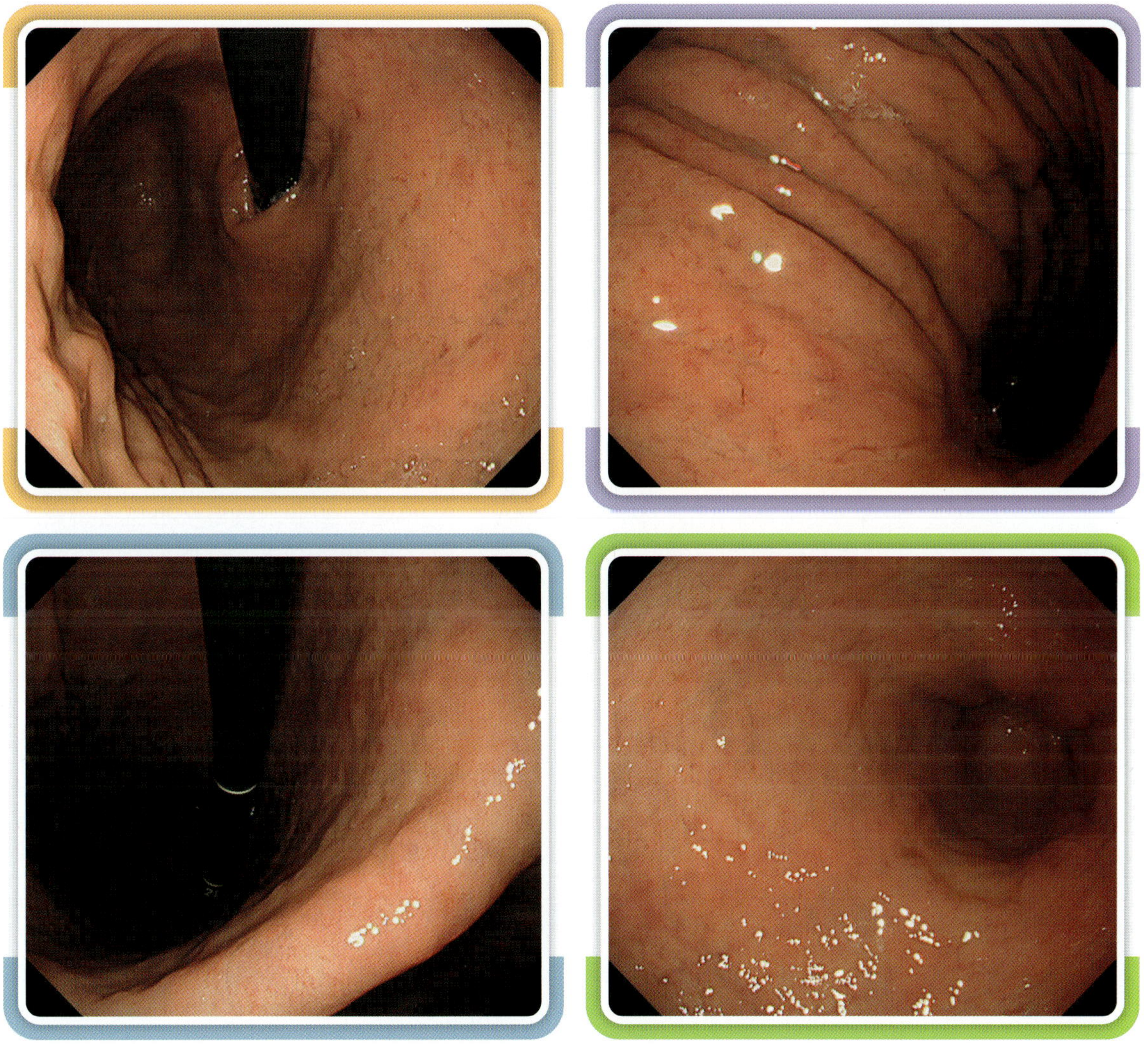

Stomach, "body", endoscopic biopsy: Chronic gastritis

with 1) moderate inflammation

2) moderate activity

3) no atrophy

4) no intestinal metaplasia

5) mild density of *Helicobacter pylori*-like microorganism

Giemsa stain: positive

Chorus® & HBI® assay		GastroPanel® test	
H. pylori IgG	5.3 AU/mL	*H. pylori* IgG	14.8 EIU
Pepsinogen I	32.1 ng/mL	Pepsinogen I	52.8 μg/L
Pepsinogen II	6.4 ng/mL	Pepsinogen II	4.7 μg/L
I/II ratio	5.0	I/II ratio	11.2
ABC method	Group A	Gastrin-17	2.4 pmol/L
		GastroSoft® algorithm	Normal group

답 *H. pylori* 균의 재활성화(recrudescence)로 인한 현감염

내시경소견

분문부 소만에 과거 감염을 시사하는 지도상 발적이 보인다.

지도상 발적이 관찰되는 것으로 보아 최근까지 과거 감염 상태로 유지되다가 다시 감염된 것으로 추정된다. 주름비대가 관찰되어 조직검사를 시행한 결과, Giemsa 염색 양성소견을 보였다.

발적된 융기형 장상피화생이 관찰된다.

위의 원위부로 갈수록 지도상 발적이 아닌 활동성 감염을 시사하는 발적된 융기형 장상피화생이 보인다.

- 제균 치료 1년 만에 다시 감염이 진단되었으므로 새로운 균에 의한 재감염(reinfection)보다는 같은 균주에 의한 재활성화(recrudescence)일 가능성이 높다.

혈액검사소견

- 두 키트 모두에서 정상소견을 보여 최근 1~2개월 이내에 균이 재활성화되어 아직 항체 수치가 상승하지 않은 것으로 추정된다.
- 이 증례처럼 체부까지 장상피화생이 진행된 경우에는 다시 감염되어도 균의 양이 적어서 항체가가 잘 오르지 않아 항체 위음성으로 보고되는 경우도 있다.

- 드물게 *H. pylori*가 아닌 다른 균이 현미경에서 보여서 Giemsa 염색이 양성으로 보고되는 경우가 있어서 요소호기검사로 확인한 결과, 감염으로 확진되어 제균 치료를 권했다.
- *Campylobacter*나 non-*H. pylori Helicobacter* 균에 의한 감염이 *H. pylori* 감염으로 오진되는 경우도 있다[Seo TH, Lee SY, Uchida T, et al. The origin of non-*Helicobacter pylori*-related positive Giemsa stain in human gastric biopsy specimens. Digestive and Liver Disease 2011;43:23-27].
- 이 환자는 광범위한 장상피화생(extensive intestinal metaplasia) 때문에 위점막 분비능이 손상되어 PG II 수치 증가도 뚜렷하지 않다.
- 종합할 때, 위 전체에서 장상피화생이나 위축이 관찰되는 환자는 *H. pylori* 감염이 재발해도 *H. pylori* IgG 항체가와 PG II 수치가 쉽게 상승하지 않으므로 혈액검사결과가 감염을 진단하는 데 크게 도움이 되지 않는다.

증례 4.11

위내시경 조직검사 후에 온 60대 남자의 검사소견이다. 무증상인 상태에서 위암검진을 받았다고 한다. 내시경진단은?

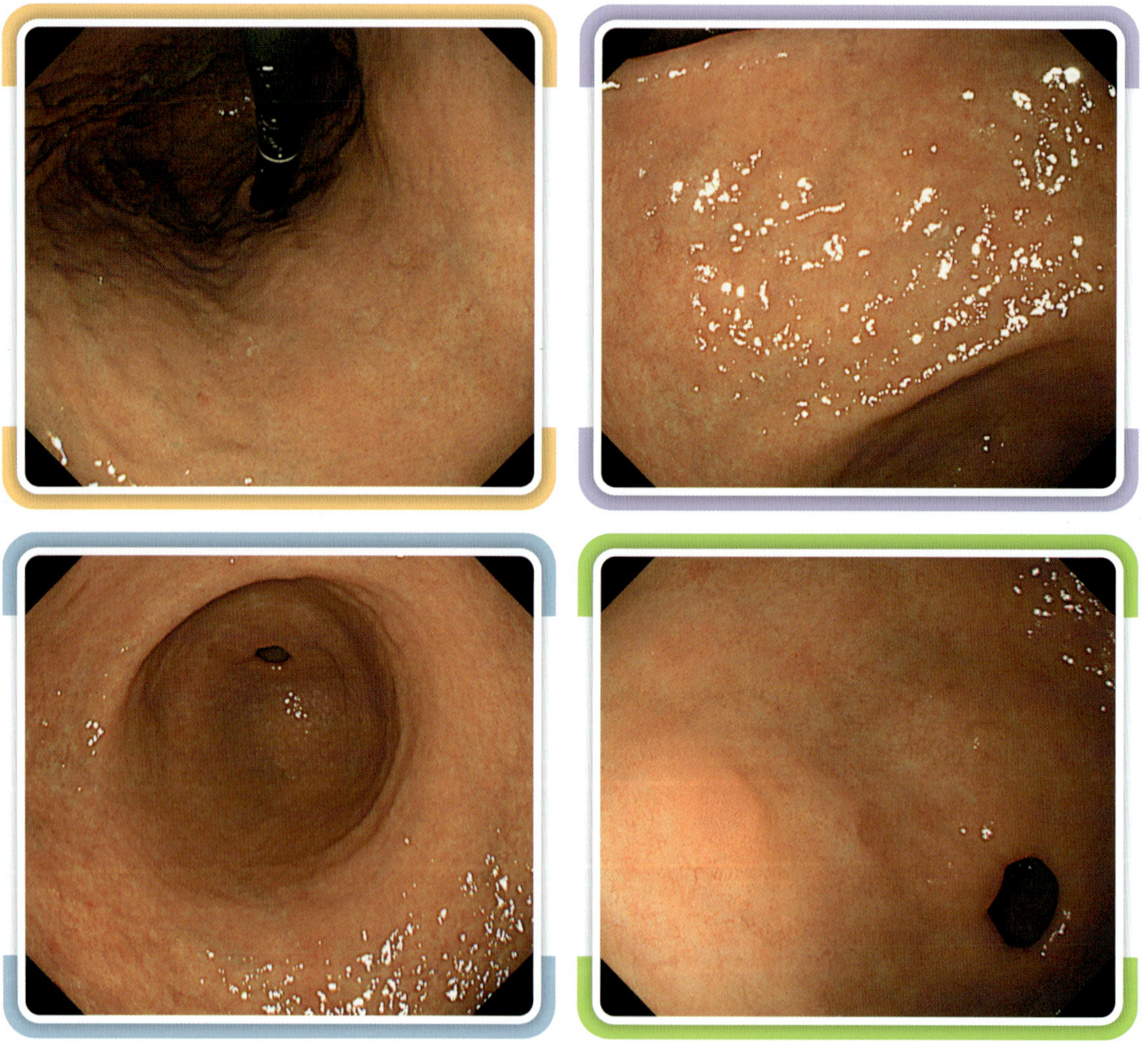

Stomach, "anterior wall, distal antrum", endoscopic biopsy: Chronic gastritis
with 1) mild inflammation
2) moderate activity
3) no atrophy
4) mild intestinal metaplasia
5) mild *Helicobacter pylori*-like microorganism

Giemsa stain: positive

H. pylori 제균 치료 과거력: 없음

Chorus® & HBI® assay		GastroPanel® test	
H. pylori IgG	>200 AU/mL ↑	*H. pylori* IgG	>670 EIU ↑
Pepsinogen I	45.7 ng/mL ↓	Pepsinogen I	65.4 μg/L
Pepsinogen II	19.2 ng/mL ↑	Pepsinogen II	18.4 μg/L ↑
I/II ratio	2.4 ↓	I/II ratio	3.6
ABC method	Group C	Gastrin-17	1.8 pmol/L
		GastroSoft® algorithm	*H. pylori* infection group

답 폐쇄형 위축성 위염과 화생성 위염(장상피화생)

내시경소견

위축성 경계가 체부 상부의 소만에서 관찰되므로 폐쇄형 위축을 진단할 수 있다.

융기형 장상피화생이 관찰된다.

발적된 융기형 장상피화생이 관찰된다.

전정부 원위부에서 융기형 병변이 보여서 선종을 감별하기 위해 조직검사한 결과, *H. pylori* 감염과 장상피화생이 진단되었다.

혈액검사소견

- 두 키트 모두에서 높은 *H. pylori* IgG 항체가와 PG II 수치를 보여서 현감염자임을 시사한다.
- 현감염이 있거나 체부 위축이 심할수록 I/II 비가 낮으며, 제균 성공 후에는 PG II 수치가 감소하면서 I/II 비는 상승한다.
- 하지만 혈액검사는 확진검사가 아니라서 *H. pylori* 감염은 침습적인 검사나 요소호기검사 또는 대변항원검사가 양성으로 보고되어야만 현감염으로 진단할 수 있다.
- 아울러 제균 성공 여부는 반드시 요소호기검사나 대변항원검사로 확인해야 하는데, 조직검사는 위음성으로 나올 위험성이 높기 때문이다.

증례 4.12

증상이 없는 60대 남자의 위암검진소견이다. 필요한 조치는?

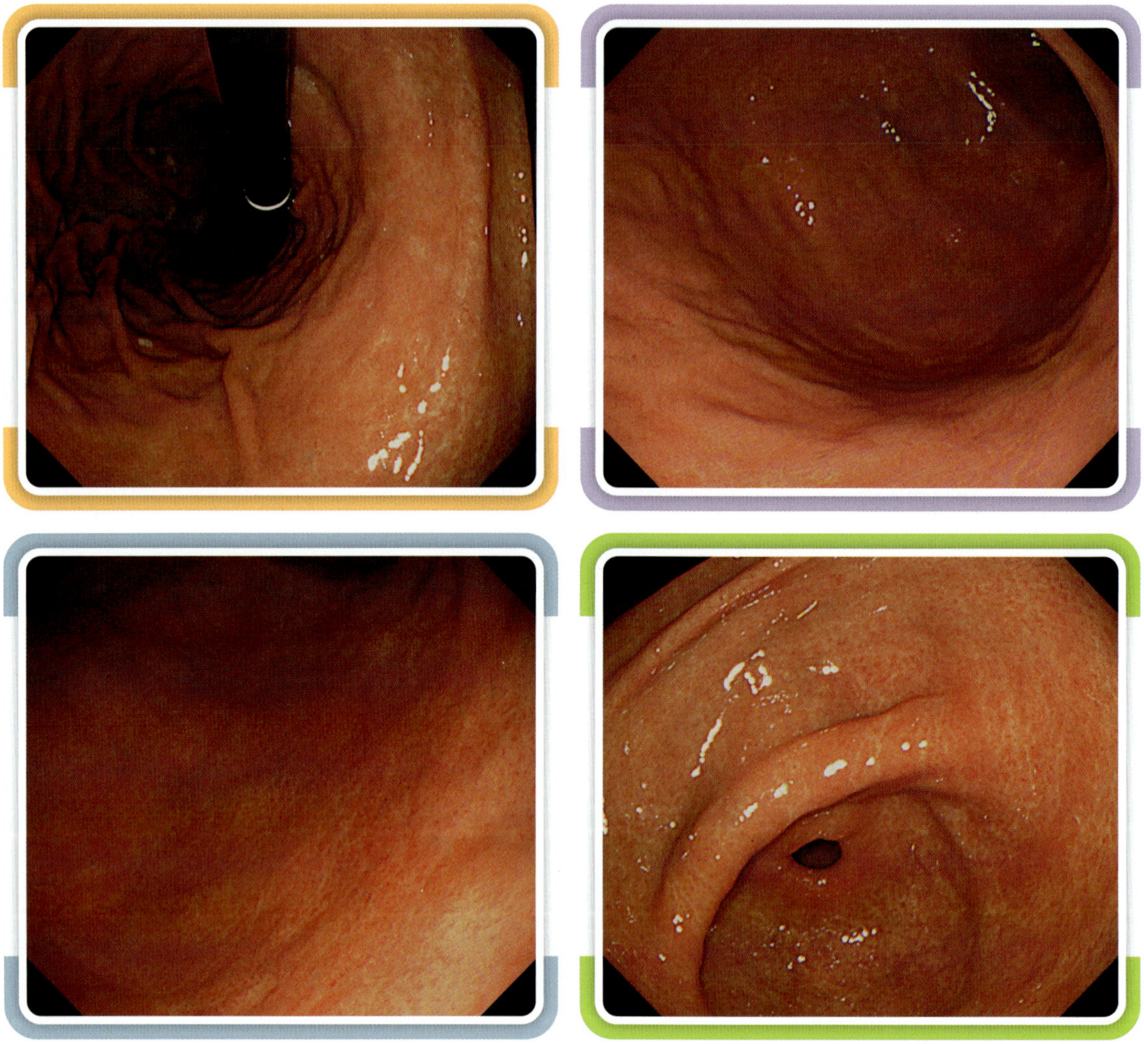

H. pylori 제균 치료 과거력: 없음

GastroPanel® test	
H. pylori IgG	>670 EIU ↑
Pepsinogen I	111.5 μg/L
Pepsinogen II	22.1 μg/L ↑
I/II ratio	5.0
Gastrin-17	9.0 pmol/L ↑
GastroSoft® algorithm	*H. pylori* infection group

답 요소호기검사 또는 대변항원검사 후 제균 치료

내시경소견

위축이 위각을 넘어 체부로 진행되는 B형 위축성 위염소견을 보인다.

대만에서 현감염을 시사하는 발적이 보인다.

체부 하부와 전정부 대만에서도 현감염을 시사하는 광범위한 발적이 관찰된다.

위축으로 인해 탈색된 위점막이 보인다.

- 내시경검사 시 침습적인 검사(CLO나 Giemsa 염색을 위한 조직검사)를 하지 않았다면 요소호기검사 또는 대변항원검사로 감염을 진단할 수 있다.
- 이 환자에게 요소호기검사를 비급여로 처방해서 시행한 결과, 양성으로 보고되어 제균 치료를 권했다.

혈액검사소견

- 활동성 감염을 시사하는 높은 *H. pylori* IgG 항체가와 PG II 수치를 보인다.
- G-17 수치는 감염 초기에는 전정부 위축으로 인해 감소했다가 체부 위축으로 진행되면서 G-17 수치가 오르기 시작하므로, 이 환자에서 G-17 수치가 9.0 pmol/L로 상승하기 시작했다는 것은 내시경에서 보인 대로 위축이 전정부를 넘어 체부로 진행되고 있음을 시사한다.

증례 4.13

위암검진 후에 온 60대 여자의 검사소견이다. 내시경진단은?

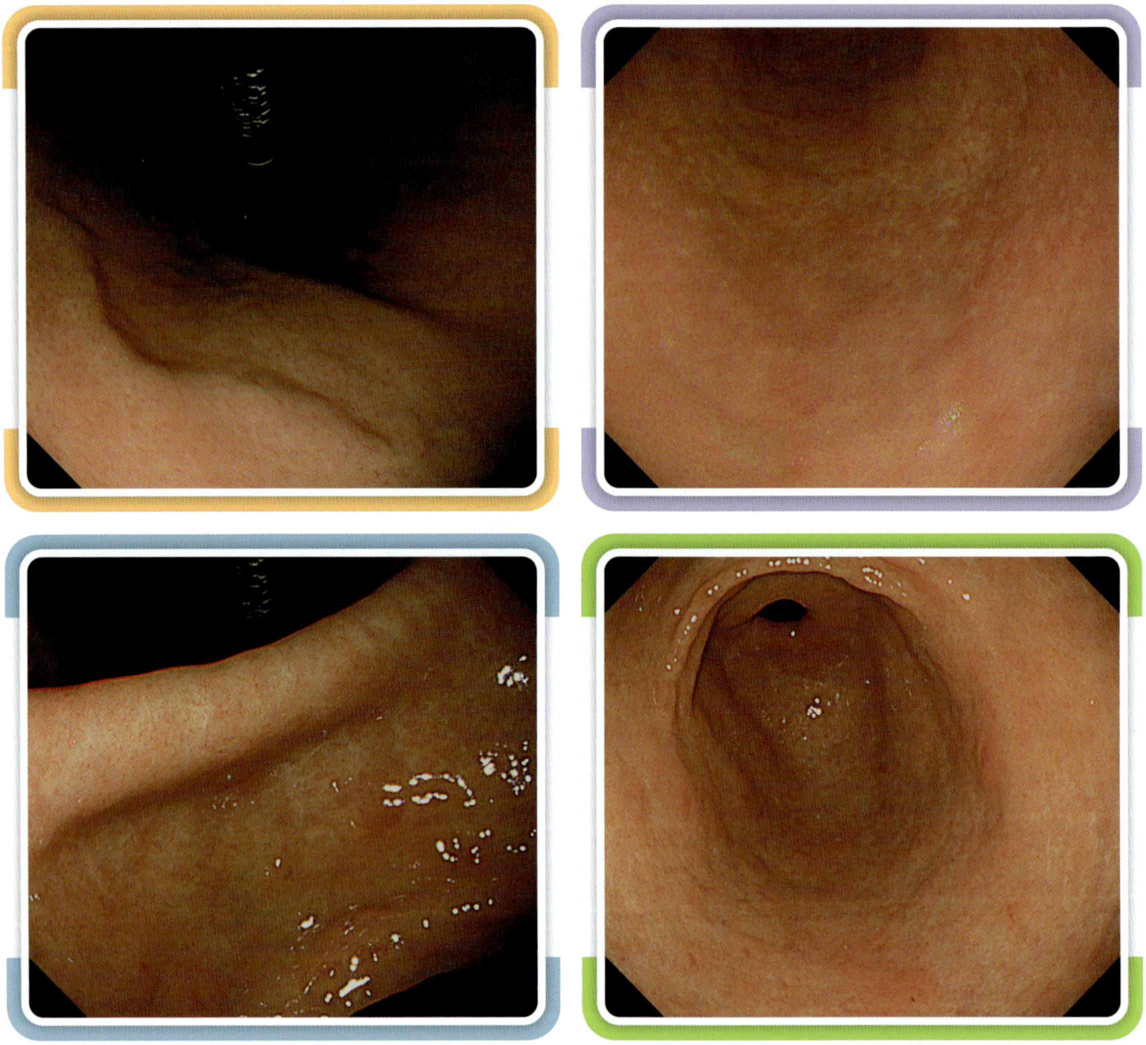

H. pylori 제균 치료 과거력: 없음

Chorus® & HBI® assay		GastroPanel® test	
H. pylori IgG	>200 AU/mL ↑	*H. pylori* IgG	>670 EIU ↑
Pepsinogen I	105.1 ng/mL	Pepsinogen I	157.8 μg/L
Pepsinogen II	39.6 ng/mL ↑	Pepsinogen II	27.2 μg/L ↑
I/II ratio	2.7 ↓	I/II ratio	5.8
ABC method	Group B	Gastrin-17	7.9 pmol/L ↑
		GastroSoft® algorithm	*H. pylori* infection group

답 장상피화생과 결절성 위염

내시경소견

체부 상부에서는 이상소견이 보이지 않아 근위부는 아직 감염되지 않은 것으로 보인다.

전정부와 체부 하부의 대만에 밀집된 작은 결절들은 현감염 시 볼 수 있는 결절성 위염으로, 제균 치료를 하지 않아서 화생성 위염으로 변해가고 있는 양상이다.

위각을 넘어선 위축이 관찰되나, 체부 상부에는 위축이 없으므로 폐쇄형 위축성 위염으로 분류된다.

오래된 현감염자에서 흔히 볼 수 있는 융기형 장상피화생이 보인다.

혈액검사소견

- 두 키트 모두에서 활동성 감염을 시사하는 높은 항체가를 보이지만, 혈액검사는 확진검사가 아니라서 *H. pylori* 감염을 진단할 수 없다.
- 제균 치료를 하기 위해서는 조직검사나 요소호기검사 또는 대변항원검사에서 양성으로 보고되어야 한다.

증례 4.14

A형 위축성 위염으로 오인된 70대 남자의 내시경소견이다. 항위벽세포 항체와 항내인성인자 항체가 모두 음성소견을 보였을 때, 진단은?

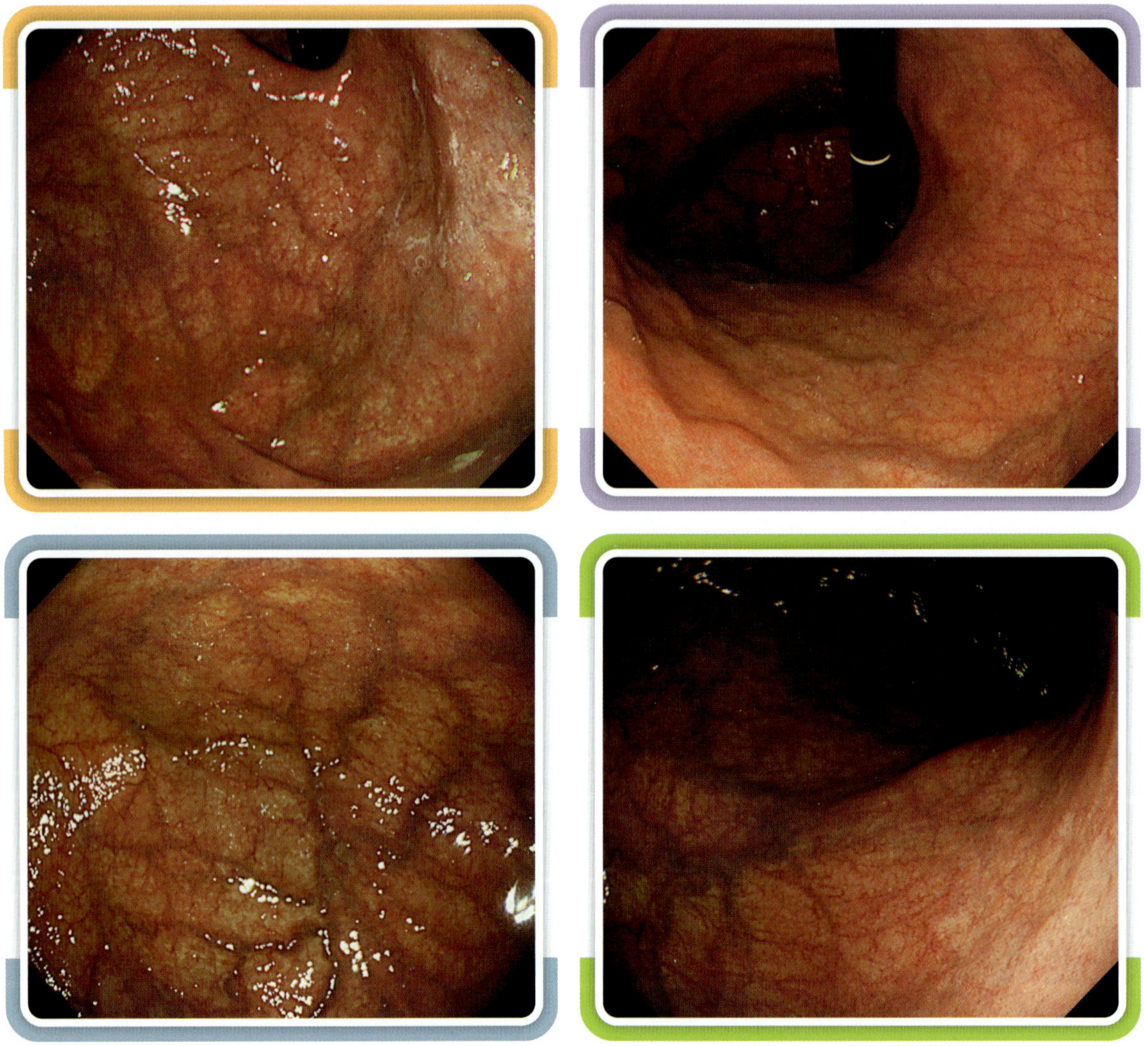

H. pylori 제균 치료 과거력: 없음

^{13}C-urea breath test: positive

Chorus® & HBI® assay	
H. pylori IgG	25.0 AU/mL ↑
Pepsinogen I	37.7 ng/mL ↓
Pepsinogen II	17.9 ng/mL ↑
I/II ratio	2.1 ↓
ABC method	Group C

답 *H. pylori* 감염에 의한 개방형 위축성 위염

내시경소견

위축과 광범위한 발적이 함께 관찰되어 현감염이 의심된다.

자가면역성 위염과 감별되지 않을 정도로 심한 위축을 보인다.

기저부에서도 주름이나 위축 경계가 없는 개방형 위축이 관찰된다.

체부와 기저부 모두에서 위축이 관찰되며, 주름이나 위축 경계가 없으므로 B형 위축성 위염 중 가장 심한 단계인 open-type pan-atrophy로 진단할 수 있다.

- 내시경상 A형 위축성 위염과 혼동될 정도로 B형 위축성 위염이 심한 환자이다.
- 자가면역성 위염과 달리 *H. pylori* 감염성 위염은 제균 치료를 하면 개방형 위축이 호전되면서 장상피화생으로 변해가므로, 내시경 추적검사에서 open-type pan-atrophy가 호전되는 경향을 보이므로 A형 위염과 감별하는 데 도움이 된다.
- 이 증례처럼 진행된 개방형 위축성 위염을 보이는 경우, 조직검사를 하면 cdx2 양성인 장상피화생 변화를 동반한 경우가 많아서 위암 발생률이 높다[Ahn SY, Lee SY, Hong SN, et al. Endoscopic diagnosis of open-type atrophic gastritis is related to the histological diagnosis of intestinal metaplasia and Cdx2 expression. Digestive Diseases and Sciences 2011;56:1119-1126].

혈액검사소견

- 양성 항체가와 높은 PG II 수치뿐만 아니라 혈청학적 위축을 보이는 낮은 PG I 수치와 I/II 비가 관찰되어 *H. pylori* 감염성 위염으로 인한 B형 위축성 위염임을 알 수 있다.
- 자가면역성 위염의 경우, 대부분의 PG I 수치가 하위 10%인 <16 ng/mL로 낮은 반면, 이 환자는 PG I 수치가 37.7 ng/mL로 상대적으로 높아서 A형이 아닌 B형 위축성 위염임을 시사한다.

증례 4.15

전정부에서 위암이 발견된 60대 남자의 검사소견이다. 배경 위점막의 내시경진단은?

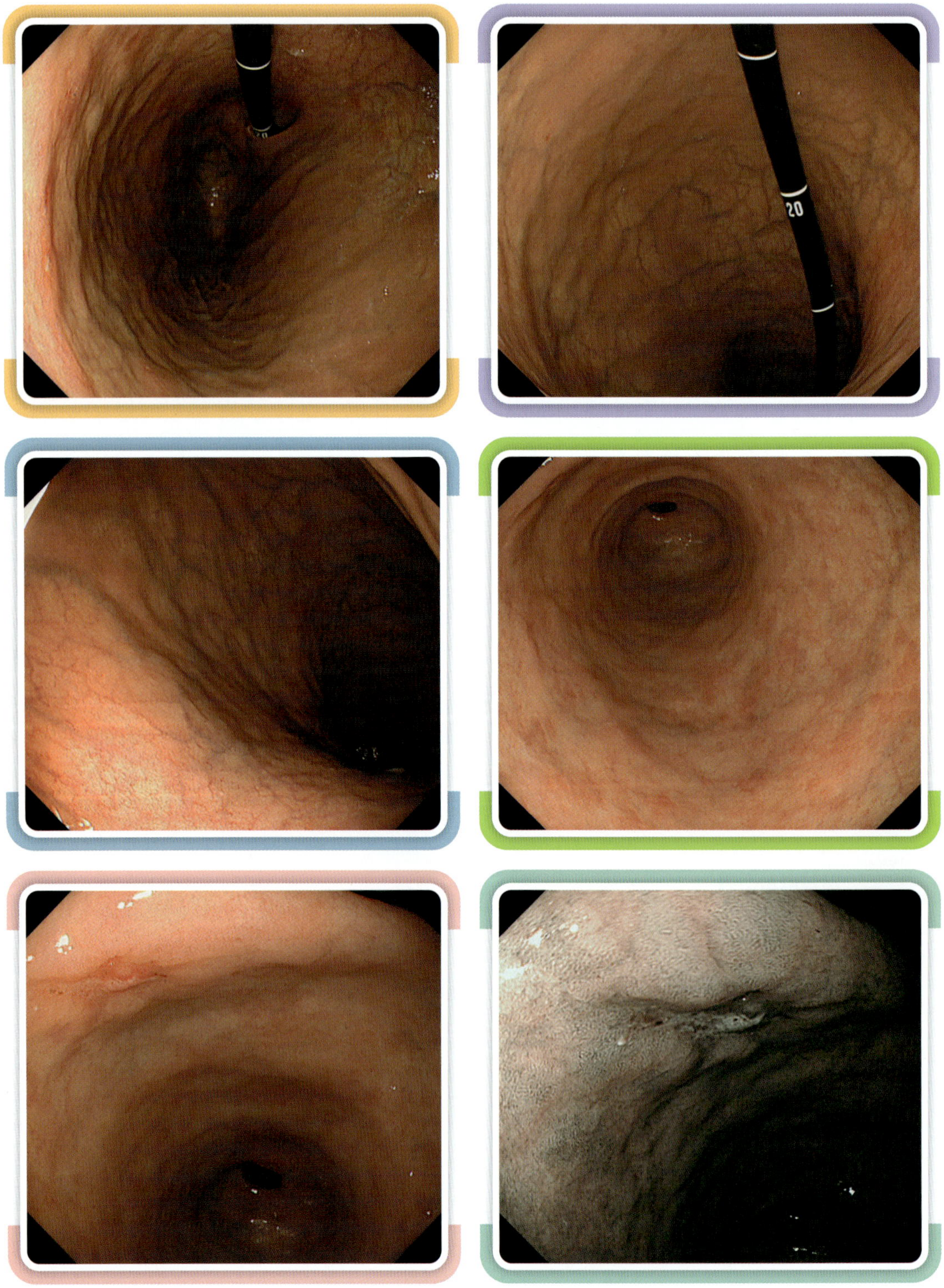

Stomach, “antrum”, endoscopic biopsy: TUBULAR ADENOCARCINOMA, WELL DIFFERENTIATED

with 1) marked inflammation

2) marked activity

3) atrophy (not applicable)

4) no intestinal metaplasia

5) no *Helicobacter pylori*-like microorganism

Giemsa stain: negative

H. pylori 제균 치료 과거력: 없음

^{13}C-urea breath test: positive

Chorus® & HBI® assay		GastroPanel® test	
H. pylori IgG	>200 AU/mL ↑	*H. pylori* IgG	>670 EIU ↑
Pepsinogen I	58.7 ng/mL ↓	Pepsinogen I	94.4 µg/L
Pepsinogen II	21.2 ng/mL ↑	Pepsinogen II	20.8 µg/L ↑
I/II ratio	2.8 ↓	I/II ratio	4.5
ABC method	Group C	Gastrin-17	14.1 pmol/L ↑
		GastroSoft® algorithm	*H. pylori* infection group

답 *H. pylori* 감염에 의한 B형 위축성 위염과 장상피화생

내시경소견

분문부 소만에서 위축 경계가 보이므로,
A형 위축이 아닌 B형 위축임을 알 수 있다.

이 사진만 보면 자가면역성 위염을 의심할 수 있을 정도로 심한 역위축이 보인다.

체부 대만까지 위축이 진행된 소견을 보인다.

전정부에서는 현감염 시에 흔한 발적된 융기형 장상피화생이 보인다.

위각 아래의 전정부 소만에 함몰형 병변이 관찰되어 조직검사를 한 결과, 위암으로 진단되었다.
위암으로 인해 Giemsa 염색이 위음성으로 보고되어 요소호기검사로 감염을 확인했다.

조영증강 내시경으로 보면 함몰형 병변이 보다 명확하게 관찰된다.

- 이 증례처럼 *H. pylori* 감염에 의한 궤양은 위각과 가까운 소만에서 단일 궤양으로 발견되며, 증상이 없는 경우가 많다.
- 반대로 약제성 위염에 의한 궤양성 병변은 다발성으로 위 전체에 발생하기 쉬우며, 궤양으로 인한 증상을 호소하는 경우가 많다.

혈액검사소견

- GastroPanel 검사의 PG I 수치는 일본 시약을 사용하는 HBI 키트에 비해 약 2배 높게 보고되므로, I/II 비도 높게 보고된다. 반면에 PG II 수치는 키트에 따른 차이가 거의 없다.
- 따라서 이 환자는 두 키트 모두에서 *H. pylori* IgG 항체가와 PG II 수치는 높게 나오지만, 혈청학적 위축은 HBI 검사에서만 진단되었다.
- 이 증례를 자가면역성 위염과 혼동하면 안 되는 이유는 혈액검사결과가 A형 위축성 위염 환자에 비해 양호하기 때문이다.
- 자가면역성 위염으로 인한 체부 위축이 *H. pylori* 감염에 의한 체부 위축보다 월등히 심하게 발현되기 때문에 A형 위축성 위염 환자의 고가스트린혈증과 I/II 비의 감소가 B형 위축성 위염 환자보다 심하다.
- 이 환자처럼 B형 위축성 위염은 A형 위축성 위염처럼 G-17 수치를 >30 pmol/L까지 상승시키는 경우가 드물고, I/II 비도 1 미만으로 감소시키는 경우가 드물다.

증례 4.16

구역이 심해서 온 30대 여자의 검사소견이다. 진단은?

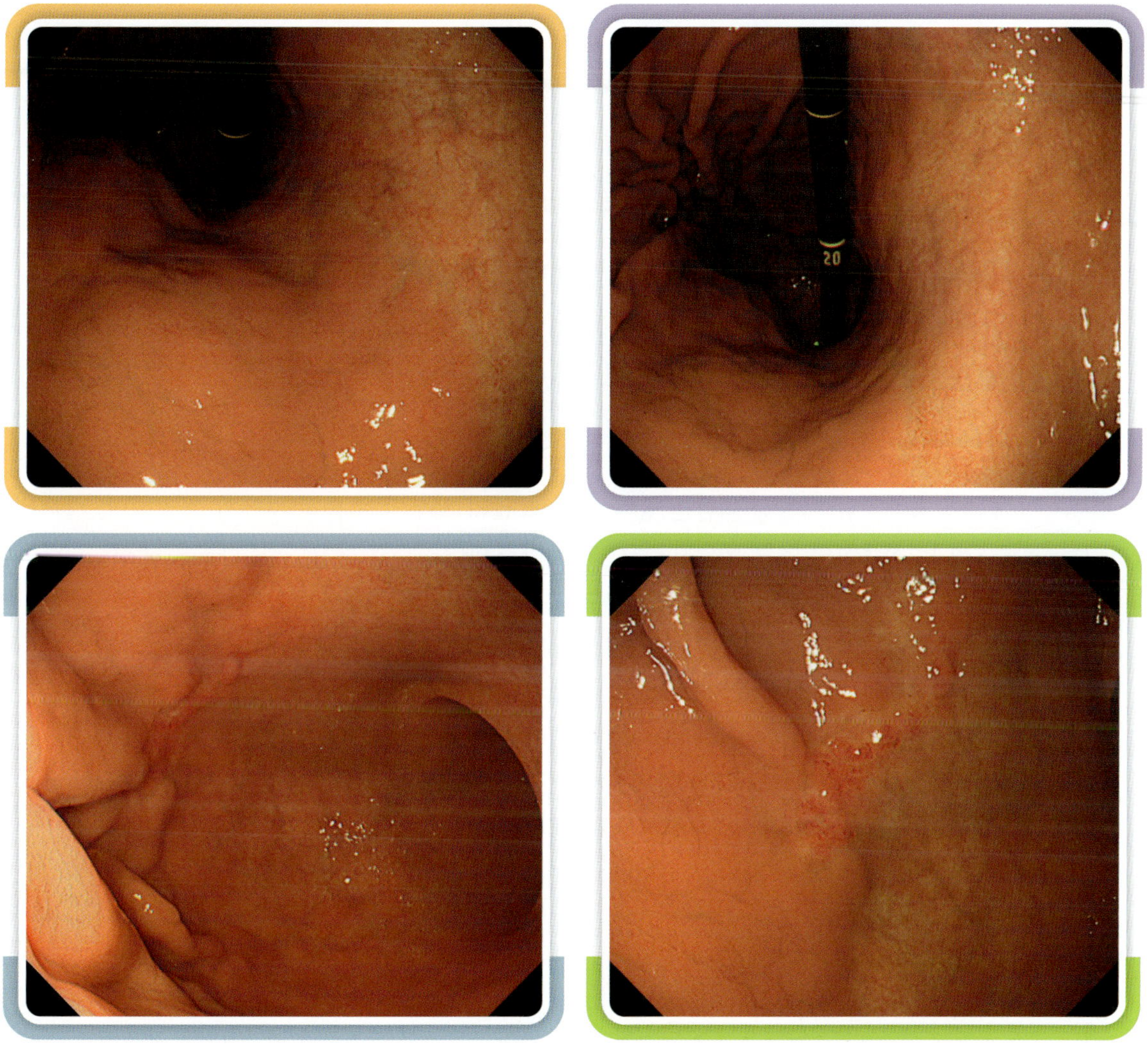

H. pylori 제균 치료 과거력: 없음

Chorus® & HBI® assay	
H. pylori IgG	>200 AU/mL ↑
Pepsinogen I	43.8 ng/mL ↓
Pepsinogen II	21.9 ng/mL ↑
I/II ratio	2.0 ↓
ABC method	Group C

답 현감염자에서 발생한 미만형 위암

내시경소견

H. pylori 감염에 의한 위축성 위염을 보인다. 위축이 없는 체부에서 광범위한 발적이 보여서 CLO 검사를 한 결과, 양성으로 나왔다.

위축이 위각을 넘어서 분문부 근처까지 진행된 소견을 보인다.

위주름이 끝나는 체부의 하부 전벽측에 불균일한 모양의 병변이 보여서 암을 감별하기 위해 조직검사한 결과, 인환세포암으로 진단되었다.

감염으로 인한 미만형 위암은 체부의 주름 근처에서 호발한다.

- 이 증례처럼 미만형 위암은 장형 위암과 달리 체부의 주름 근처에서 호발하며, 탈색된 편평형 또는 함몰형의 조기 위암으로 시작한다[Lee HH, Lee SY, Yoon HY, et al. Change of mucosal color in early gastric cancer. Journal of Digestive Diseases 2012;13:510-516].
- 이 환자는 CT 검사상 전이가 없어서 부분 위절제술을 의뢰했다.

Subtotal gastrectomy: Early gastric carcinoma

1) Location: Middle third, Center at body and anterior wall
2) Gross type: EGC type IIb + IIc
3) Histologic type: SIGNET RING CELL CARCINOMA
4) Histologic type by Lauren: Diffuse
5) Size: 3.6 × 0.8 × 0.1 cm
6) Depth of invasion: Invades mucosa (lamina propria) (pT1a)
7) Resection margin: Free from carcinoma
8) Lymph node metastasis (according to AJCC 8th): No metastasis in 61 regional lymph nodes (pN0)
9) Lymphatic invasion: Not identified
10) Venous invasion: Not identified
11) Perineural invasion: Not identified

혈액검사소견

- 낮은 PG I 수치와 I/II 비로 인해 혈청학적 위축이 진단되어 위암의 고위험군인 C군으로 분류되었다.
- 혈청학적 위축까지 있는 현감염자의 혈액검사소견이다.

증례 4.17

위암이 진단되어 온 70대 남자의 검사소견이다. 환자는 심방세동으로 인해 edoxaban과 rabeprazole을 장기간 복용 중이었다. 현감염을 시사하는 내시경소견은?

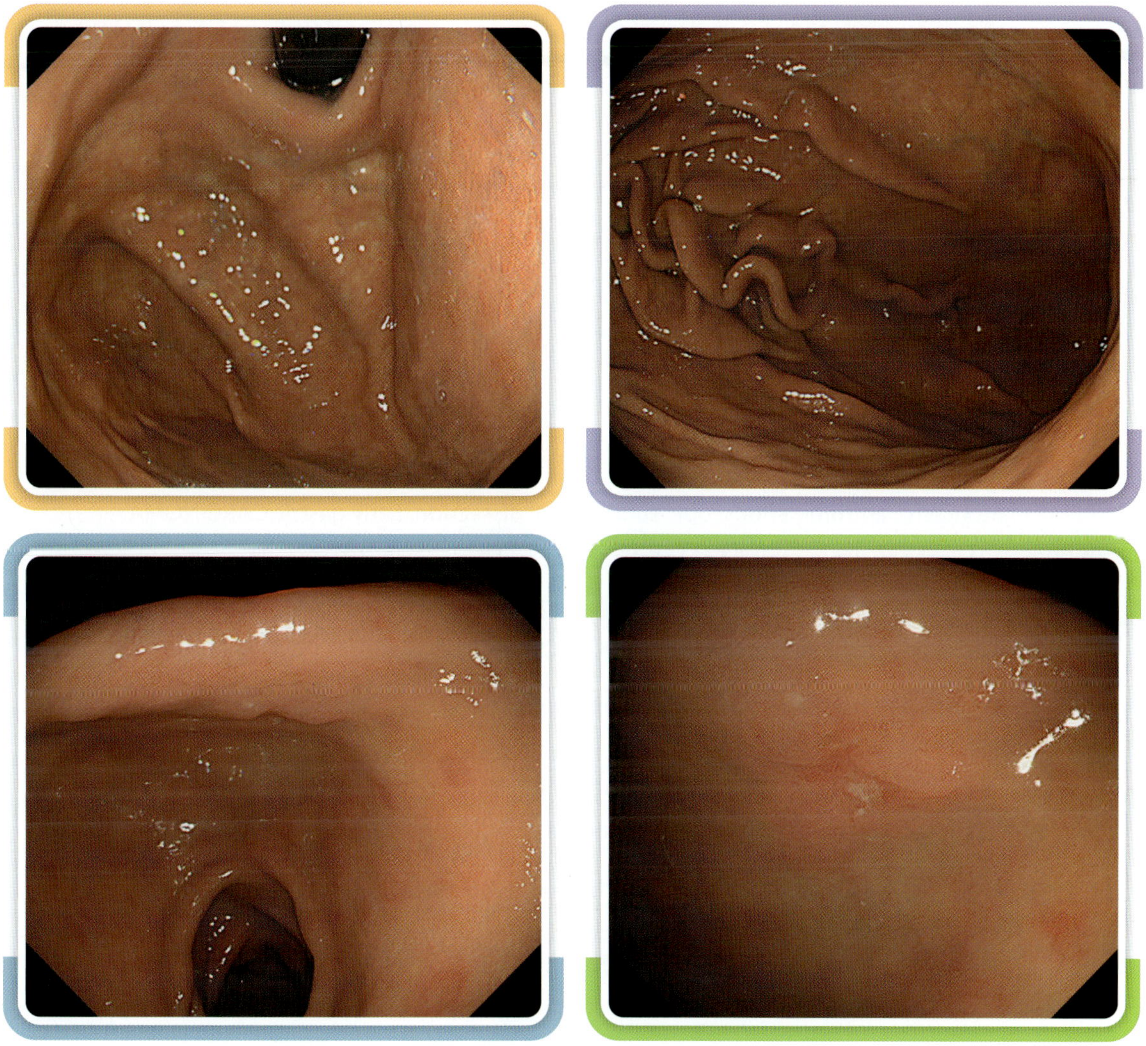

H. pylori 제균 치료 과거력: 없음

^{13}C-urea breath test: positive

Chorus® & HBI® assay		GastroPanel® test	
H. pylori IgG	44.3 AU/mL ↑	*H. pylori* IgG	17.8 EIU ↑
Pepsinogen I	63.2 ng/mL ↓	Pepsinogen I	124.9 μg/L
Pepsinogen II	28.3 ng/mL ↑	Pepsinogen II	17.2 μg/L ↑
I/II ratio	2.2 ↓	I/II ratio	7.3
ABC method	Group C	Gastrin-17	>30 pmol/L ↑
		GastroSoft® algorithm	*H. pylori* infection group

답 기저부의 광범위한 발적과 체부의 주름비대

내시경소견

현감염을 시사하는 광범위한 발적이 보인다.

주름비대와 발적이 보인다.

위각 아래로는 전정부에서 발생한 조기 위암이 관찰된다. 주변 위점막에서는 감염을 시사하는 융기형 장상피화생이 관찰된다.

조직검사한 결과, 위암으로 진단되었다.

- CT 검사상 전이나 림프절 비대가 없어서 내시경 점막하 박리술로 절제했다.

Stomach, "antrum", endoscopic submucosal dissection: Early gastric CARCINOMA

1) Location: Lower third, Center at antrum and lesser curvature
2) Gross type: EGC type IIa + IIc
3) Histologic type: TUBULAR ADENOCARCINOMA, MODERATELY DIFFERENTIATED
4) Histologic type by Lauren: Intestinal
5) Size: 11.0 × 5.0 × 1.0 mm
6) Depth of invasion (according to AJCC 8th): Invades mucosa (muscularis mucosae) (pT1a)
7) Resection margin: Free from carcinoma
8) Lymphatic invasion: Not identified
9) Venous invasion: Not identified
10) Perineural invasion: Not identified

혈액검사소견

- ABC 분류상 현감염과 혈청학적 위축이 동시에 진단되었다.
- 장기간 양성자펌프억제제를 복용해온 환자로, G-17 수치가 상한치를 초과해서 위산억제제로 인한 고가스트린혈증으로 해석할 수 있다.

증례 4.18

내시경 점막하 박리술을 위해 의뢰된 60대 남자의 검사소견이다. 위암 절제술 직전에 제균 치료를 받았으며, 2달 후에 요소호기검사가 음성인 것을 확인했다. 위암 절제술 6개월 후와 1년 후의 검사소견이 다음과 같을 때, 6개월과 1년 후에 진단된 *H. pylori* 감염 상태는?

위암 절제술 시 | **6개월 후** | **1년 후 (현재)**

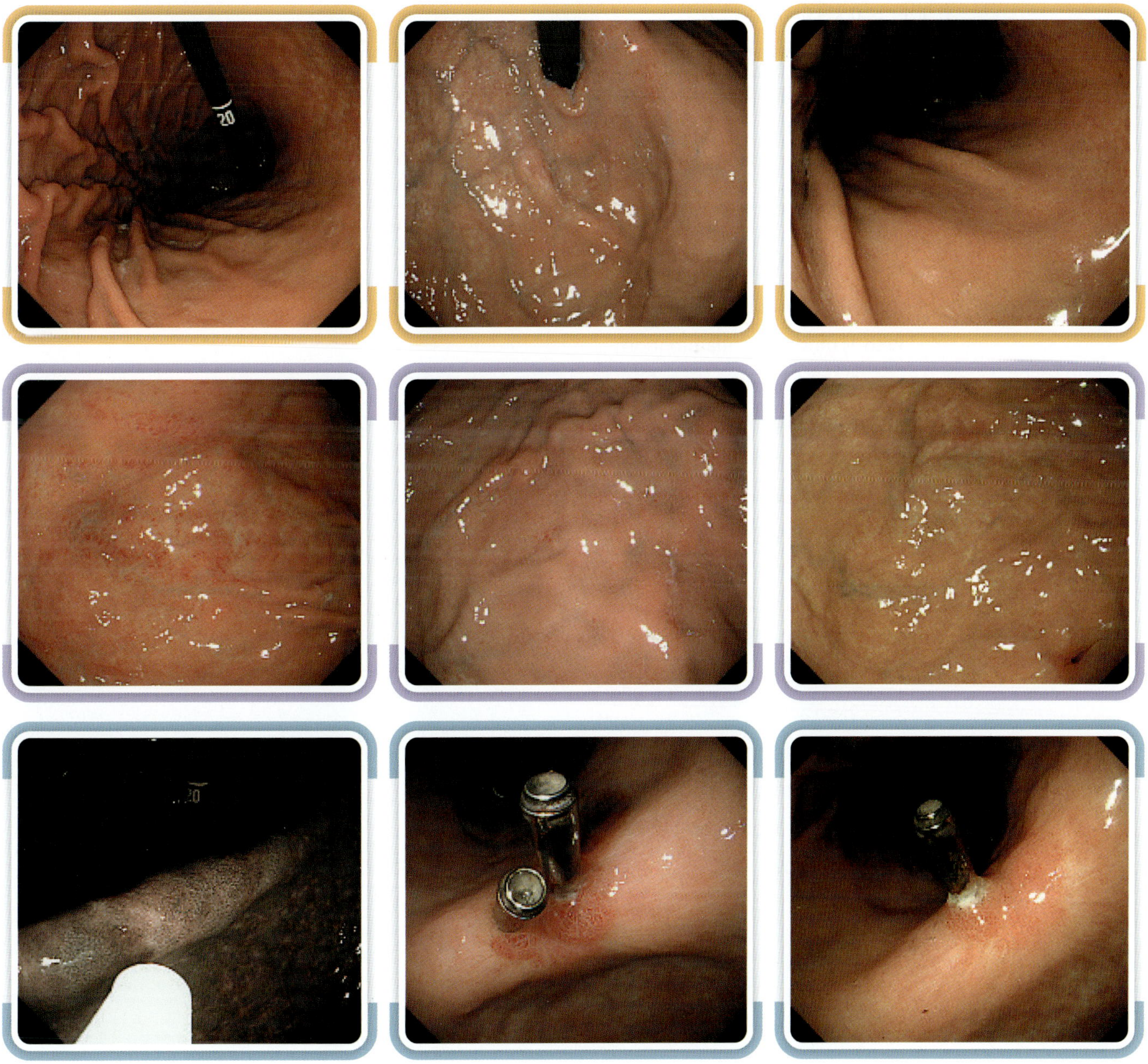

첫 검사 후 내시경 점막하 박리술을 시행한 결과:

Stomach: "angle", endoscopic submucosal dissection: Early gastric CARCINOMA

1) Location: Middle third, Center at angle
2) Gross type: EGC type IIa
3) Histologic type: MIXED TUBULAR ADENOCARCINOMA, MODERATELY DIFFERENTIATED (60%) and SIGNET RING CELL CARCINOMA (40%)
4) Histologic type by Lauren: Mixed
5) Size: 14.0 × 9.0 mm
6) Depth of invasion (according to AJCC 8th): Invades mucosa (lamina propria) (pT1a)
7) Resection margin: Free from carcinoma
8) Lymphatic invasion: Not identified
9) Venous invasion: Not identified
10) Perineural invasion: Not identified

6개월 후 위각의 조직검사소견:

Stomach: "angle", endoscopic biopsy: Chronic gastritis

with 1) moderate inflammation
2) mild activity
3) no atrophy
4) no intestinal metaplasia
5) mild density of *Helicobacter pylori*-like microorganism

Giemsa stain: positive

1년 후 위각의 조직검사소견:

Stomach: "angle", endoscopic biopsy: Chronic gastritis

with 1) mild inflammation
2) no activity
3) atrophy (not applicable)
4) no intestinal metaplasia
5) no *Helicobacter pylori*-like microorganism

Giemsa stain: negative

Chorus® & HBI® assay	위암 절제술 시	6개월 후	1년 후 (현재)
H. pylori IgG	>200 AU/mL ↑	172.6 AU/mL ↑	73.1 AU/mL ↑
Pepsinogen I	88.4 ng/mL	67.0 ng/mL	47.9 ng/mL
Pepsinogen II	41.9 ng/mL ↑	8.1 ng/mL	8.2 ng/mL
I/II ratio	2.1 ↓	8.3	5.8
ABC method	Group B	Group B	Group B

GastroPanel® test	위암 절제술 시	6개월 후	
H. pylori IgG	226.3 EIU ↑	43.8 EIU ↑	
Pepsinogen I	176.7 μg/L ↑	79.8 μg/L	
Pepsinogen II	41.9 μg/L ↑	5.1 μg/L	
I/II ratio	4.2	15.6	
Gastrin-17	6.8 pmol/L	<0.4 pmol/L ↓	
GastroSoft® algorithm	*H. pylori* infection group	Antral atrophy group	

답 처음과 6개월 후는 현감염, 1년 후는 과거 감염

내시경소견

위암 절제술 시	6개월 후	1년 후 (현재)
체부에서 현감염을 시사하는 광범위한 발적이 관찰된다.	이전에 비해 광범위한 발적은 다소 호전되었지만 남아 있다.	다시 제균 치료한 후에 발적이 사라졌다.
기저부에서도 광범위한 발적이 보인다.	발적이 이전에 비해서 호전되었으나 여전히 보인다.	광범위한 발적은 사라지고 헤마틴만 보인다.
위각에서 융기형 병변이 관찰되어 조직검사한 결과, 위암으로 진단되었다.	내시경 점막하 박리술을 시행한 부위에서 조직검사를 한 결과, 감염이 진단되어 재활성화로 판단했다.	절제한 부위를 조직검사한 결과, 암 재발이나 *H. pylori* 감염은 없었다.

- 6개월 후의 조직검사에서 균이 진단되어 제균 치료를 다시 시행했던 증례로, 1년 후에는 발적이 사라지고 헤마틴만 보여서 과거 감염 상태라는 것을 알 수 있다.
- 내시경 절제술 후의 궤양은 일반적인 위궤양에 비해 신속하게 치유되어 위산억제제를 4주 이내로만 투여해도 대부분 치유된다[Lee SY, Kim JJ, Lee JH, et al. EMR-induced ulcer healing rate according to the duration of omeprazole therapy. Gastrointestinal Endoscopy 2004;60:213-217].
- 내시경 절제술 후에 위산억제제를 오래 사용할수록 고가스트린혈증으로 인해 절제부위에서 반흔 용종(scar polyp)이 발생하기 쉽다.

혈액검사소견

- 6개월 후에는 PG II 수치가 정상화되면서 I/II 비도 증가했지만 *H. pylori* IgG 항체가는 여전히 높아서 현감염을 시사한다.
- 제균 치료한 후에 항체가가 3~6개월 안에 50% 미만으로 빠르게 감소한다는 것을 감안할 때, 이 환자는 6개월도 안 되어 균이 재활성화되었거나, 제균 치료 후의 요소호기검사가 위음성이어서 제균의 실패를 놓쳤을 가능성이 있다.
- 1년 후에는 항체가가 50% 이하로 감소하여, 현감염이 아닌 과거 감염 상태임을 예상할 수 있다.

증례 4.19

다발성 위용종으로 의뢰된 80대 남자의 검사소견이다. 진단은?

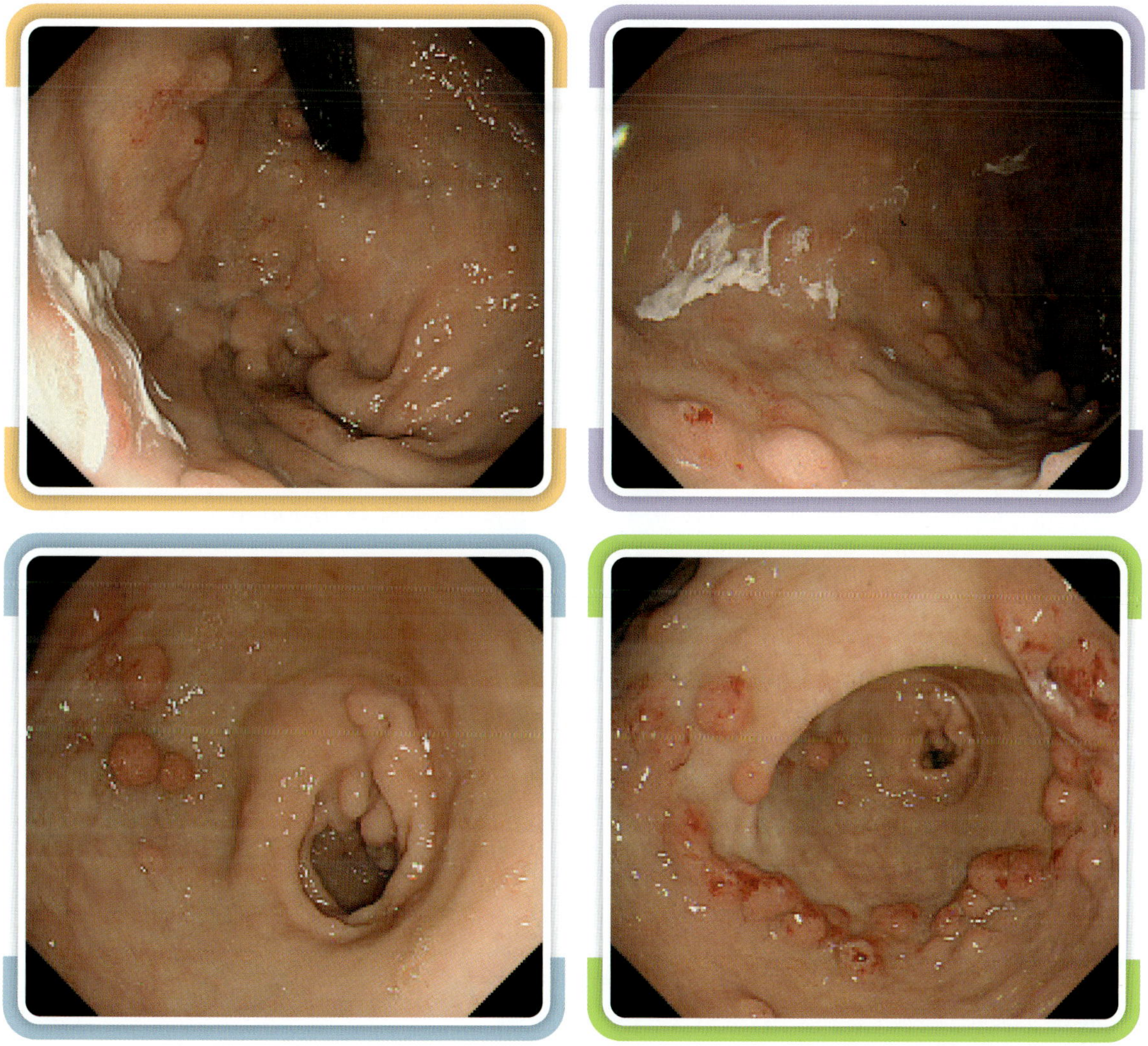

Stomach, "antrum", endoscopic biopsy: Chronic gastritis
with 1) mild inflammation
2) no activity
3) atrophy (not applicable)
4) no intestinal metaplasia
5) hyperplastic foveolar epithelium
6) no *Helicobacter pylori*-like microorganism

Giemsa stain: negative

Stomach, "body", endoscopic biopsy: Fibrin exudate

CLO test (greater curvature, upper body): positive

H. pylori 제균 치료 과거력: 없음

답 *H. pylori* 감염으로 인한 다발성 과형성 용종

내시경소견

분문부에 현감염을 시사하는 광범위한 발적이 관찰되며, 다발성 용종들이 보인다.

부착된 흰색 물질은 fibrin으로 보고되었다.

1 cm 전후의 다발성 용종들이 보여서 조직검사한 결과, 과형성 용종으로 보고되었다.

분문부부터 전정부까지 30개 이상의 다발성 용종들이 관찰된다.

- 분문부와 체부의 광범위한 발적이 동반된 것으로 보아 *H. pylori* 감염으로 인한 다발성 과형성 용종임을 예상할 수 있다.
- *H. pylori* 감염 시 위종양이나 위암 발생률이 높으므로, 현감염자가 과거 감염자보다 항상 위험하다.

증례 4.20

제균 치료를 위해 온 60대 여자의 내시경소견이다. 제균 치료제를 복용하고 2개월 뒤에 시행한 요소호기검사는 음성으로 보고되었다. 혈액검사결과가 다음과 같을 때, 제균 치료 6개월 후의 감염 상태는?

제균 치료 전의 내시경소견

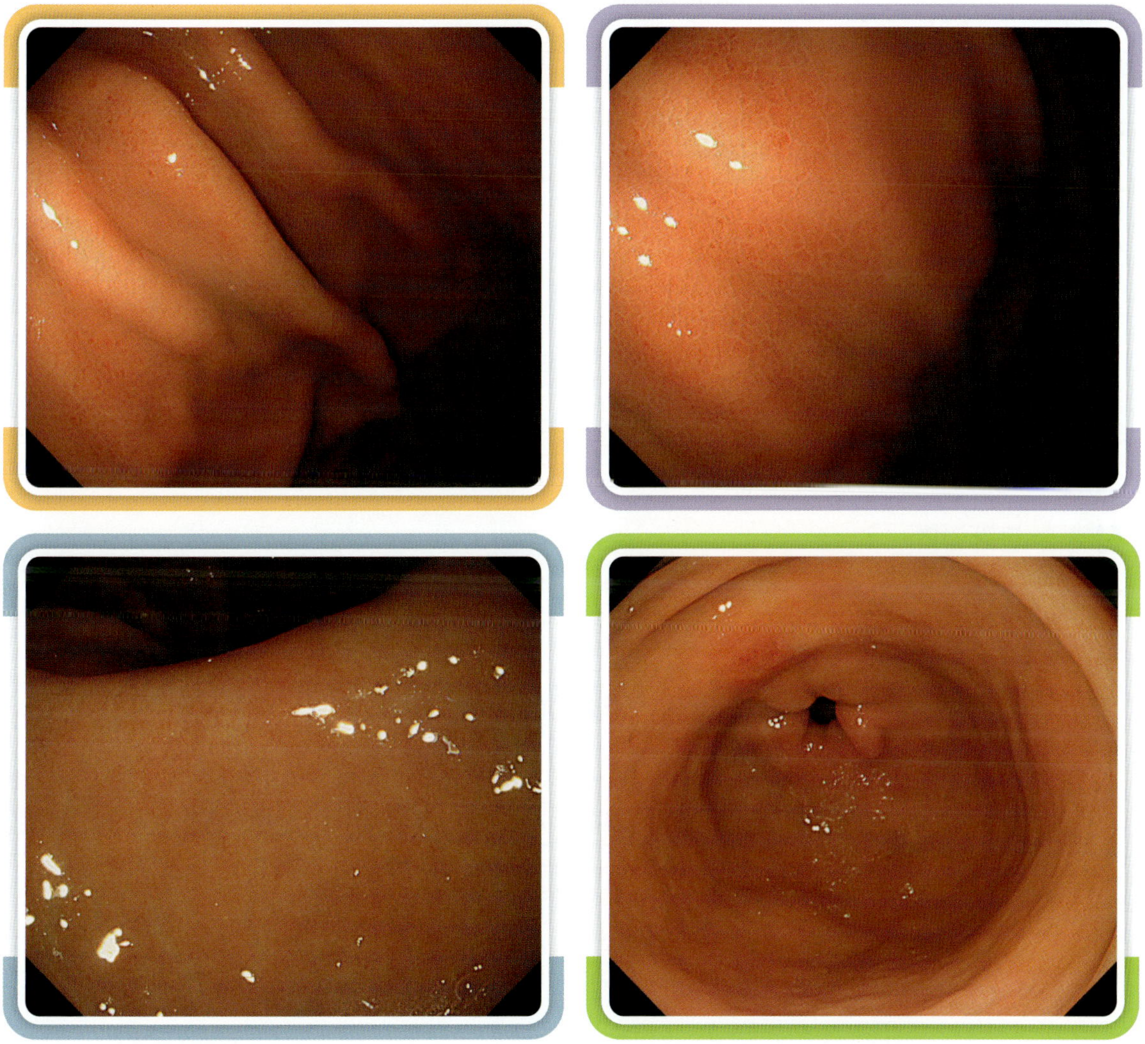

Stomach, "antero-lesser curvature, distal antrum", endoscopic biopsy: Chronic gastritis

with 1) moderate inflammation

2) moderate activity

3) no atrophy

4) no intestinal metaplasia

5) mild *Helicobacter pylori*-like microorganism

Giemsa stain: positive

Chorus® & HBI® assay	제균 치료 전	제균 치료 6개월 후
H. pylori IgG	55.6 AU/mL ↑	28.9 AU/mL ↑
Pepsinogen I	>160 ng/mL ↑	67.9 ng/mL
Pepsinogen II	51.6 ng/mL ↑	11.4 ng/mL
I/II ratio	3.1	6.0
ABC method	Group B	Group B
GastroPanel® test	**제균 치료 전**	**제균 치료 6개월 후**
H. pylori IgG	20.2 EIU ↑	18.7 EIU ↑
Pepsinogen I	>200 μg/L ↑	111.3 μg/L
Pepsinogen II	52.0 μg/L ↑	10.8 μg/L
I/II ratio	3.8	10.3
Gastrin-17	15.6 pmol/L ↑	3.2 pmol/L
GastroSoft® algorithm	*H. pylori* infection group	*H. pylori* infection group

답 과거 감염

내시경소견

제균 치료 전의 내시경소견

체부의 대만에 광범위한 발적이 보여서 현감염임을 시사한다.

광범위한 발적을 가까이서 관찰한 소견이다.

위각을 넘어가는 위축성 위염이 보인다.

전정부의 발적성 병변에서 조직검사한 결과, 현감염이 진단되었다.

혈액검사소견

- 제균 치료 2개월 후에 요소호기검사에서 음성소견을 확인한 환자로, 6개월 후에 두 키트 모두에서 PG II 수치는 감소하고 I/II 비는 상승하여 제균에 성공한 과거 감염 상태임을 알 수 있다.
- 두 키트 모두에서 항체가가 감소하는 소견을 보이지만 아직은 음전되지 않아서 위양성소견을 보인다.
- 이와 같이 제균 치료 후에 항체가 음전되지 않을 경우, 낮은 양성 항체가를 보여도 GastroSoft 알고리즘은 감염군으로 진단하므로 제작사에서는 제균 치료 후에는 혈액검사를 권하지 않는다.
- 따라서 제균 치료 후에 혈액검사결과를 판독할 때는 GastroSoft 알고리즘 결과에 의존하지 말고, 직접 수치들을 확인해야 한다.
- 제균 후에는 *H. pylori* IgG 항체가와 PG II 수치의 감소폭만 봐도, 감염 상태를 판단하는 데 큰 도움이 된다.
- 아울러 제균 후에는 I/II 비가 증가해야 하는데, 오히려 감소한다면 숨겨진 자가면역성 위염이나 제균 실패, 재활성화, 재감염 등을 감별해야 한다.

5

과거 감염 증례

증례 5.1

제균 치료 후에 내시경소견이 변한 60대 여자의 검사결과이다. 현재의 감염 상태와 내시경진단은?

제균 치료 전 | **제균 성공 4년 후**

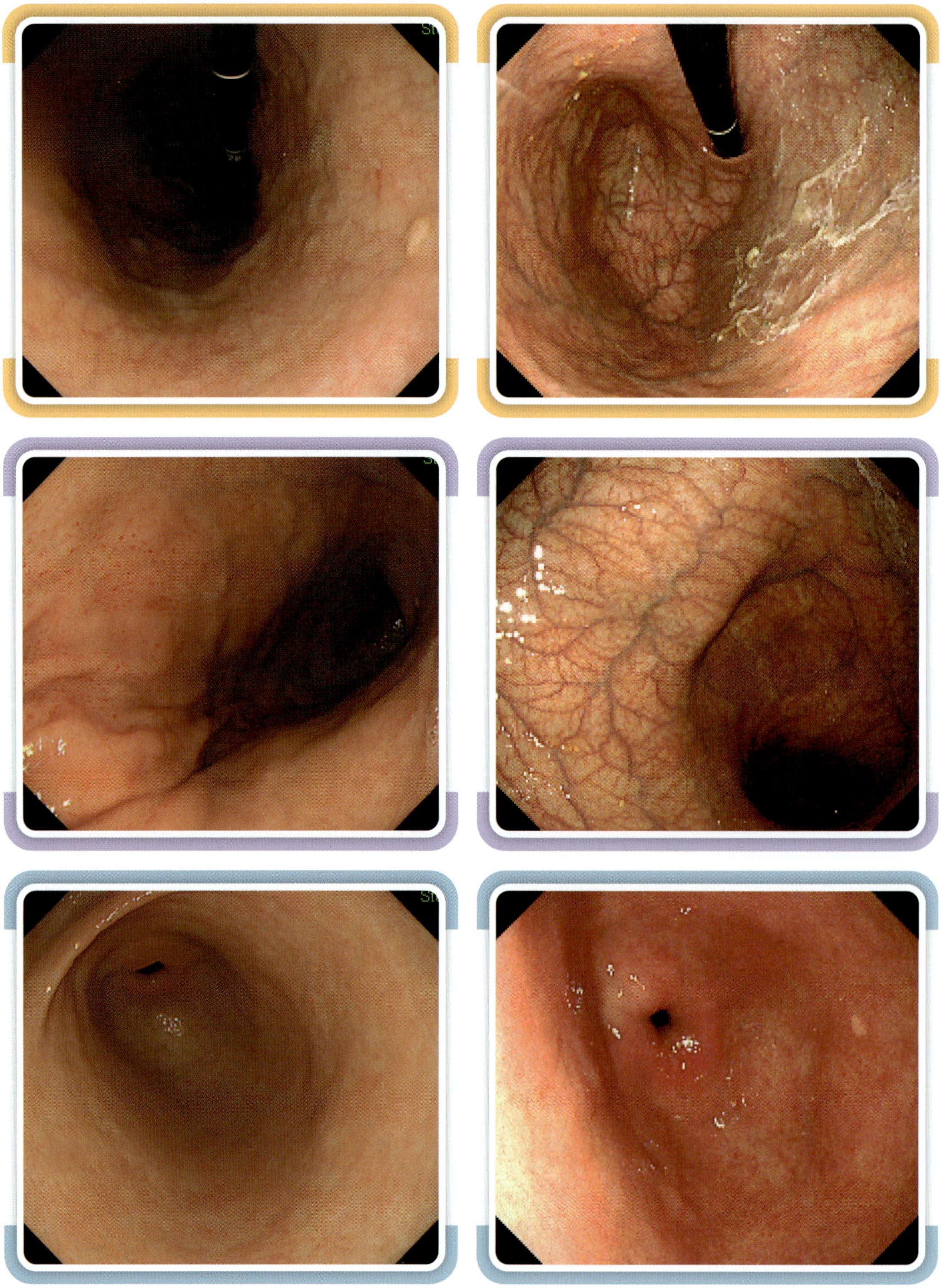

Chorus® & HBI® assay	제균 치료 전	제균 성공 4년 후
H. pylori IgG	43.6 AU/mL ↑	8.6 AU/mL
Pepsinogen I	21.2 ng/mL ↓	8.8 ng/mL ↓
Pepsinogen II	16.0 ng/mL ↑	9.8 ng/mL
I/II ratio	1.3 ↓	0.9 ↓
ABC method	Group C	Group D

답 과거 감염자에서 보이는 역위축과 황색종

내시경소견

제균 치료 전	제균 성공 4년 후
분문부를 침범하는 위축과 황색종이 보인다.	역위축이 명확하게 보이며, 물에 잘 씻기지 않는 노란색 부착물도 관찰된다.
체부 대만에서 현감염을 시사하는 광범위한 발적이 보여서 CLO 검사를 한 결과, 양성으로 보고되었다.	체부에 주름과 위축 경계가 없는 A형 위축성 위염이 보인다.
전정부에 장상피화생 변화가 보인다.	황색종이 새로 관찰된다.

- 제균 치료한 뒤 4년 만에 역위축이 생겼다.
- 자가면역성 위염이 의심되어 항벽세포 항체를 검사한 결과, 양성으로 보고되었다.
- 기저부에서 관찰되는 탁한 노란색의 점액은 자가면역성 위염의 말기 단계에서 자주 나타나는 특징적인 내시경소견이다.

혈액검사소견

- 4년 전에는 높은 PG II 수치와 *H. pylori* IgG 양성소견을 보였으나, 제균 성공 4년 후에는 PG II 수치가 정상화되고 항체는 음전되어 재감염이 없음을 알려준다.
- 제균 치료 후에도 지속적으로 혈청학적 위축을 보이는 경우는 드물다[Lee SY. Serum assay findings after *Helicobacter pylori* eradication. Korean Journal of Helicobacter and Upper Gastrointestinal Research 2021;21:287-299].
- 감염으로 인한 혈청학적 위축은 제균 후에 호전되므로, 대부분의 C군 환자들은 제균 후에 A군이나 B군(항체 위양성)으로 보고되고, 약 10%만 D군이나 C군(항체 위양성)으로 보고된다.
- 혈청학적 위축이 회복되지 않아서 D군으로 남는 과거 감염자들조차 PG I 수치와 I/II 비가 제균 후에는 상승하는 추세를 보이는데, 이 환자의 경우에는 오히려 감소해서 자가면역성 위염을 의심할 수 있었다.

증례 5.2

제균 치료 후에 위용종이 사라진 60대 여자의 내시경소견이다. 제균 성공 후 2년 뒤에 시행한 추적검사에서 다음과 같이 전정부의 용종이 거의 사라졌을 때, 용종의 병리결과로 추정되는 것은?

제균 치료 전 **제균 성공 2년 후**

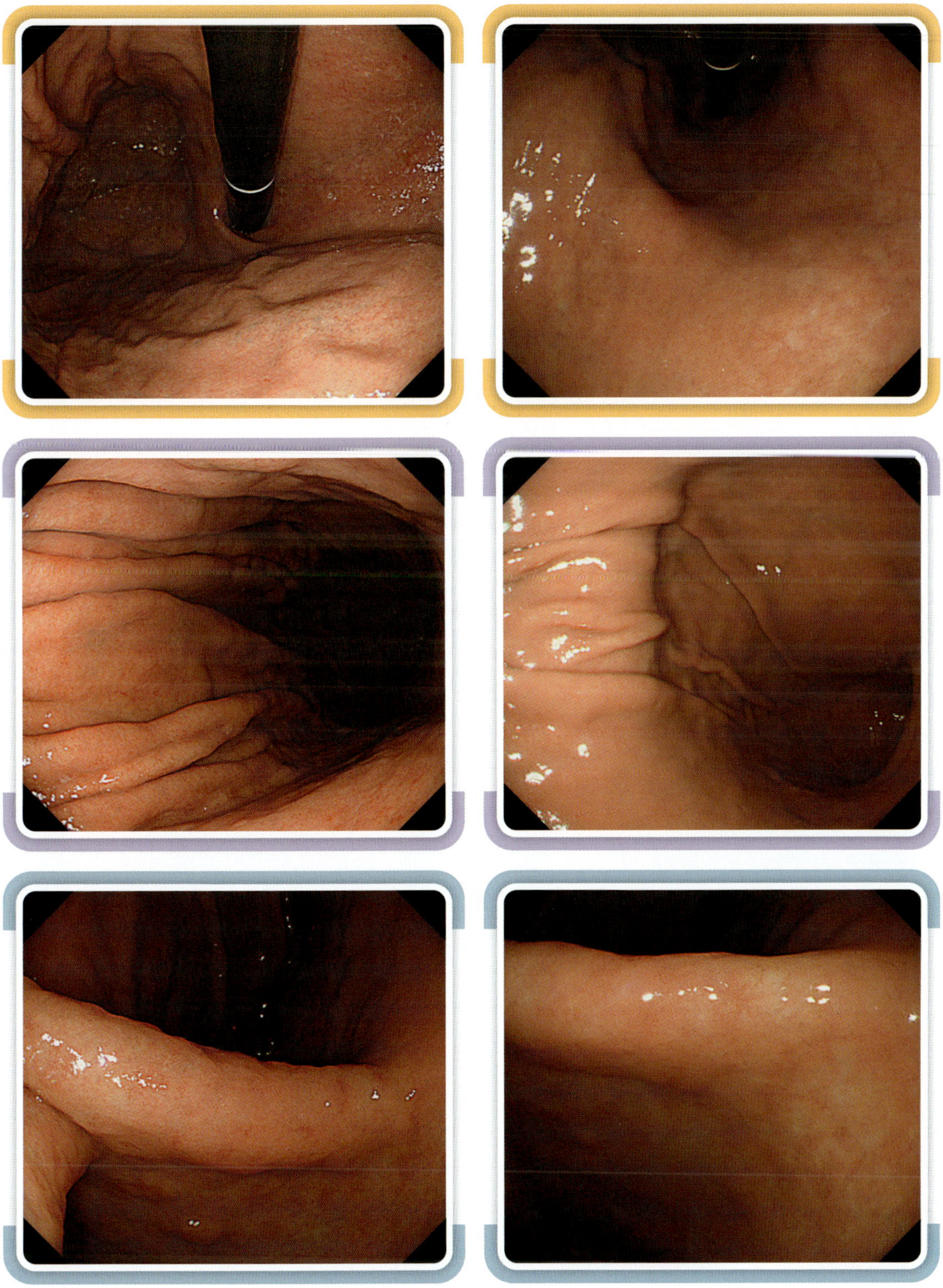

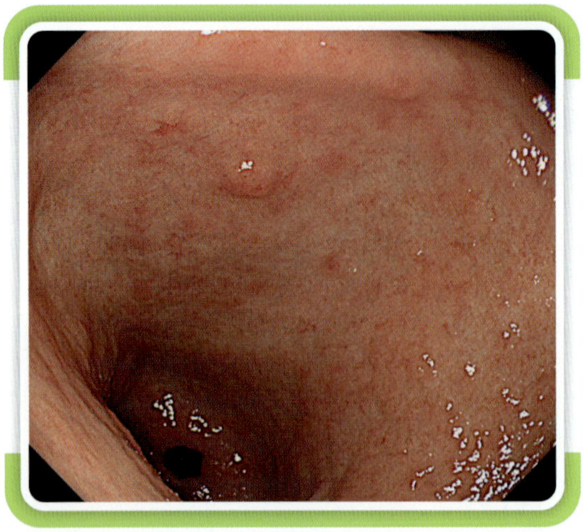

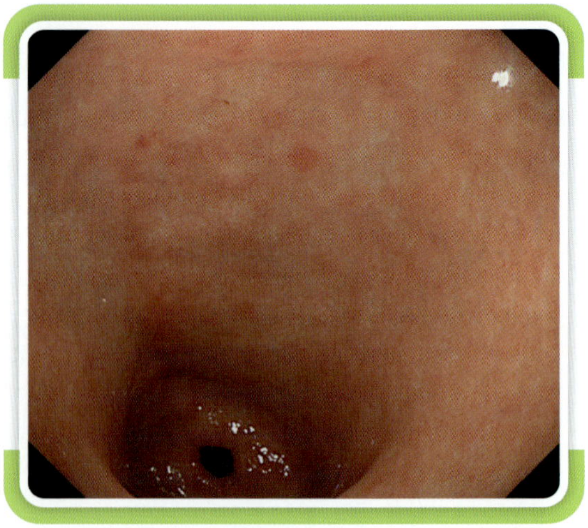

Chorus® & HBI® assay (제균 성공 2년 후)	
H. pylori IgG	8.5 AU/mL
Pepsinogen I	41.4 ng/mL
Pepsinogen II	10.1 ng/mL
I/II ratio	4.1
ABC method	Group A

답 과형성 용종

내시경소견

제균 치료 전	제균 성공 2년 후
분문부에서 광범위한 발적이 관찰된다.	광범위한 발적이 사라져서 과거 감염 상태임을 알 수 있다.
체부에서 광범위한 발적이 관찰되고, 위주름비대가 보여서 현감염임을 알 수 있다.	주름비대와 발적이 호전되었다.
위각에서 장상피화생이 보인다.	장상피화생은 여전히 관찰된다.
전정부의 소만에서 관찰되는 용종은 1 cm 미만으로 작고 발석된 양상을 보여서 *H. pylori* 감염에 의한 과형성 용종임을 시사한다. 당시 조직검사로 진단되어 제균 치료했다.	용종이 작아지면서 주변 장상피화생과 구분이 되지 않는다.

- *H. pylori* 감염으로 인해 발생하는 1 cm 미만의 과형성 위용종은 제균 치료하면 작아지나, 클수록 쉽게 사라지지 않는다.

혈액검사소견

- 제균 치료 2년 만에 모든 수치가 정상화되었다.
- 이 증례처럼 제균 치료를 받은 과거 감염자들이 정상군으로 보고되는 경우가 흔해서 A군으로 분류된 정상군 중에는 과거 감염자가 많다[Kwon H, Lee SY, Kim JH, et al. ABC classification is less useful for older Koreans born before 1960. Gut and Liver 2019;13:522-530].
- 이처럼 제균 치료 후에는 혈액검사결과의 정확도가 낮아지므로, 혈액검사의 상대적인 금기증에 제균 치료받은 경우가 포함된다.

증례 5.3

보조식품제를 복용한 뒤에 명치가 아파서 온 60대 여자의 내시경사진이다. 첫 방문 시와 4년 후의 내시경소견이 다음과 같을 때, 각각의 진단은?

4년 전 **현재**

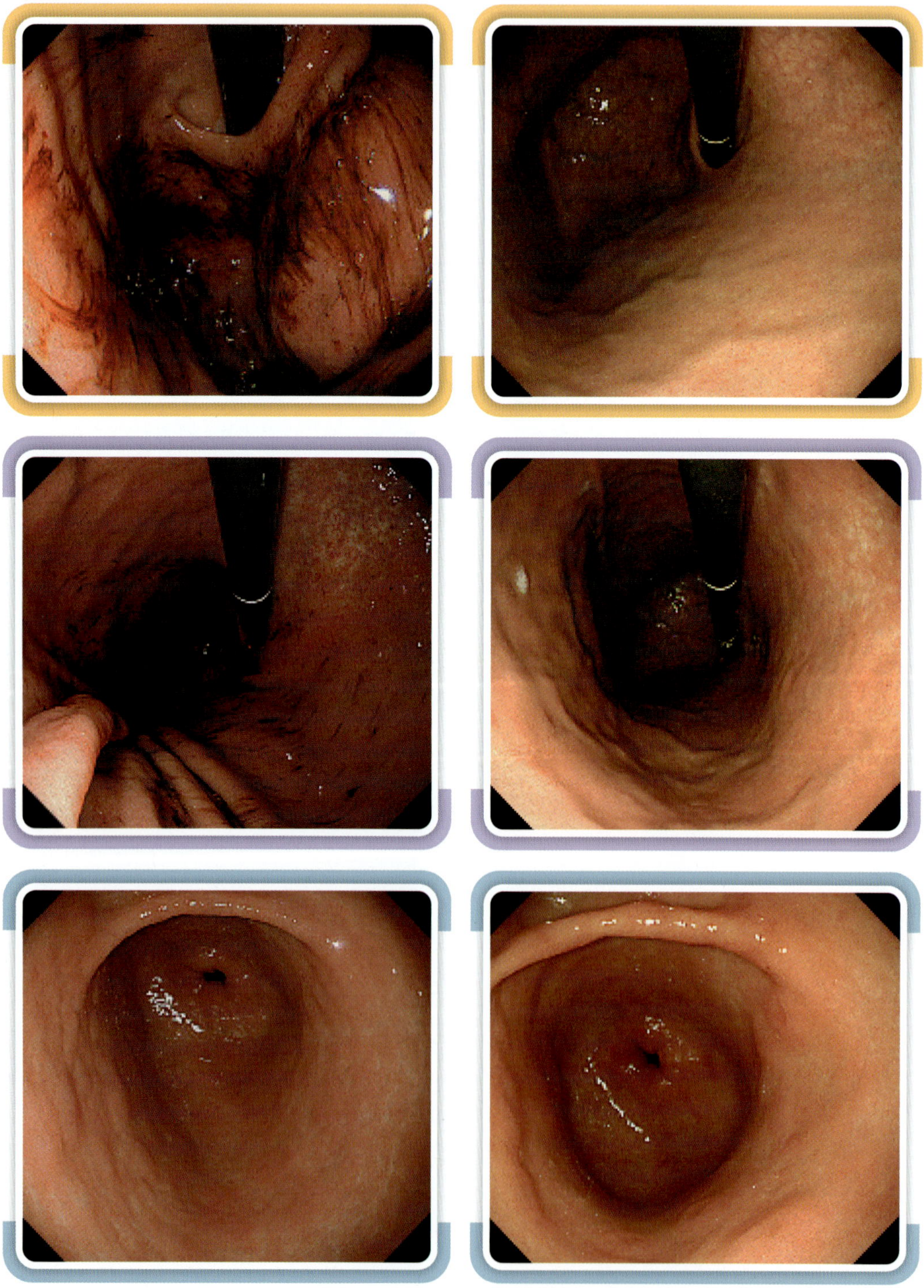

4년 전의 ^{13}C-urea breath test: positive

답 처음에는 *H. pylori* 감염성 위염과 반응성 위염(B형+C형 위염), 4년 후에는 과거 감염자에서 관찰되는 B형 위축성 위염과 장상피화생

내시경소견

4년 전	현재
출혈과 헤마틴이 보여서 급성 반응성 위염임을 알 수 있다.	출혈과 헤마틴이 사라졌다.
분문부와 가까운 체부 소만에서 위축 경계가 보인다. 체부 대만에서 주름비대와 광범위한 발적이 관찰되어 현감염임을 시사한다.	위축 경계가 분문부까지 올라간 B형 위축성 위염이 관찰된다.
현감염을 시사하는 발적된 융기형 장상피화생이 보인다.	장상피화생이 여전히 관찰되나 이전처럼 현감염을 시사하는 발적된 융기는 줄었다.

- 출혈과 헤마틴은 스트레스나 약물 등의 자극에 의한 비위축성 위염소견으로, 위암과 무관하다.
- C형 위염을 시사하는 발적성 병변은 검붉게 보이는 반면, *H. pylori* 현감염을 시사하는 발적은 선홍색으로 보인다.
- 이 환자의 경우, C형 위염으로 인한 기저부의 출혈과 헤마틴은 검붉게 보이고, 현감염으로 인한 체부의 광범위한 발적은 선홍색으로 보인다.
- 환자는 첫 진단 당시 요소호기검사에서 양성으로 보고되어 제균 치료를 했으며, 6주 후 요소호기검사에서 음성임을 확인했다. 이후에는 무증상인 상태에서 위내시경검진을 받고 있다.

증례 5.4

6년 전에 다발성 미란을 진단받았던 50대 남자의 검사소견이다. 6년 후의 내시경소견이 다음과 같을 때, 필요한 조치는?

6년 전 **현재**

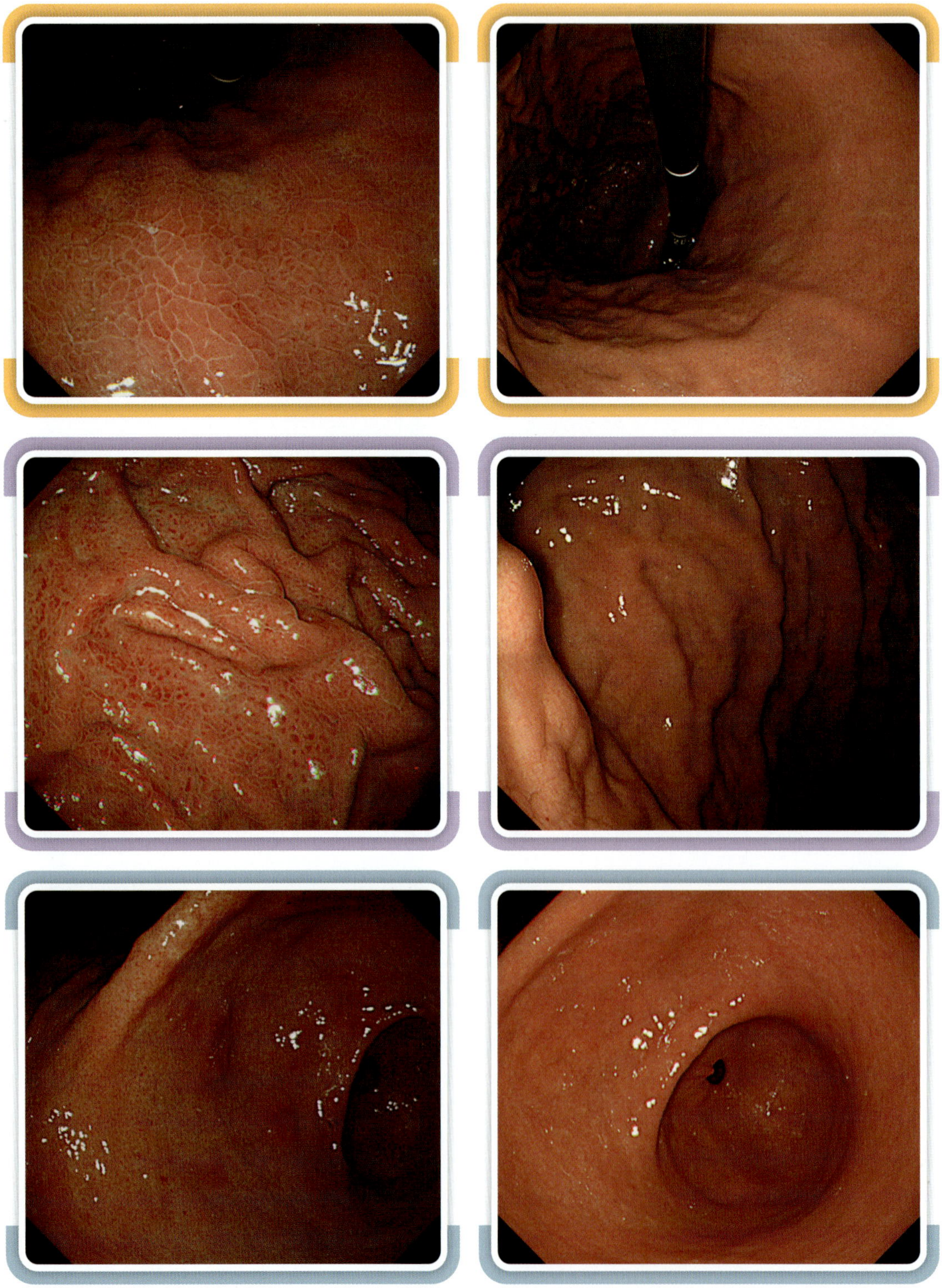

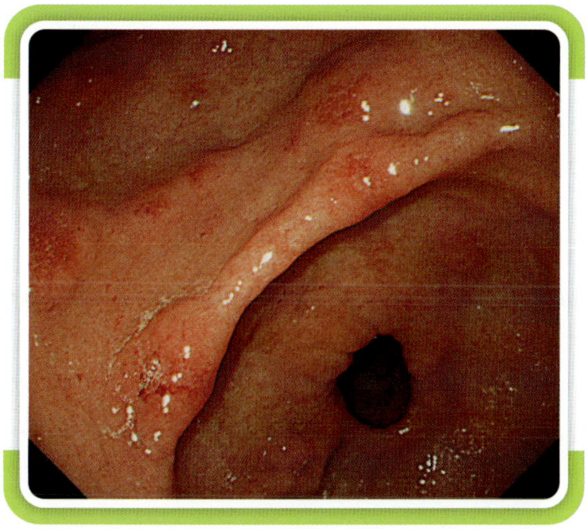

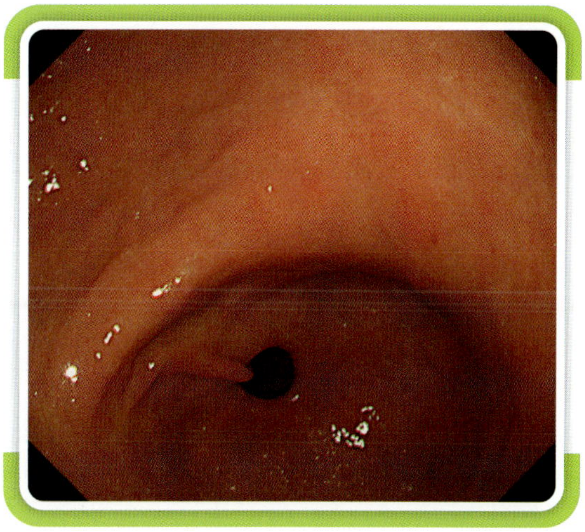

답 정기적인 위내시경검진

내시경소견

6년 전	현재
현감염을 시사하는 점막부종과 발적이 관찰된다.	발적과 부종이 호전되어 과거 감염 상태임을 예측할 수 있다.
감염을 시사하는 점상 발적이 보인다.	발적이 사라졌다.
위축과 발적된 융기형 장상피화생이 보인다.	발적된 융기형 장상피화생이 줄었다.
발적된 융기형 장상피화생이 보인다.	경미한 장상피화생과 위축만 보인다.

- 6년 전에 제균 치료 후 요소호기검사로 성공 여부를 확인했다.
- 지금은 전정부에 경미한 장상피화생과 위축만 보이는 상태로, 정기적인 위내시경검진을 권했다.

증례 5.5

식욕부진으로 온 40대 남자의 제균 전과 후의 내시경소견이다. 환자는 10년 이상 간경변, 식도정맥류, 당뇨, 고혈압으로 약물 치료 중이었다. 추적 위내시경검사에서 제균 치료의 실패를 시사하는 소견은?

제균 치료 전 / **제균 치료제 복용 후**

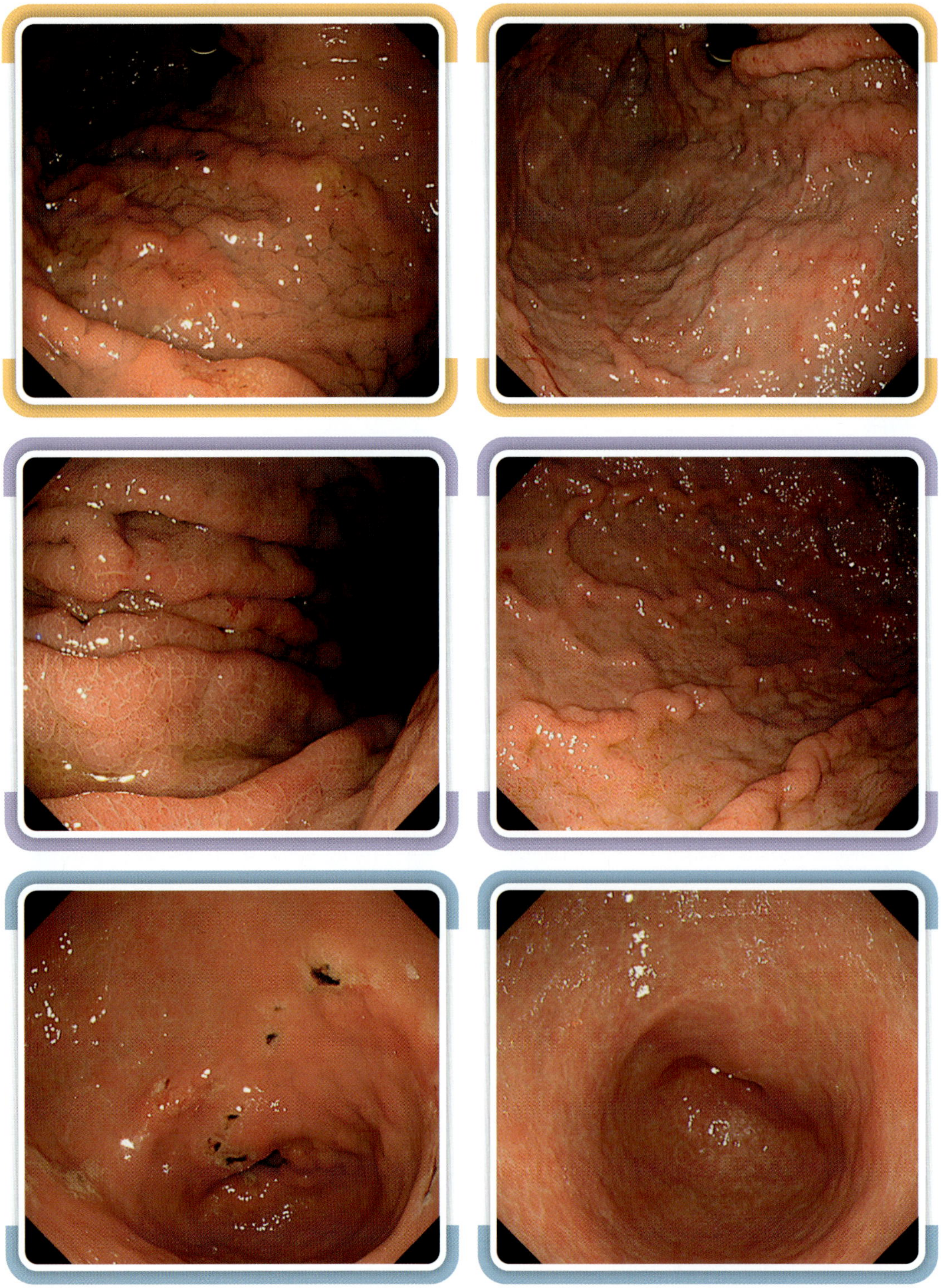

첫 조직검사소견:

Stomach, "body", endoscopic biopsy: Chronic gastritis

with 1) marked inflammation

2) marked activity

3) moderate atrophy

4) no intestinal metaplasia

5) moderate density of *Helicobacter pylori*-like microorganism

Giemsa stain: positive

추적 조직검사소견:

Stomach, "body", endoscopic biopsy: TUBULAR ADENOCARCINOMA, POORLY DIFFERENTIATED with signet ring cells

with 1) marked inflammation

2) marked activity

3) no atrophy

4) moderate intestinal metaplasia

5) moderate density of *Helicobacter pylori*-like microorganism

Giemsa stain: positive

Chorus® & HBI® assay		GastroPanel® test	
H. pylori IgG	>200 AU/mL ↑	*H. pylori* IgG	536.6 EIU ↑
Pepsinogen I	48.7 ng/mL ↓	Pepsinogen I	93.2 μg/L
Pepsinogen II	20.8 ng/mL ↑	Pepsinogen II	19.5 μg/L ↑
I/II ratio	2.3 ↓	I/II ratio	4.8
ABC method	Group C	Gastrin-17	15.0 pmol/L ↑
		GastroSoft® algorithm	*H. pylori* infection group

답 체부와 분문부의 광범위한 발적

내시경소견

제균 치료 전	제균 치료제 복용 후
현감염을 시사하는 체부의 주름비대와 광범위한 발적, 점막부종으로 인한 위선 개구부의 확장이 관찰된다.	부종은 이전에 비해 호전되었으나 광범위한 발적은 여전히 보인다.
보만 4형을 시사하는 주름비대가 보인다. 체부도 분문부처럼 현감염을 시사하는 광범위한 발적과 부종이 관찰된다.	주름비대는 다소 줄었으나 발적은 여전하다. 추적 조직검사한 결과, 위암으로 확진되었다.
다발성 미란과 응고된 혈괴가 보여서 위산과다 상태임을 시사한다.	미란은 호전되었으며, 전정부에 암 침범은 없었다.

- 분문부 근처에서 관찰되는 불균일한 두꺼운 주름비대는 보만 4형 진행성 위암의 가능성을 시사한다[Lee SY. Giant rugae in *Helicobacter pylori*-infected stomachs. Clinical Endoscopy 2021;54:1-3].
- 처음부터 진행성 위암이 의심되어 조직검사를 6개 이상 했으나 암세포가 보고되지 않아서 제균 치료제 2주 분을 처방한 뒤, 추적 조직검사를 했다.
- CT 검사상 진행성 위암이 간과 대동맥 주위 림프절, 뼈, 좌측 부신, 복막으로 다발성 전이된 소견을 보였다.
- 체부 상부 대만의 광범위한 발적 유무는 제균 성공 여부를 판단하는 데 도움이 되지만, 전정부의 내시경소견은 도움이 되지 않는 경우가 많다.

혈액검사소견

- 활동성 감염 시 관찰되는 높은 항체가와 PG II 수치의 상승, I/II 비의 감소를 보인다.
- 이 환자처럼 위점막 분비능이 항진되어 있는 활동성 감염자에서는 미만형 위암이 발생하기 쉬운 반면, 위축이 심해서 분비능이 감소된 감염자에서는 장형 위암이 발생하기 쉽다.

증례 5.6

위내시경검진 시 발적이 보여서 온 60대 남자의 검사결과이다. 2년 전에 제균 치료에 성공했다고 한다. 필요한 조치는?

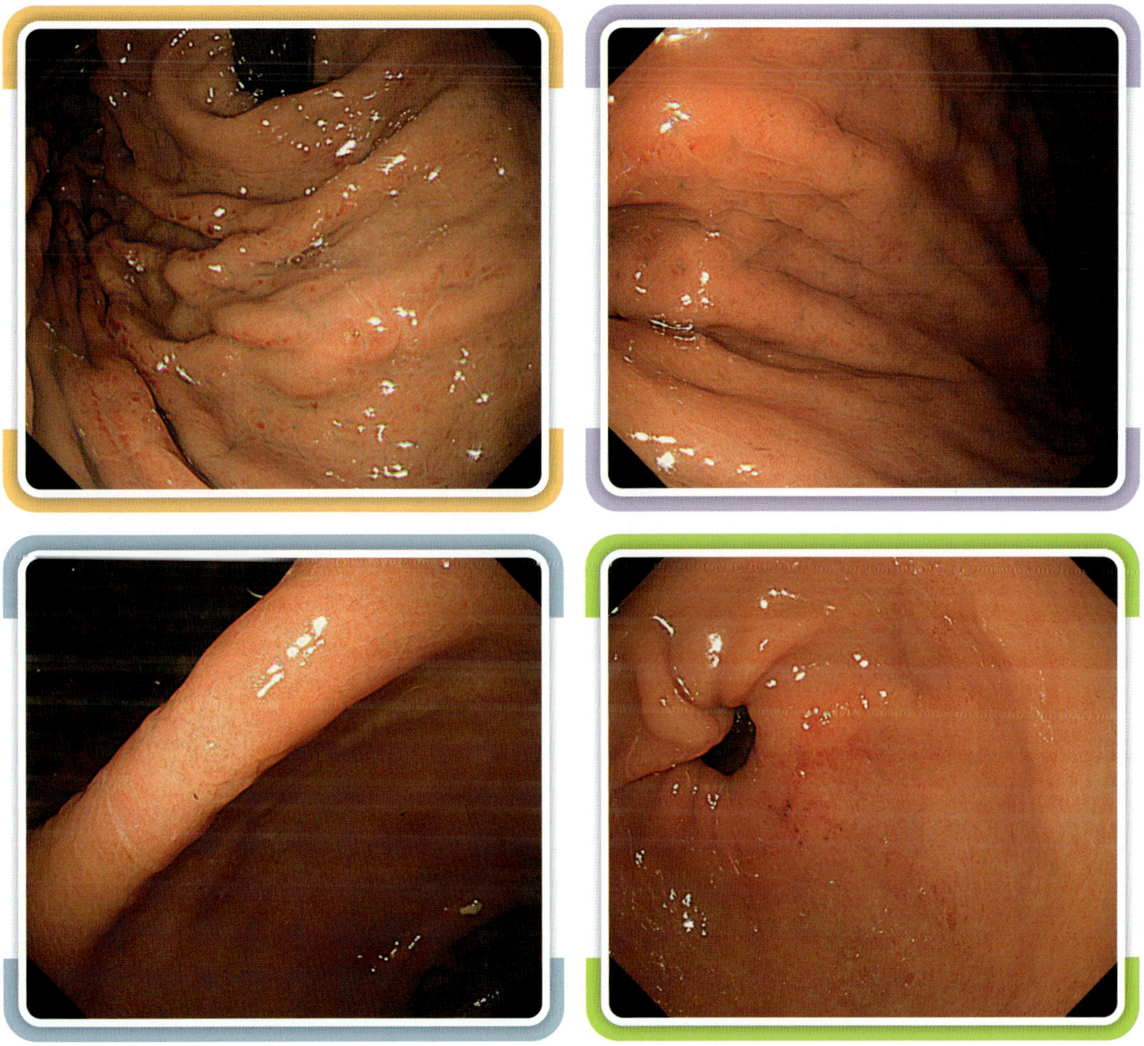

Chorus® & HBI® assay		GastroPanel® test	
H. pylori IgG	119.8 AU/mL ↑	*H. pylori* IgG	34.3 EIU ↑
Pepsinogen I	53.7 ng/mL ↓	Pepsinogen I	95.9 μg/L
Pepsinogen II	19.1 ng/mL ↑	Pepsinogen II	12.2 μg/L
I/II ratio	2.8 ↓	I/II ratio	7.9
ABC method	Group C	Gastrin-17	1.1 pmol/L
		GastroSoft® algorithm	*H. pylori* infection group

답 **재감염이 의심되므로 확인하기 위해 요소호기검사 또는 대변항원검사를 시행한다.**

내시경소견

분문부와 기저부에서 광범위한 발적이 관찰되어 현감염을 시사한다.	체부의 점막부종과 발적이 보인다.
위각에서 불균일한 변화가 관찰되어 미감염자가 아님을 알 수 있다.	전정부에서 발적과 미란이 보여 위산 분비가 증가되어 있음을 알 수 있다.

- 환자는 2년 전에 제균 치료 후 요소호기검사에서 음성임을 확인했다고 하므로, 재감염일 가능성이 높다.
- *H. pylori* 검사 중에서 요소호기검사가 가장 정확도가 높지만, 드물게 제균 치료 후의 요소호기검사가 위음성으로 잘못 보고되어서 2년간 감염된 채로 지낸 감염자도 있다.
- 1, 2차 제균 치료 후에 성공 여부를 확인하는 게 아니라면 요소호기검사는 비급여로 처방해야 한다.

혈액검사소견

- 현감염을 시사하는 높은 항체가와 PG II 수치, 낮은 I/II 비가 관찰되어 환자에게 요소호기검사를 권한 결과, 양성으로 보고되어 다시 제균 치료를 했다.
- 만약 제균 치료 후에 *H. pylori* IgG 항체가가 감소하다가 다시 증가하기 시작하면 재감염이나 재활성화를 의심해야 한다[Kim YJ, Lee SY, Kim JH, et al. Incidence of infection among subjects with *Helicobacter pylori* seroconversion. Clinical Endoscopy 2022;55:67-76].

증례 5.7

2년 전에 제균 치료한 40대 여자가 위내시경에서 발적이 보인다고 왔다. 현재의 감염 상태와 내시경진단은?

제균 치료 전 **제균 성공 2년 후**

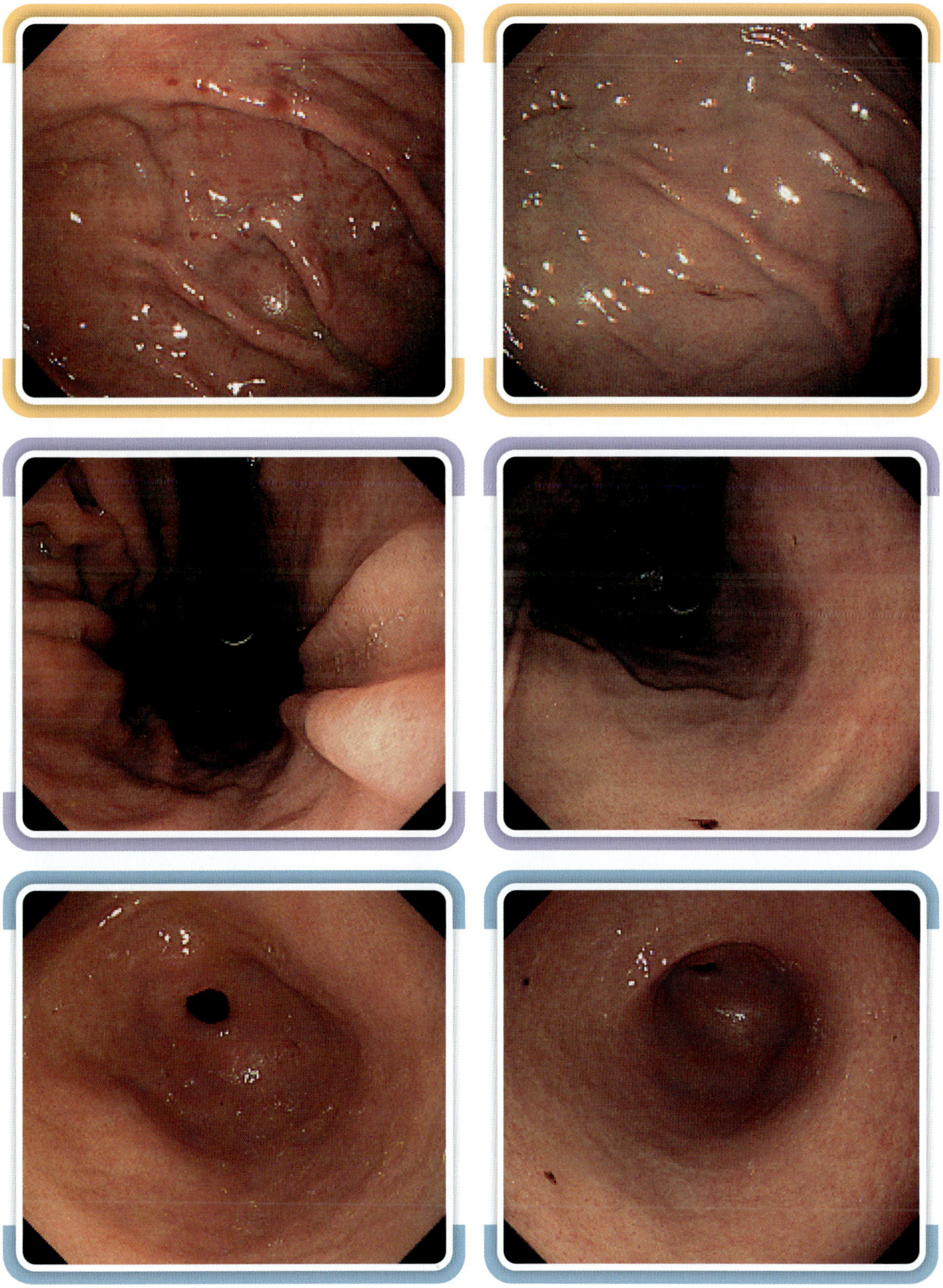

제균 성공 2년 후의 혈액검사결과

Chorus® & HBI® assay		GastroPanel® test	
H. pylori IgG	13.0 AU/mL	*H. pylori* IgG	20.6 EIU ↑
Pepsinogen I	51.0 ng/mL	Pepsinogen I	76.6 μg/L
Pepsinogen II	6.6 ng/mL	Pepsinogen II	6.9 μg/L
I/II ratio	7.7	I/II ratio	11.1
ABC method	Group B	Gastrin-17	8.0 pmol/L ↑
		GastroSoft® algorithm	*H. pylori* infection group

답 과거 감염자에서 발생한 헤마틴

내시경소견

제균 치료 전	제균 성공 2년 후
현감염을 시사하는 점상 발적이 기저부에서 관찰된다.	발적은 사라지고 헤마틴이 보여서, 과거 감염 상태에서 반응성 위염이 발생했음을 알 수 있다.
체부에서는 현감염을 시사하는 주름비대와 부종, 발적이 관찰된다.	주름비대와 부종이 사라지고 헤마틴이 관찰된다.
불균일한 변화가 보여서 경미한 장상피화생이 의심된다.	헤마틴이 관찰된다.

- 체부와 달리 전정부는 A, B, C형 위염을 감별하거나 감염 상태를 판단하는 데 도움이 되지 않는 경우가 많아서, 위염은 반드시 체부의 배경 위점막을 보고 진단해야 한다.
- 헤마틴은 위 내 pH가 1 미만으로 낮을 때 일시적으로 나타나는 내시경소견으로, 암과 무관하다.
- 헤마틴, 미란, 궤양은 C형 위염을 시사하는 대표적인 내시경소견으로, 여러 개의 편평한 발적 병변들이 동시에 관찰되는 것이 특징이다.

혈액검사소견

- GastroPanel 검사상 항체가 아직 음전되지 않았으나, 낮은 양성 항체가를 보여서 과거 감염 상태임을 시사한다.
- 이 증례에서 G-17의 경미한 상승은 C형 위염으로 인한 일시적인 변화일 것으로 추정되며, 임상적인 중요성은 없다.
- 장기간 위산억제제 복용으로 인한 고가스트린혈증은 G-17 수치가 30 pmol/L을 초과하는 경우가 흔하다.

증례 5.8

크론병으로 약물 치료 중인 20대 여자의 제균 치료 전과 2년 후의 사진이다. 현재의 진단은?

제균 치료 전 **제균 성공 2년 후**

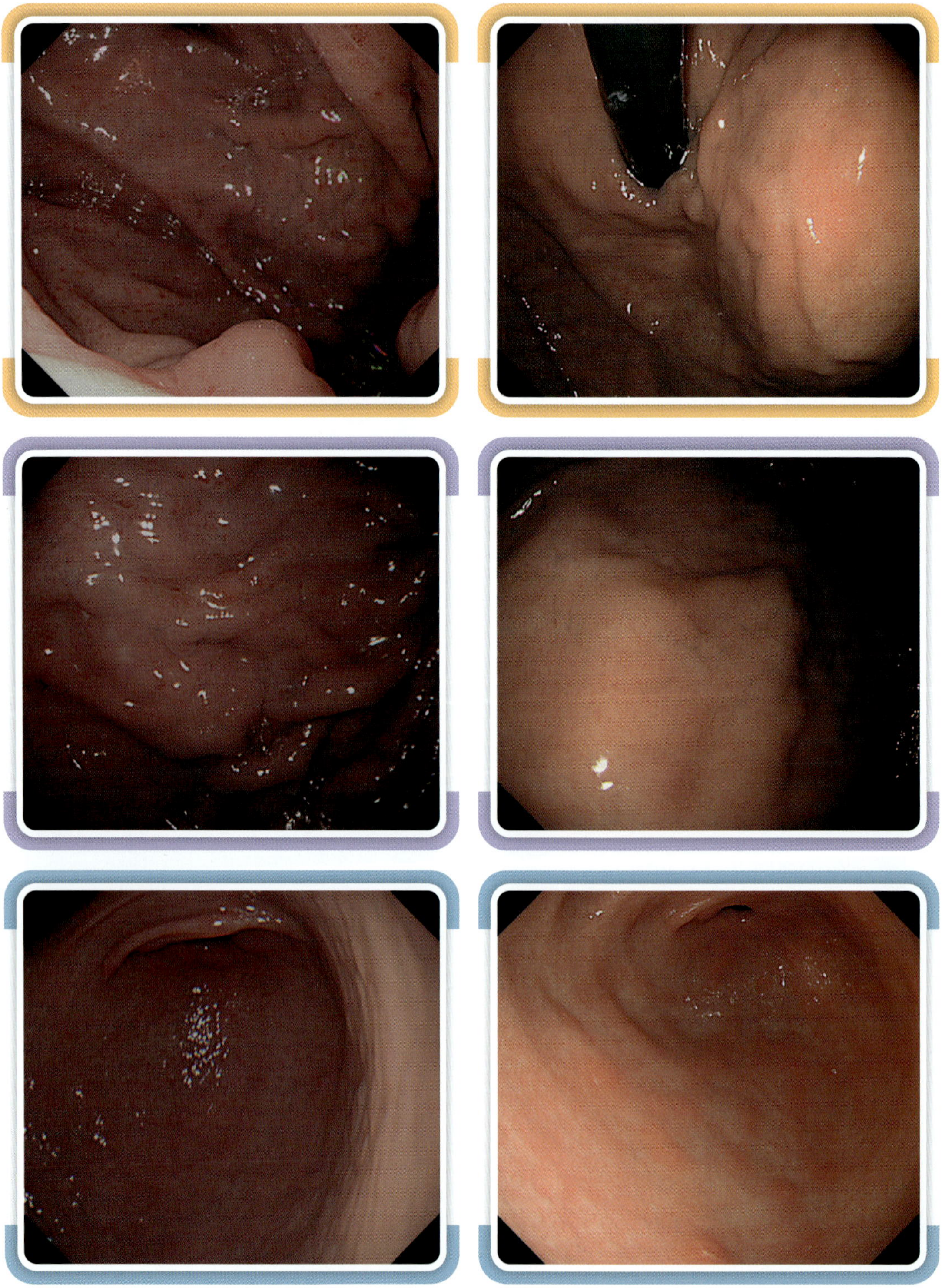

Chorus® & HBI® assay (제균 성공 2년 후)	
H. pylori IgG	9.0 AU/mL
Pepsinogen I	32.6 ng/mL
Pepsinogen II	8.2 ng/mL
I/II ratio	4.0
ABC method	Group A

답 다발성 위 미란

내시경소견

제균 치료 전	제균 성공 2년 후
분문부에서 광범위한 발적이 보여서 현감염임을 예측할 수 있다.	광범위한 발적이 호전되었다.
체부 상부의 대만에서 광범위한 발적이 보여서 CLO 검사를 한 결과, 양성으로 보고되었다.	발적이 사라져서 새감염이 없음을 알 수 있다.
발적된 융기형 장상피화생이 관찰되어 현감염을 의심할 수 있다.	장상피화생이 호전되고 작은 다발성 미란들이 새롭게 관찰된다.

- 제균 치료 후에 전정부에서 새로 관찰되는 융기형 다발성 미란들은 5-aminosalicylate를 복용하는 환자에서 자주 관찰되는 내시경소견 중 하나이다.
- 암과 무관한 C형 위염소견으로, 증상이 없으면 추가 조치는 필요 없다.

혈액검사소견

- 수치가 모두 정상소견을 보여서 균이 사라진 과거 감염 상태임을 알 수 있다.

증례 5.9

궤양성 대장염으로 약물 치료 중인 60대 여자의 4년 전과 현재의 검진소견이다. 각각의 감염 상태는?

4년 전	현재

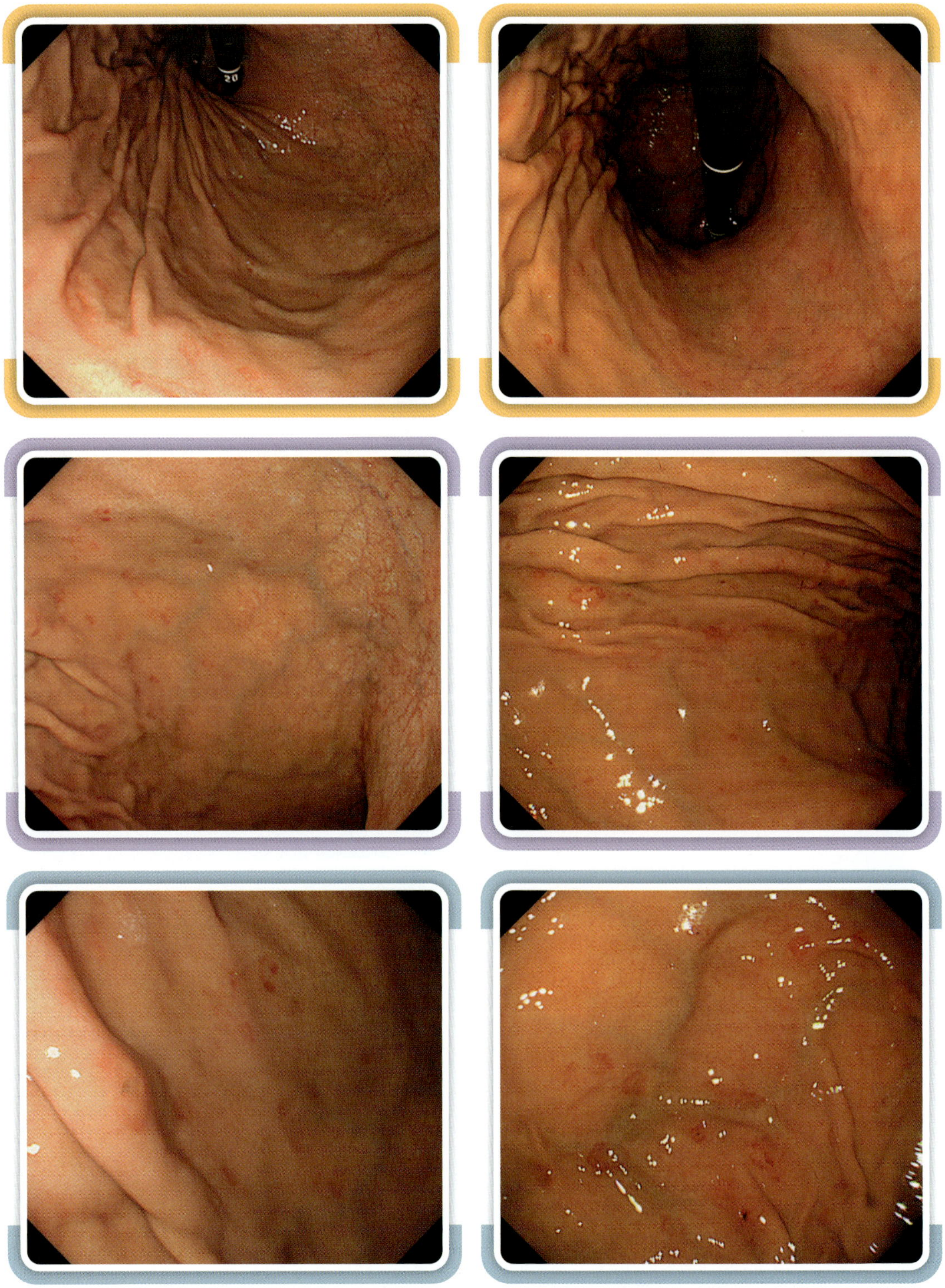

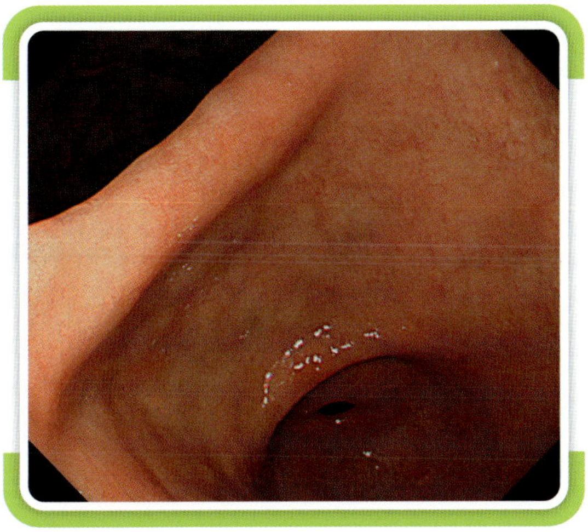

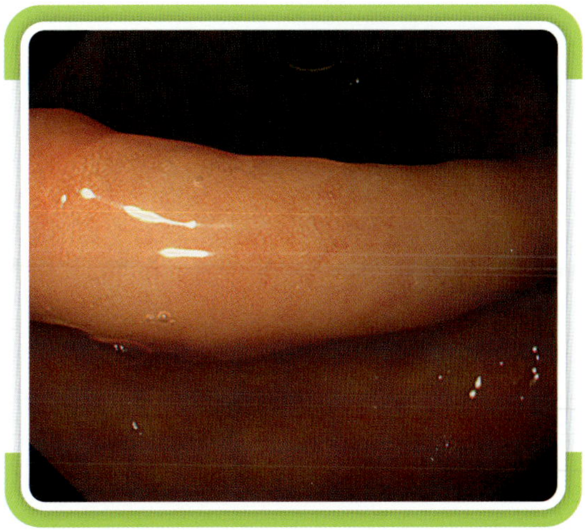

H. pylori 제균 치료 과거력: 없음

^{13}C-urea breath test: negative

답 4년 선과 현재 모두 과거 감염 상태

내시경소견

4년 전	현재
체부 소만에 위축 경계가 보이는 B형 위염소견이다.	소만의 위축이 장상피화생으로 변했다.
대만에서는 5 mm 미만의 편평한 다발성 발적 병변들이 보인다. 현감염을 시사하는 광범위한 발적은 보이지 않는다.	여전히 5 mm 미만의 편평한 다발성 발적 병변들이 보인다.
5 mm 미만의 편평한 다발성 발적 병변들이 보이며, 현감염을 시사하는 소견은 없다.	감염과 무관한 발적들이 여전히 보인다.
위각이 불균일한 구조를 보여서 미감염 상태가 아님을 알 수 있다.	과거 감염으로 인해 위각의 불균일한 혈관상과 장상피화생 변화가 보인다.

- 체부 대만에서 관찰되는 다발성 발적 병변은 위암이나 *H. pylori* 감염과 무관한 소견으로, 5-aminosalicylate를 복용하는 염증성 장질환 환자에서 자주 관찰되지만 치료 없이 저절로 호전되는 경우가 많다.
- 과거 감염으로 인해 위각의 불균일한 혈관상과 장상피화생이 보인다.
- 그러나 환자는 제균 치료를 받은 적이 없다고 하므로 본인도 모르는 사이에 *H. pylori* 감염이 치료된 과거 감염자로 판단했다.

증례 5.10

2년 전에 제균 치료제를 복용한 뒤, 요소호기검사를 하지 않은 50대 남자의 최근 검사결과이다. 현재의 감염 상태는?

제균 치료 전 **2년 후**

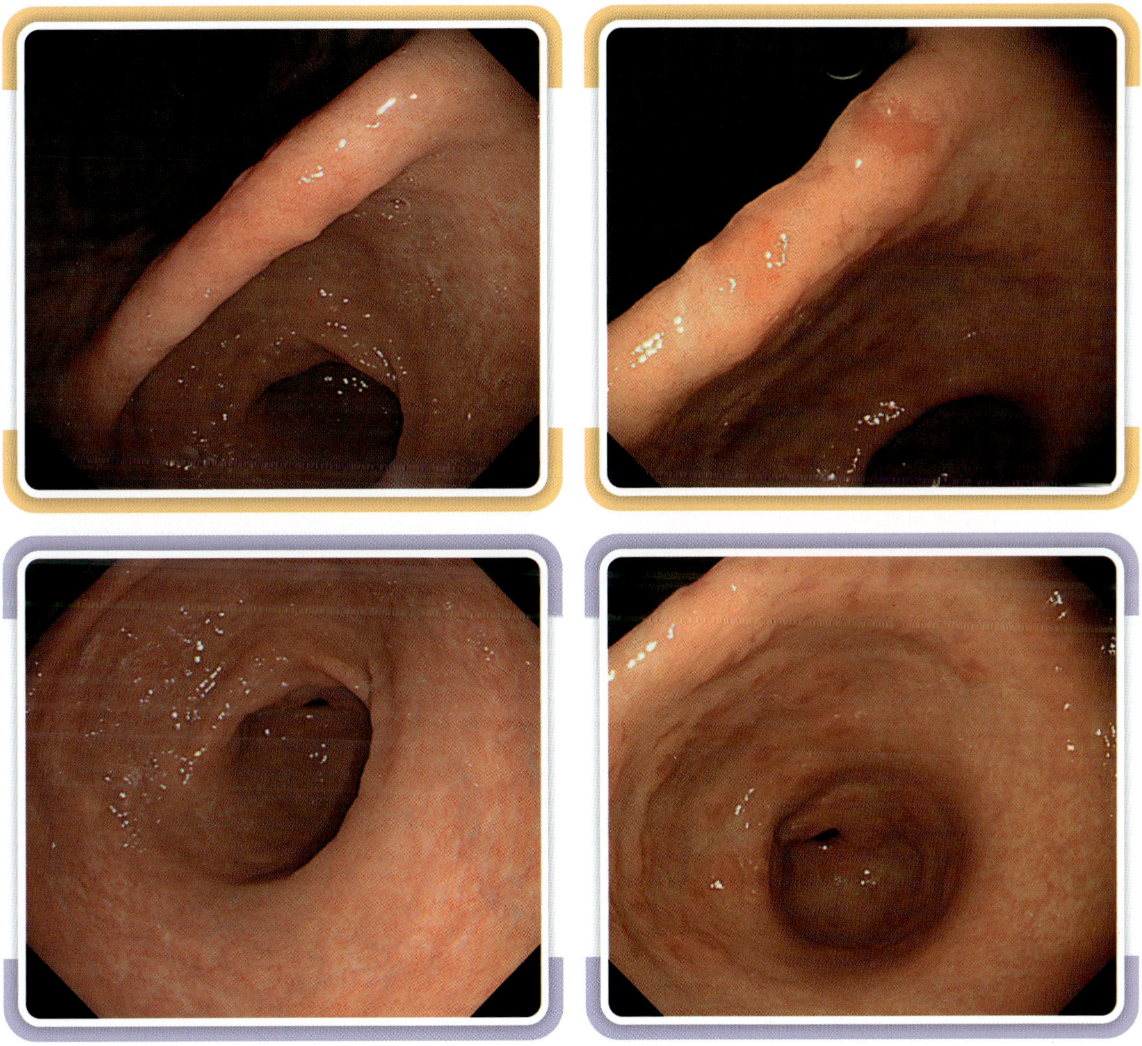

최근 조직검사결과:

Stomach, "angle", endoscopic biopsy: Chronic gastritis

with 1) mild inflammation

2) no activity

3) atrophy (not applicable)

4) moderate intestinal metaplasia

5) no *Helicobacter pylori*-like microorganism

Giemsa stain: negative

Chorus® & HBI® assay		GastroPanel® test	
H. pylori IgG	8.2 AU/mL	*H. pylori* IgG	15.7 EIU
Pepsinogen I	42.5 ng/mL	Pepsinogen I	75.3 μg/L
Pepsinogen II	5.9 ng/mL	Pepsinogen II	5.3 μg/L
I/II ratio	7.2	I/II ratio	14.2
ABC method	Group A	Gastrin-17	<0.4 pmol/L ↓
		GastroSoft® algorithm	High acid output group

답 과거 감염

내시경소견

제균 치료 전	2년 후
현감염을 시사하는 발적된 융기형 장상피화생이 관찰된다.	융기형 장상피화생이 붉은 함몰형으로 바뀌면서 과거 감염을 시사하는 지도상 발적으로 변했다.
위각과 동일한 양상의 장상피화생이 보인다.	지도상 발적이 관찰된다.

- 지도상 발적은 과거 감염자만 보이는 장상피화생의 내시경소견으로, 과거 감염자의 20% 미만에서 관찰된다.
- 장상피화생이 심한 감염자일수록 제균 후에 지도상 발적으로 진행할 가능성이 높다.
- 지도상 발적 중 일부는 함몰형 조기 위암으로 진행될 수 있으므로 정기적인 위내시경검진이 필요하다.

혈액검사소견

- 두 키트 모두에서 현감염이 없는 음성 항체가를 보이는 과거 감염자이다.
- 이 증례처럼 항체가 음전된 과거 감염자에서 G-17 수치가 낮은 경우, GastroSoft 알고리즘에 의해 위산분비 과다군으로 잘못 분류된다.
- 그러나 이 환자는 전정부의 장상피화생 때문에 G-17 분비가 감소한 것이므로 위산과다와 무관한 전정부 위축군에 해당한다.
- 이 환자처럼 내시경상 전정부에 장상피화생이나 위축이 심한 과거 감염자는 GastroSoft 알고리즘에서 위산분비 과다군으로 분류되더라도 전정부 위축군으로 재해석해야 한다.

증례 5.11

4년 전에 제균 치료한 뒤로 매년 검사하길 원하는 50대 여자의 추적 검사소견이다. 제균 성공 후 3년과 4년 뒤에는 혈액검사도 병행했다. 현재의 내시경진단은?

제균 치료 전 **제균 성공 4년 후**

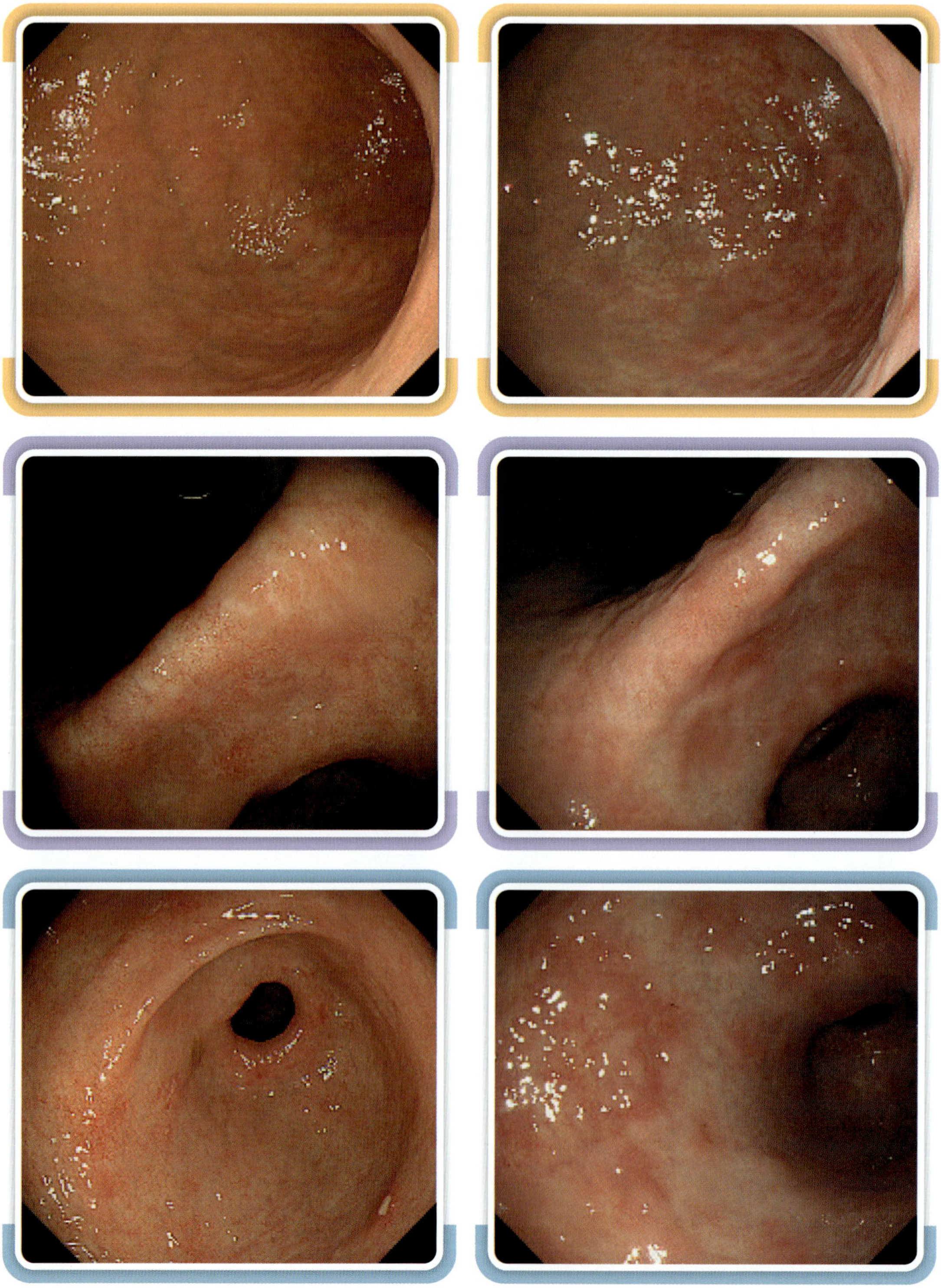

최근 조직검사결과:

Stomach, "angle" endoscopic biopsy: Chronic gastritis

with 1) moderate inflammation

2) mild activity

3) no atrophy

4) marked intestinal metaplasia

5) no *Helicobacter pylori*-like microorganism

Giemsa stain: negative

Chorus® & HBI® assay	제균 성공 3년 후	제균 성공 4년 후
H. pylori IgG	15.2 AU/mL ↑	22.8 AU/mL ↑
Pepsinogen I	23.1 ng/mL	25.0 ng/mL
Pepsinogen II	3.1 ng/mL	4.0 ng/mL
I/II ratio	7.7	6.3
ABC method	Group B	Group B

GastroPanel® test	제균 성공 3년 후	제균 성공 4년 후
H. pylori IgG	16.1 EIU	16.0 EIU
Pepsinogen I	44.7 μg/L	49.1 μg/L
Pepsinogen II	3.0 μg/L	3.5 μg/L
I/II ratio	14.9	14.0
Gastrin-17	1.9 pmol/L	2.4 pmol/L
GastroSoft® algorithm	Normal group	Normal group

답 지도상 발적(과거 감염 시에만 보이는 장상피화생의 내시경소견)

내시경소견

제균 치료 전	제균 성공 4년 후
현감염을 시사하는 위축과 광범위한 발적이 보인다.	위축과 광범위한 발적은 사라지고 지도상 발적으로 변해서 과거 감염 상태임을 시사한다.
발적된 융기형 장상피화생을 보인다.	지도상 발적으로 바뀌었다.
미란과 광범위한 발적이 관찰된다.	미란과 광범위한 발적이 사라지고 지도상 발적이 보인다.

혈액검사소견

- 이 환자는 제균 전에는 혈액검사를 하지 않다가, 제균 3년과 4년 후에만 혈액검사를 해서 모두 과거 감염인 상태에서 진행되었다.
- 그 결과, GastroPanel 검사에서는 모두 정상 수치를 보여서 재감염이 없음을 알 수 있다.
- Chorus 키트에서는 아직 항체 음전이 되지 않아서 낮은 양성 항체가를 보이지만, PG II 수치가 계속 낮아서 재감염이 없는 과거 감염 상태가 유지되고 있음을 시사한다.

증례 5.12

제균 성공 후 1년 만에 검진을 원해서 온 50대 여자의 내시경소견이다. 현재의 감염 상태는?

제균 치료 전 **제균 성공 1년 후**

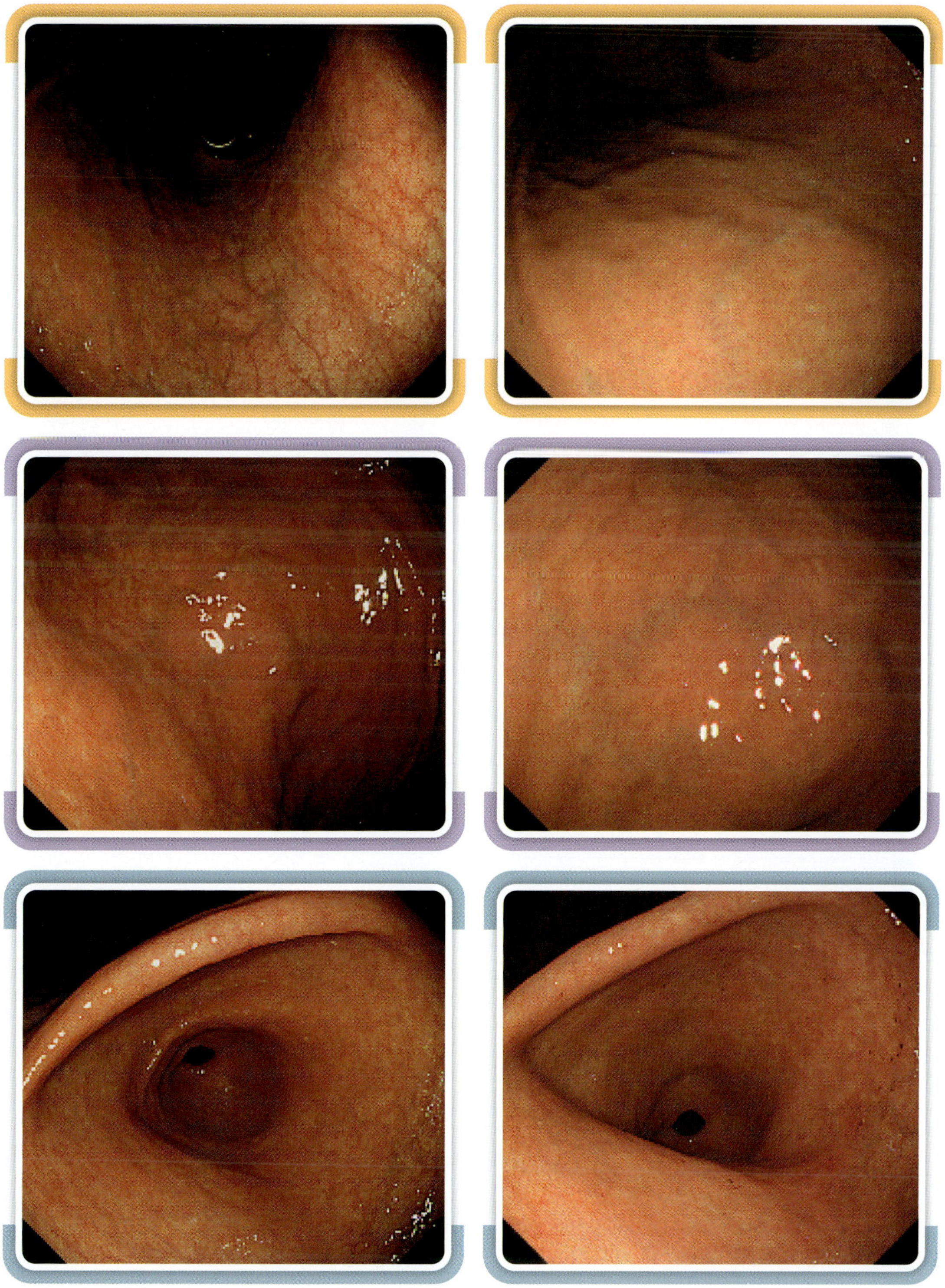

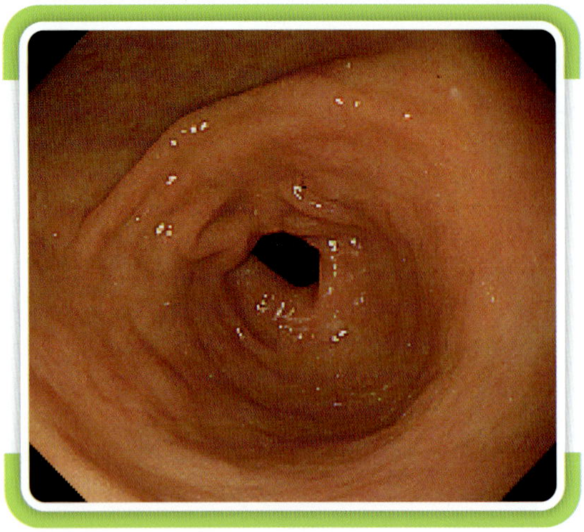
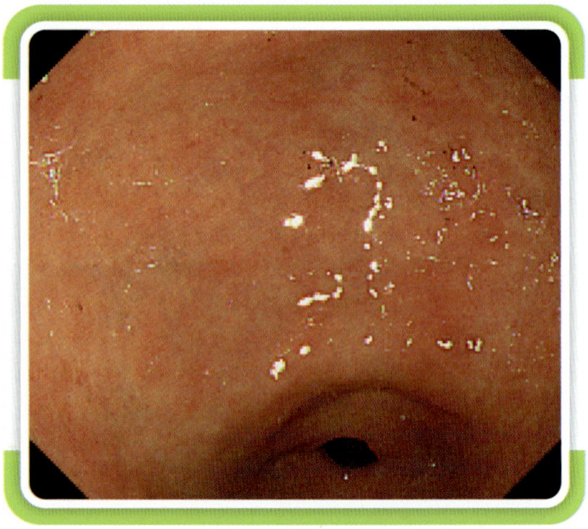

제균 치료하기 직전의 혈액검사결과

Chorus® & HBI® assay		GastroPanel® test	
H. pylori IgG	>200 AU/mL ↑	*H. pylori* IgG	>670 EIU ↑
Pepsinogen I	>160 ng/mL ↑	Pepsinogen I	>200 μg/L ↑
Pepsinogen II	41.0 ng/mL ↑	Pepsinogen II	41.4 μg/L ↑
I/II ratio	3.9	I/II ratio	4.8
ABC method	Group B	Gastrin-17	2.3 pmol/L
		GastroSoft® algorithm	*H. pylori* infection group

답 과거 감염

내시경소견

제균 치료 전	제균 성공 1년 후
분문부까지 진행된 B형 위축이 관찰된다.	제균 치료 후에 분문부의 위축까지 호전되어 과거 감염 상태임을 시사한다.
광범위한 발적이 관찰된다.	발적이 사라지고 정상 혈관상이 보인다.

위축이 전정부까지 관찰된다.	위각은 변화가 없으며, 전정부의 위축도 여전히 관찰된다. 작은 헤마틴이 여러 개 보여서 균이 사라진 과거 감염 상태임을 알려준다.
원위부에서는 장상피화생이 관찰된다.	융기형 장상피화생 변화는 다소 호전되었다.

- 이 증례처럼 체부의 개방형 위축도 제균 치료 후에 호전되는 경우가 있다.
- *H. pylori* 감염이 지속되면 개방형 위축은 더욱 악화되지만, 균이 사라지면 위축이 정상 점막으로 회복되거나 장상피화생으로 바뀔 수 있다.
- 따라서 제균 후에도 자가면역성 위염과 감별되지 않을 정도로 심한 개방형 위축성 위염이 지속된다면 제균 실패나 재감염을 의심해야 한다.
- 이 환자의 경우, 제균 1년 후에 본인이 원해서 시행한 비급여 요소호기검사에서도 음성으로 보고되어 과거 감염 상태임을 다시 확인할 수 있었다.

혈액검사소견

- 제균 전 검사에서는 현감염을 시사하는 높은 항체가와 PG II 수치를 보인다.
- 활동성 감염 시에는 PG I 수치까지 높게 보고되는 경우가 있는데, 이를 약제성 위염 등으로 오진하면 안 된다.
- 이 증례처럼 현감염자에서는 PG I, PG II 수치가 모두 상승해도, 대부분 I/II 비가 5 미만으로 낮아서 *H. pylori* 감염성 위염임을 알 수 있다.
- 반대로 PG I, PG II 수치가 모두 상승한 경우, I/II 비까지 높다면 미감염자나 과거 감염자에서 발생한 비위축성 C형 위염일 가능성이 높다.

증례 5.13

2년 전에 위암을 내시경 점막하 박리술로 절제한 60대 남자의 추적 검사소견이다. 6년 전에 제균 치료한 과거력이 있다. 2년 전과 현재의 감염 상태는?

2년 전 (위암 진단 시) **현재**

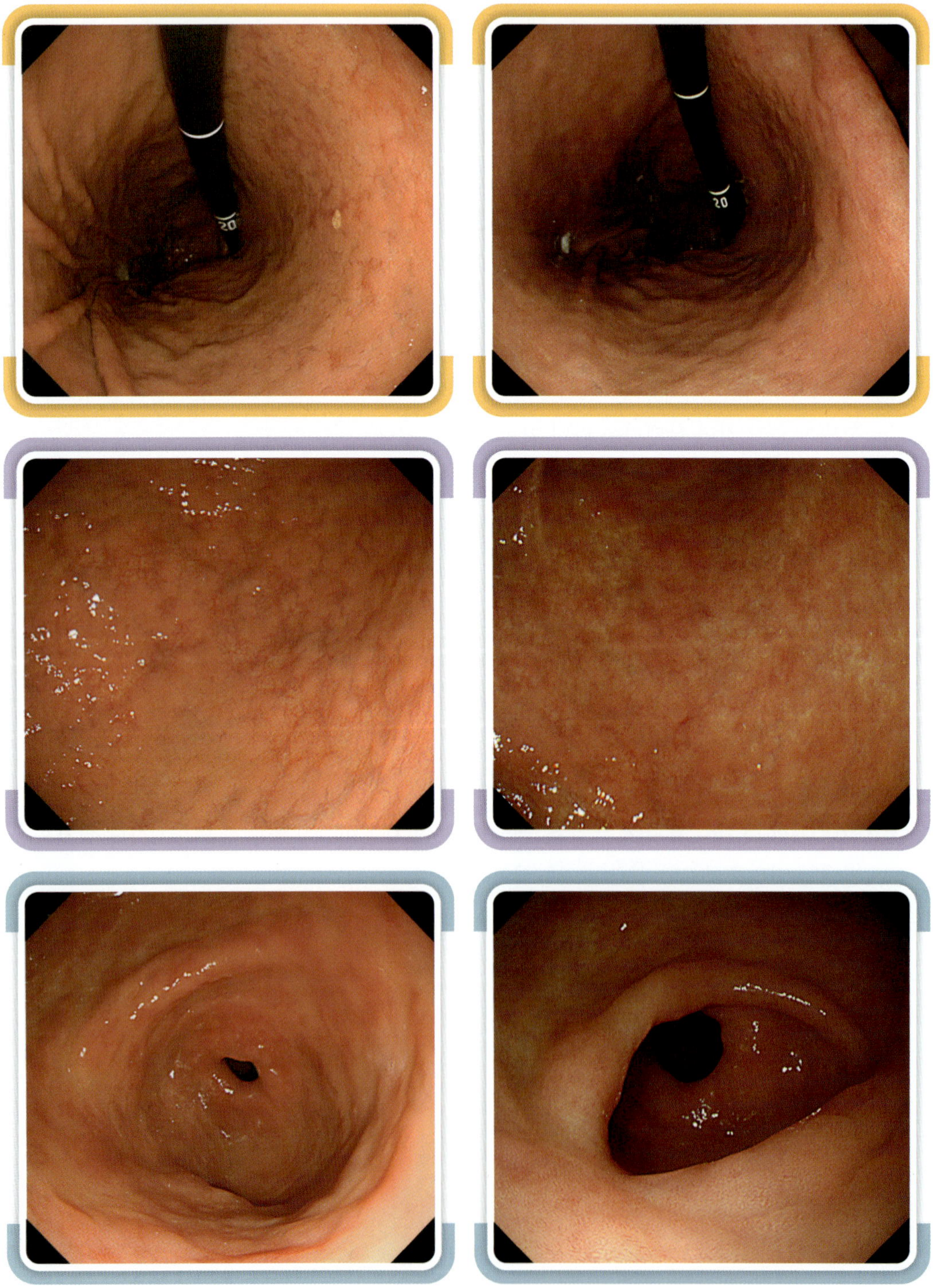

H. pylori 제균 치료 과거력: 6년 전

답 2년 전과 현재 모두 과거 감염 상태

내시경소견

2년 전 (위암 진단 시)	현재
체부에서 지도상 발적이 관찰되어 과거 감염 상태임을 시사한다.	지도상 발적이 지속적으로 보인다.
전정부에서도 지도상 발적이 보인다.	지도상 발적은 다소 호전되고 위축이 두드러져 보이지만 요소호기검사상 재감염의 증거는 없었다.
전정부 원위부 전벽의 지도상 발적 중 하나가 커진 소견을 보여서 조직검사한 결과, 위암이 진단되어 내시경 점막하 박리술로 절제했다.	절제한 흔적에서 조직검사한 결과, 암 재발은 없었다.

2년 전에 내시경 점막하 박리술을 시행한 결과이다.

Stomach, "antrum", endoscopic submucosal dissection: EARLY GASTRIC CARCINOMA

1) Location: Lower third, Center at antrum and greater curvature
2) Gross type: EGC type IIa + IIc
3) Histologic type: TUBULAR ADENOCARCINOMA, WELL DIFFERENTIATED
4) Histologic type by Lauren: Intestinal
5) Size: 6.0 × 4.0 mm
6) Depth of invasion (according to AJCC 8th): Invades mucosa (muscularis mucosae) (pT1a)
7) Resection margin: Free from carcinoma

위암으로 진단된 병변의 조영증강 내시경소견

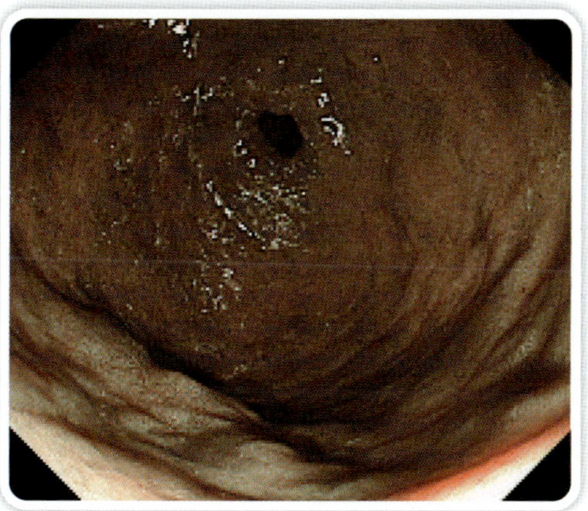

내시경 점막하 박리술 후의 내시경소견

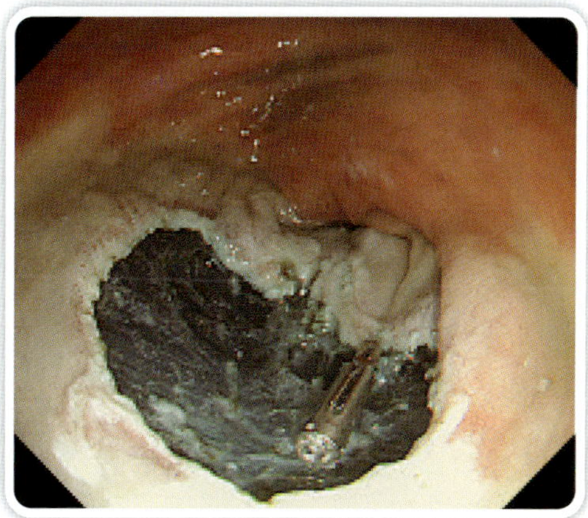

- 지도상 발적에서 발생한 위암은 장상피화생과 구분하기 어려워서 "위염 같은 위암"으로 불리며, 점점 커지고 깊어지는 지도상 발적일수록 위암으로 진행할 가능성이 높다.
- 이 증례처럼 위축과 장상피화생이 심한 환자일수록 천천히 자라는 전정부의 조기 위암이나 예후가 좋은 현미부수체 불안정성을 보이는 위암으로 발견될 가능성이 높다[Park HS, Lee SY, Hong SN, et al. Early gastric cancer-like advanced gastric cancer versus advanced gastric cancer-like early gastric cancer. Clinical Endoscopy 2013;46:155-160; Choi HS, Lee SY, Kim JH, et al. Low prevalence of microsatellite instability in interval gastric cancers. Digestive Diseases and Sciences 2014;59:322-327].

표 5.13 *H. pylori* 감염으로 인한 장상피화생이 변해가는 과정

현감염 시의 장상피화생	과거 감염 시의 장상피화생	선종(이형성증)	선암 중 장형 위암
경계가 불분명한 다발성 흰색 융기	지도상 발적 (경계가 있는 다발성 붉은 함몰)	경계가 있는 병변으로 균일한 혈관상과 균일한 미로상	경계가 있는 병변으로 불균일한 혈관상과 불균일한 표면상
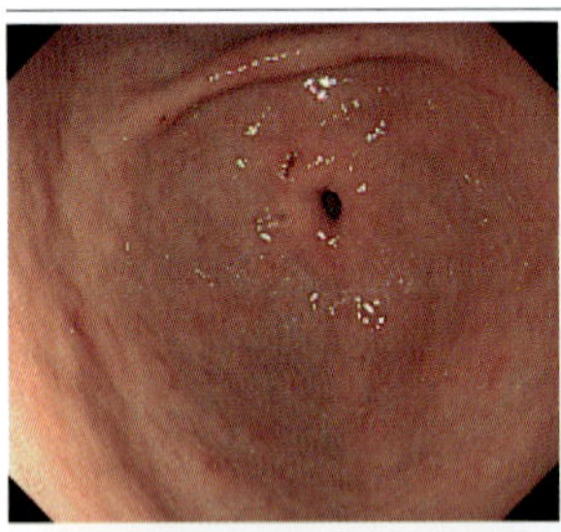	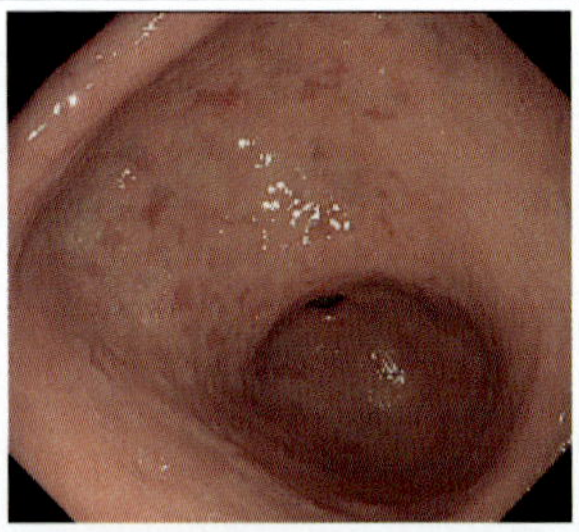	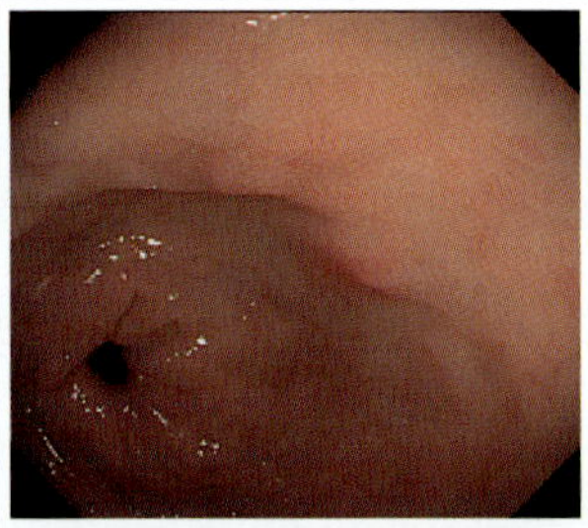	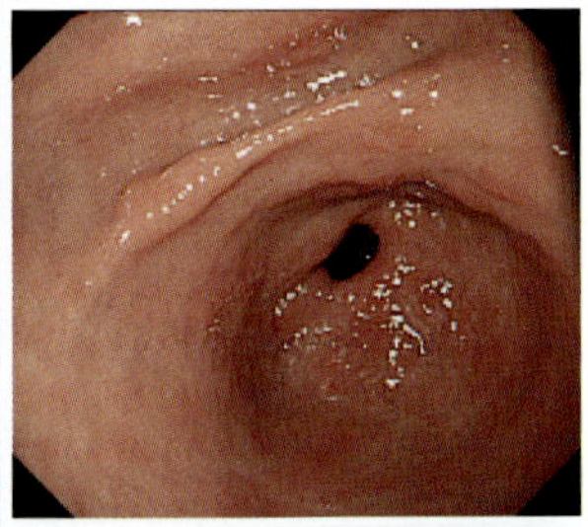
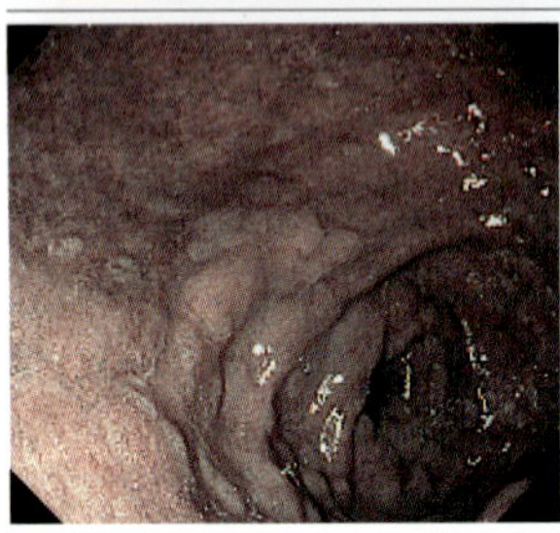	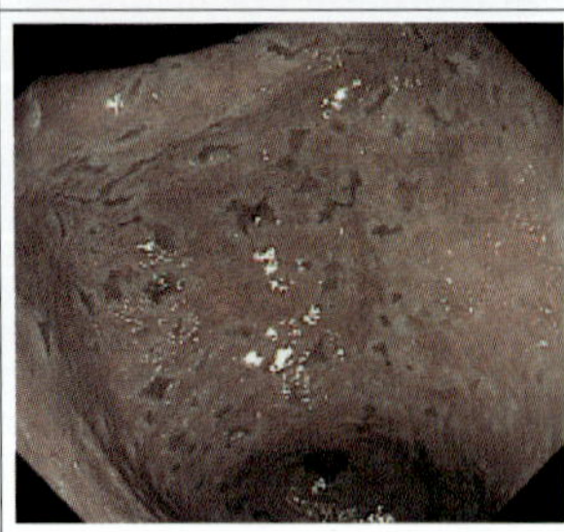	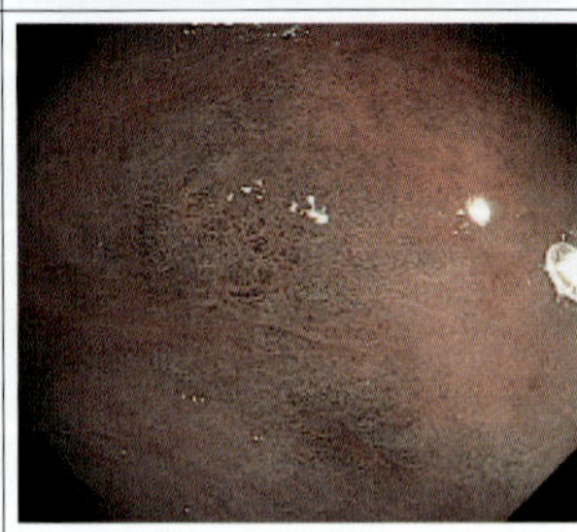	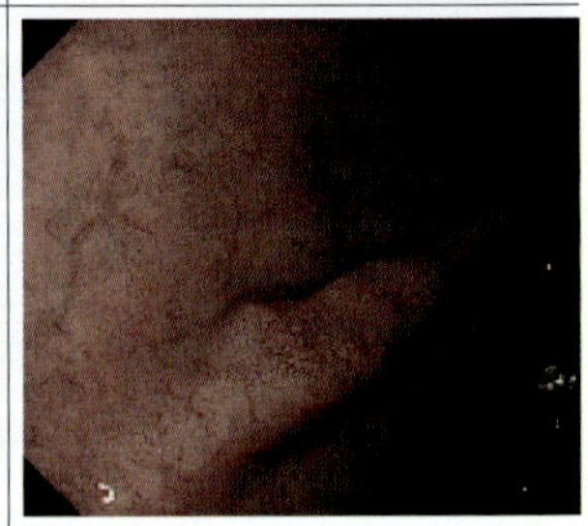

증례 5.14

유문부에서 암이 진단되어 온 80대 남자의 내시경소견이다. 체부의 내시경진단은?

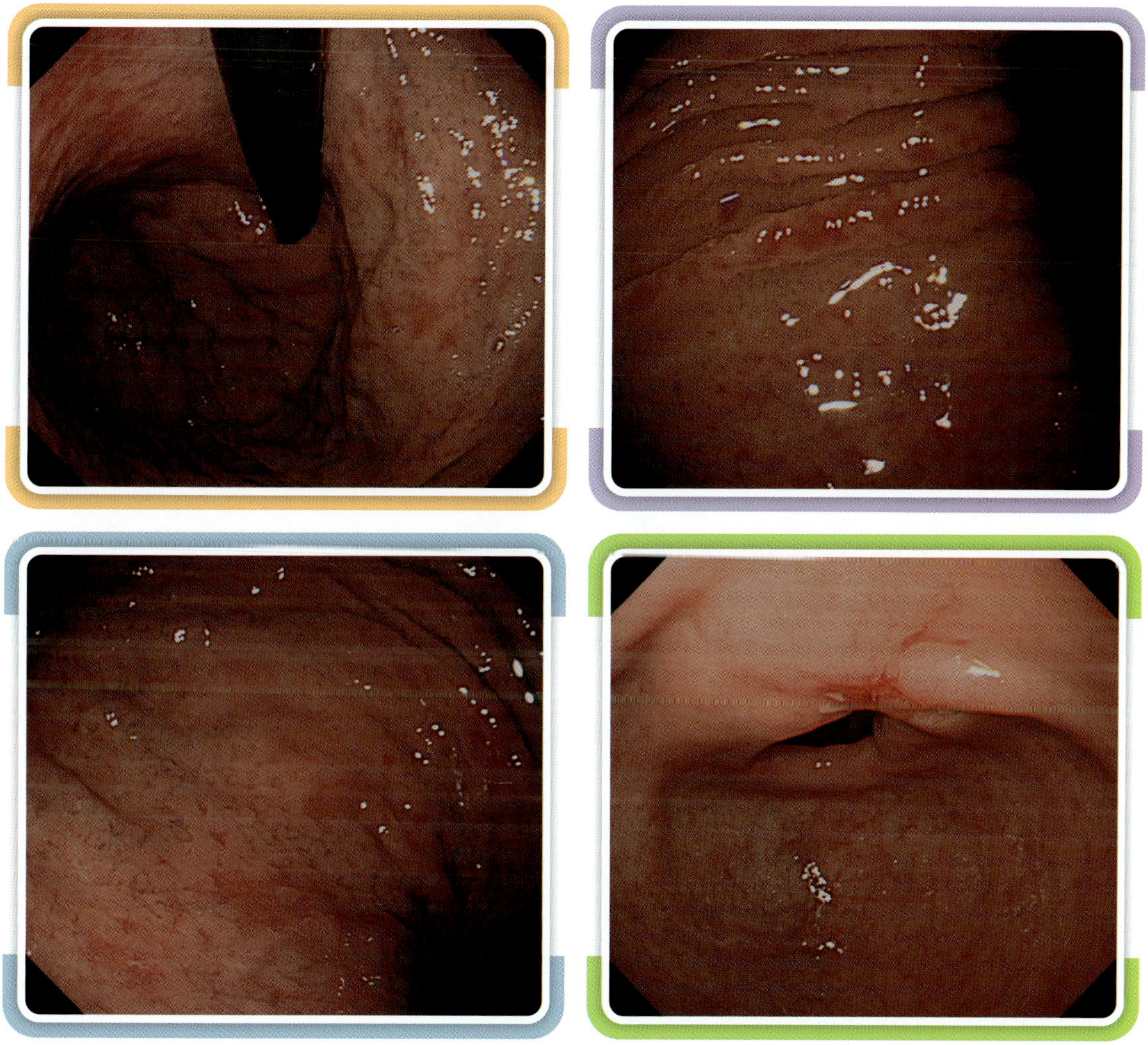

H. pylori 제균 치료 과거력: 10년 전

답 지도상 발적

내시경소견

분문부에서 과거 감염을 시사하는 지도상 발적이 관찰된다.

장상피화생으로 인한 흰색 융기 사이로 다발성 함몰된 발적이 보여서 지도상 발적으로 진단할 수 있다.

체부 상부까지 흰색 융기 사이로 다발성 함몰된 발적이 보여서 과거 감염을 시사한다.

유문부 소만에 발적된 함몰 병변이 보인다. 타병원에서 조직검사한 뒤에 의뢰된 환자로, 병변에 조직채취로 인한 궤양이 보인다.

유문부의 발적된 함몰 병변을 절제한 후의 병리소견은 조기 위암과 선종이 혼합된 종양으로 보고되었다.

Stomach, "prepyloric antrum", endoscopic submucosal dissection: EARLY GASTRIC CARCINOMA with adenomatous component

1) Location: Lower third, Center at antrum and lesser curvature
2) Gross type: EGC type IIc + IIa
3) Histologic type: TUBULAR ADENOCARCINOMA, MODERATELY DIFFERENTIATED
4) Histologic type by Lauren: Intestinal
5) Size: 14.0 × 10.0 × 1.0 mm
6) Depth of invasion: Invades mucosa (muscularis mucosa) (pT1a)
7) Resection margin: Free from carcinoma
8) Lymphatic invasion: Not identified
9) Venous invasion: Not identified
10) Perineural invasion: Not identified
11) Pre-existing adenoma: Tubular adenoma
    (a) Gross type: (Elevated)
    (b) Size: 1.3 × 1.2 × 1.3 mm
    (c) Resection margin: Free from adenoma

- 이 증례처럼 위선종이 장형 위암과 함께 진단되거나, 조직검사에서는 위선종만 보고되었다가 병변 전체를 절제한 뒤에 장형 위암으로 진단이 바뀌는 경우도 있다.
- 위선종은 병태생리학적으로 장형 위암과 유사하기 때문에 함께 진단되기도 하지만, 미만형 위암과는 달라서 공존하는 경우는 거의 없다[Lee SY, Han HS, Lee KY, et al. Sonic hedgehog expression in gastric cancer and precancerous tissues. Oncology Report 2007;17:1051-1055].
- 선종과 장형 위암은 성질이 유사해서 세계보건기구에서 제시한 WHO 병리 진단 기준으로는 위선종인 병변이 일본의 병리 기준으로는 장형 위암으로 진단될 수 있다[Lee SY. Gastric adenoma with low-grade dysplasia: two countries, two outcomes. Digestive Diseases and Sciences 2014;59:235-237].
- WHO 지침에 의하면 암은 점막근판을 침범해야 진단될 수 있지만, 일본 지침에서는 핵의 모양으로 암을 진단하기 때문에 우리나라에서는 위선종으로 진단된 병변이 일본에서는 장형 위암으로 진단될 수 있다[Lee SY, Yoshida N, Dohi O, et al. Differences in prevalence of lymphovascular invasion among early gastric cancers between Korea and Japan. Gut and Liver 2017;11:383-391].

증례 5.15

위선종이 진단되어 온 70대 여자의 내시경소견이다. *H. pylori* 제균 치료는 받은 적이 없으며 당뇨와 고혈압, 갑상선저하증에 대한 약물 치료를 하면서 위산억제제를 간헐적으로 복용한다고 했다. 혈액검사소견이 다음과 같을 때, 현재의 감염 상태는?

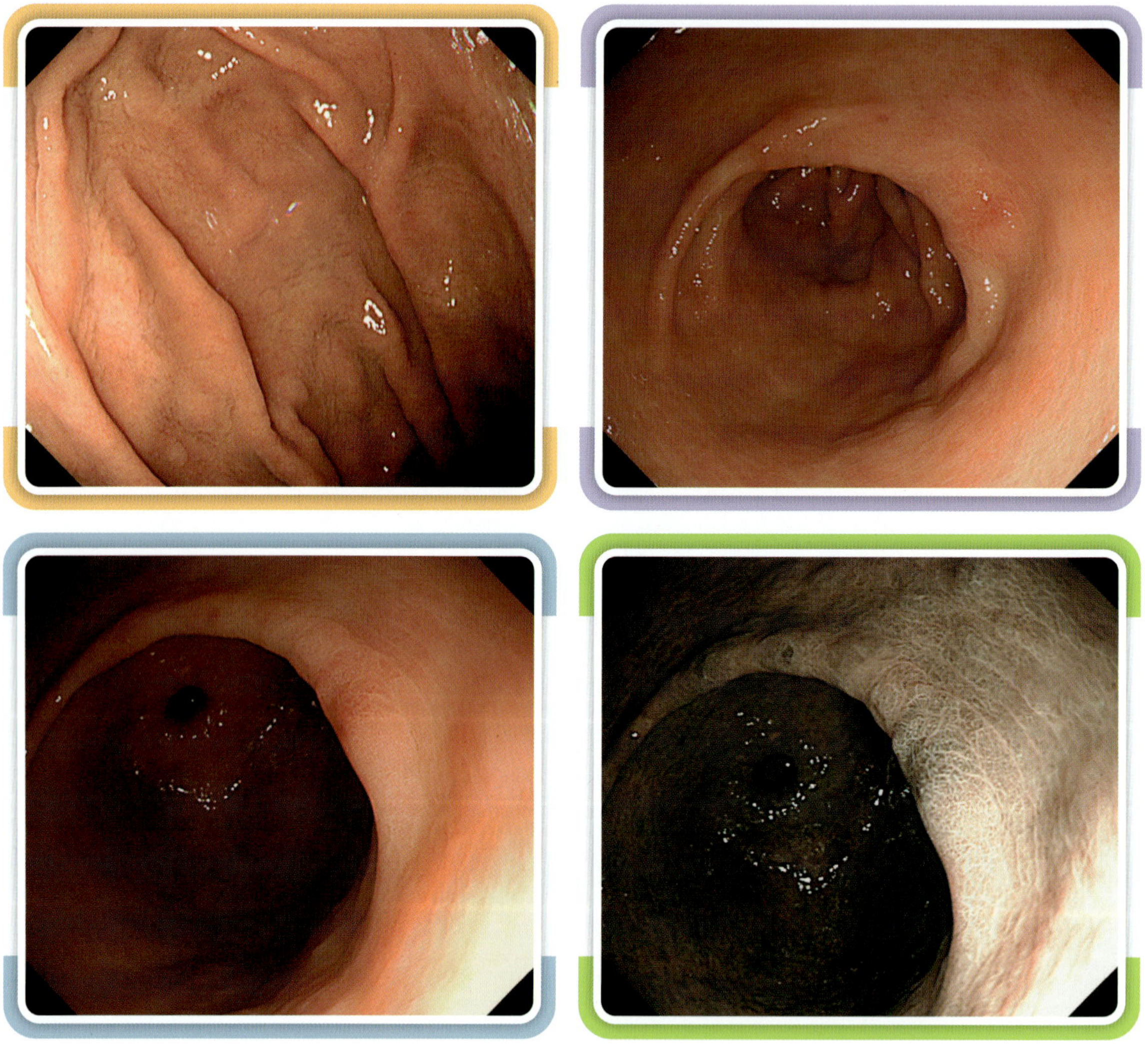

Chorus® & HBI® assay		GastroPanel® test	
H. pylori IgG	5.7 AU/mL	*H. pylori* IgG	15.7 EIU
Pepsinogen I	>160 ng/mL ↑	Pepsinogen I	>200 μg/L ↑
Pepsinogen II	47.6 ng/mL ↑	Pepsinogen II	42.9 μg/L ↑
I/II ratio	6.9	I/II ratio	4.7
ABC method	Group A	Gastrin-17	>30 pmol/L ↑
		GastroSoft® algorithm	Low acid output group

답 과거 감염

내시경소견

- 현감염을 시사하는 체부의 광범위한 발적은 보이지 않는다.
- 전정부에서 장상피화생이 관찰된다.
- 후벽에서 병변이 관찰되어 조직검사한 결과, 선종으로 진단되었다.
- 조영증강 내시경상 선종의 경계가 보다 뚜렷하게 관찰된다.

- 제균 치료한 과거력은 없으나 장상피화생이 관찰되므로, 본인도 모르게 앓고 지나간 과거 감염 상태(unintended eradication)에 해당한다.
- 조직검사한 병변을 절제한 후의 병리소견은 다음과 같았다.

Stomach, "antrum", endoscopic mucosal resection: Tubular adenoma
with 1) gross type: flat
2) size: 5.0 × 2.0 × 2.0 mm
3) resection margin: free from adenoma

혈액검사소견

- 두 키트 모두에서 현감염을 시사하는 소견은 없다.
- 비위축성 위염을 시사하는 PG I 수치 상승을 보이며, G-17 수치까지 상승된 것으로 볼 때 위산억제제로 인한 변화임을 알 수 있다.
- 종합할 때, 이 증례는 과거 감염자에서 발생한 약제성 위염에 해당한다.

증례 5.16

위용종으로 의뢰된 70대 여자의 검사소견이다. 6년 전에 제균 치료한 과거력이 있으며, 신경과 약과 함께 dexilant를 장기간 복용 중이었다. 현재의 감염 상태는?

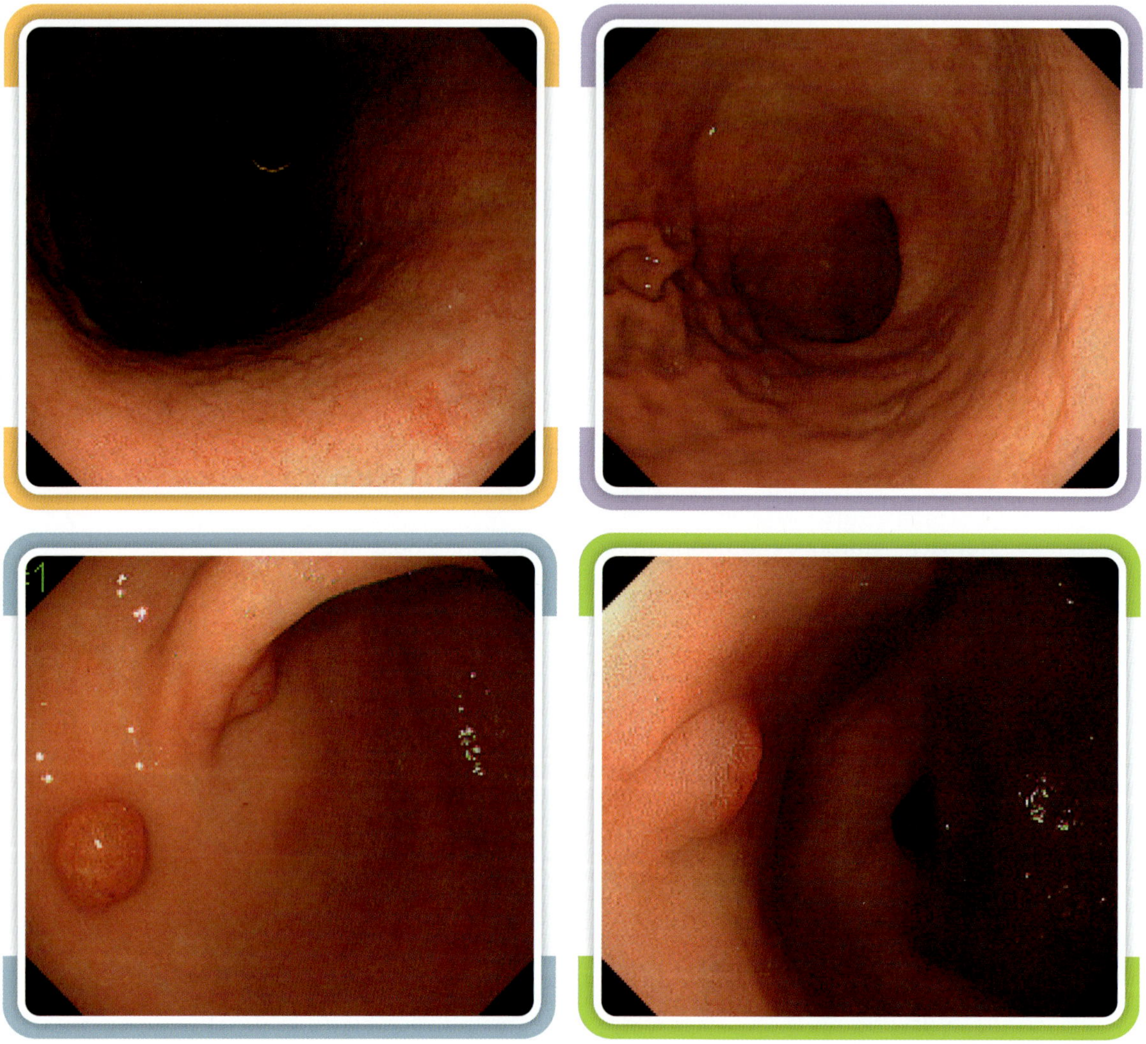

Stomach, A: "proximal antrum", biopsy: Hyperplastic polyp

Stomach, B: "distal antrum", biopsy: Chronic gastritis

with 1) mild inflammation

2) mild activity

3) atrophy (not applicable)

4) no intestinal metaplasia

5) no *Helicobacter pylori*-like microorganism

Giemsa stain: negative

^{13}C-urea breath test: negative

Chorus® & HBI® assay		GastroPanel® test	
H. pylori IgG	5.4 AU/mL	*H. pylori* IgG	15.4 EIU
Pepsinogen I	37.4 ng/mL	Pepsinogen I	34.8 μg/L
Pepsinogen II	8.0 ng/mL	Pepsinogen II	5.5 μg/L
I/II ratio	4.7	I/II ratio	6.3
ABC method	Group A	Gastrin-17	22.6 pmol/L ↑
		GastroSoft® algorithm	Low acid output group

답 과거 감염

내시경소견

체부의 소만에서 장상피화생이 관찰된다.

주로 소만에서만 장상피화생이 관찰된다.

근위부에서 관찰되는 용종은 발적된 Isp 모양으로 과형성 용종을 시사한다.

원위부에서도 용종이 관찰되나, 과형성 용종과 달리 발적이 없고 융기가 편평해서 염증성 용종 등을 의심해 볼 수 있다.

혈액검사소견

- 항체가와 PG II 수치가 모두 정상 범주로, 현감염을 시사하는 이상소견은 없다.
- G-17 수치의 상승은 위산억제제의 장기 복용으로 인한 이차적인 고가스트린혈증 때문이다.

증례 5.17

두피의 피부암을 절제한 40대 남자의 위내시경소견이다. 진단은?

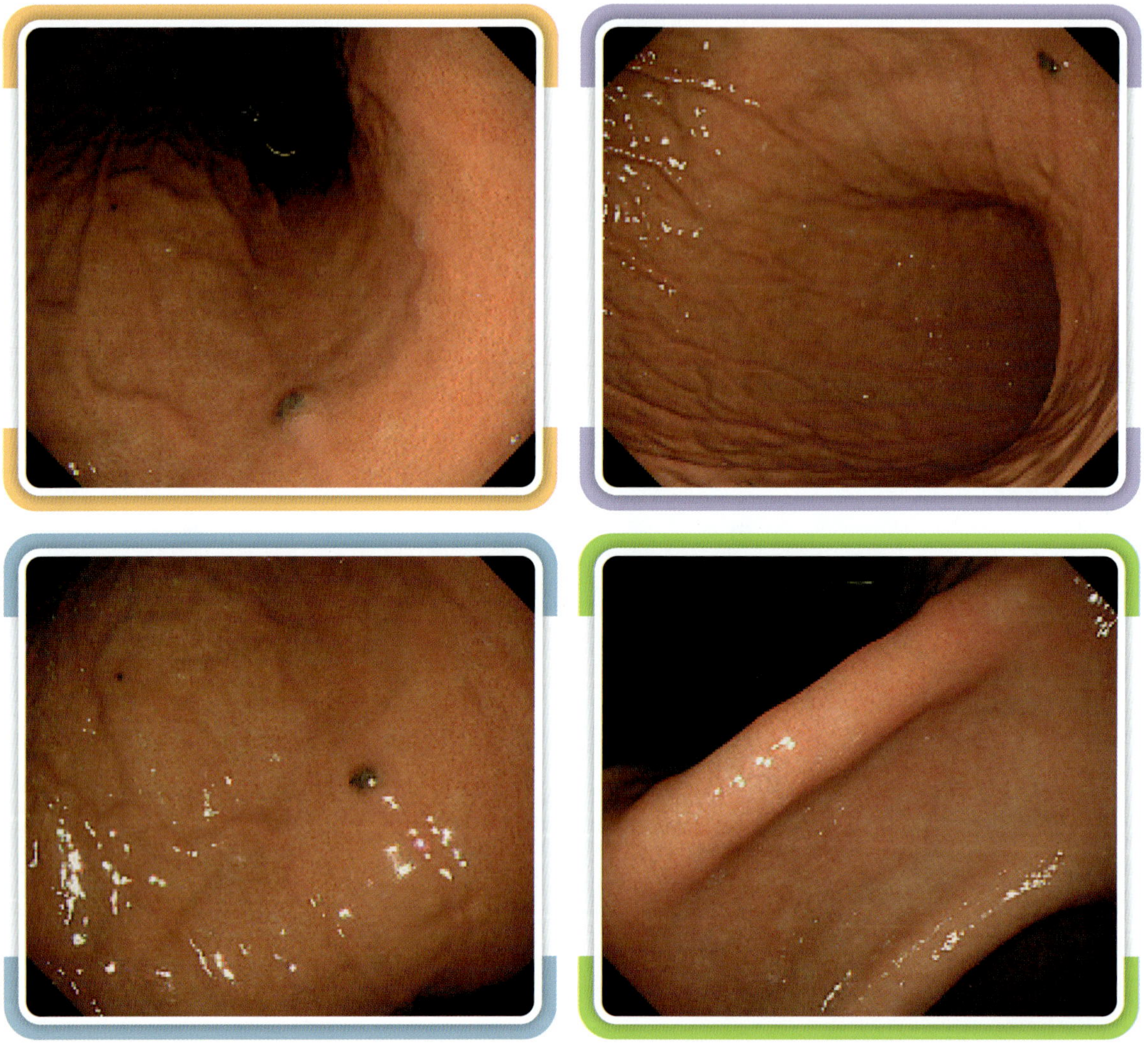

Chorus® & HBI® assay		GastroPanel® test	
H. pylori IgG	7.4 AU/mL	*H. pylori* IgG	16.9 EIU
Pepsinogen I	43.4 ng/mL	Pepsinogen I	61.9 μg/L
Pepsinogen II	7.8 ng/mL	Pepsinogen II	9.1 μg/L
I/II ratio	5.6	I/II ratio	6.8
ABC method	Group A	Gastrin-17	5.3 pmol/L
		GastroSoft® algorithm	Normal group

답 흑색종의 다발성 위 전이

내시경소견

체부의 소만에 상피하 병변처럼 보이는 흑색 종양이 보인다.

병변을 다른 각도에서 바라본 모양이다. 조직검사한 결과, 악성 흑색종으로 진단되었다.

체부 대만에서도 다른 두 개의 흑색 병변이 관찰되어 조직검사를 했다.

위각에서는 불균일한 구조가 관찰되어 미감염 상태가 아니라는 것을 예측할 수 있다.

- Red@PRAME과 Red@HMB45 특수염색상 양성소견을 보여서 위로 전이된 악성 흑색종으로 확진되었다.
- *H. pylori* 감염과 무관한 타장기의 다발성 전이소견으로 내시경 절제술의 적응증이 아니다.
- 흑색종에 대한 항암 치료를 받고 1년 후에 시행한 나병원 위내시경에서는 더 이상 병변들이 관찰되지 않았다.

혈액검사소견

- *H. pylori* 감염이나 혈청학적 위축이 없는 정상소견이다.
- 이 증례처럼 위로 전이된 타장기 암은 GastroPanel 알고리즘에서도 정상군으로 보고되는 경우가 많아서, 혈액검사가 위 병변을 진단하는 데 도움이 되지 않는다.

증례 5.18

8년 전에 위 말트림프종이 진단되어 제균 치료한 20대 여자의 현재 내시경소견이다. 유문부의 상피하종양은 제균 성공 2년 후에도 변화가 없어서 내시경 점막하 박리술로 절제한 뒤, 8년째 재발이 없다. 현재의 감염 상태와 내시경진단은?

8년 전 **현재**

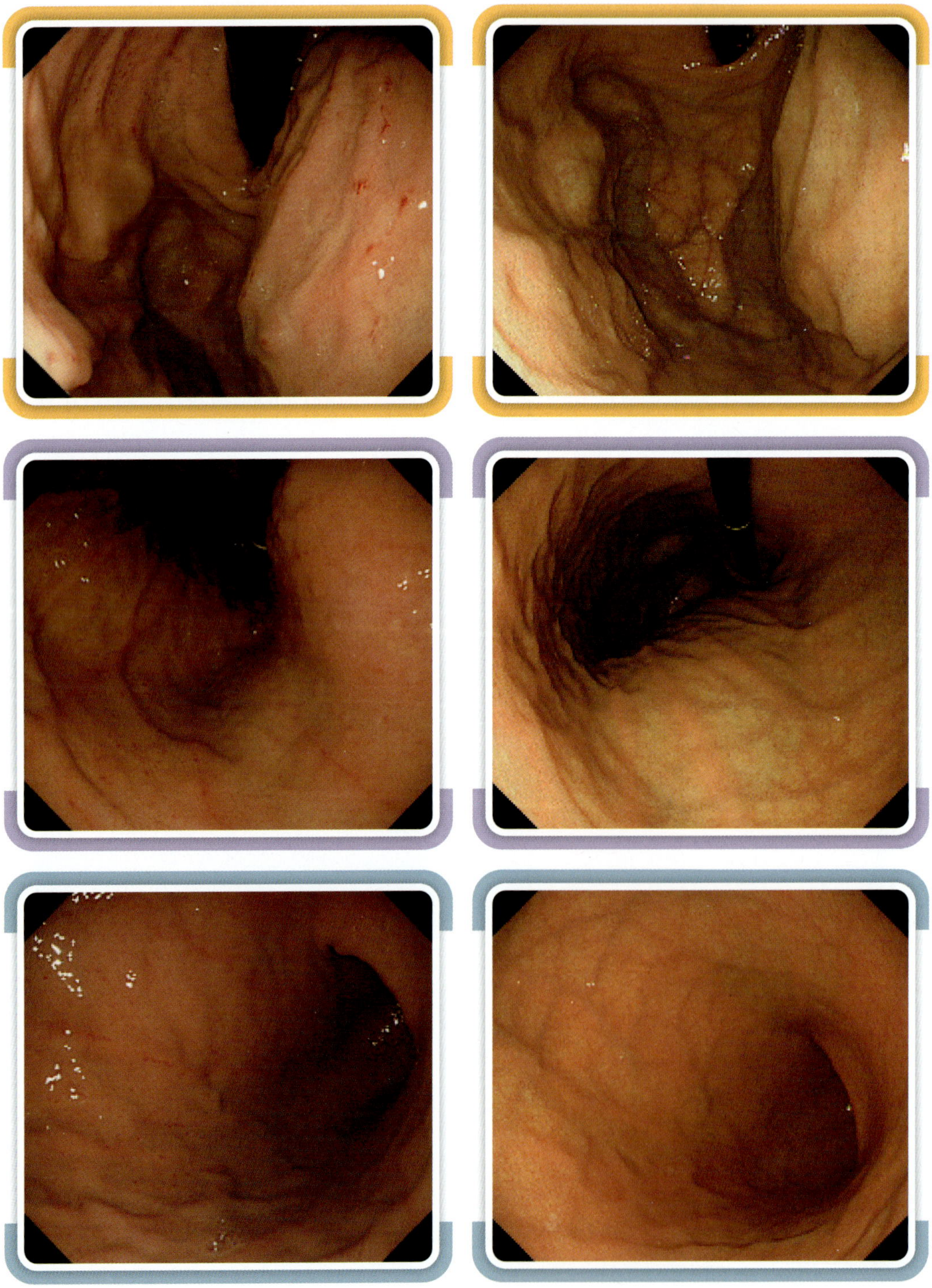

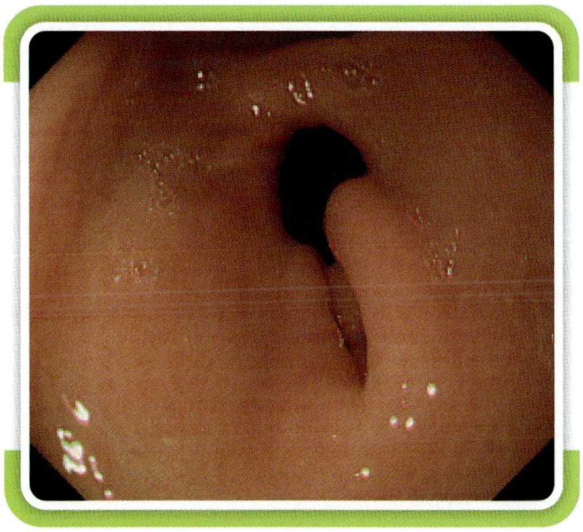

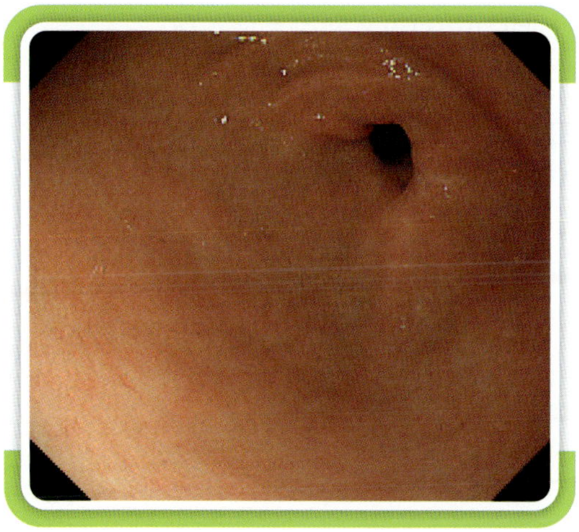

진단 당시의 조직검사결과:

Stomach, "pylorus", endoscopic biopsy: Chronic gastritis

with (1) moderate inflammation

(2) mild activity

(3) atrophy (not applicable)

(4) no intestinal metaplasia

(5) lymphoepithelial lesion (see comments)

(6) moderate density of *Helicobacter pylori*-like microorganism

Giemsa stain: positive

Comments: LOW GRADE MALT LYMPHOMA

POSITIVE in clonal IgH gene rearrangement

Bcl-6: positive in germinal center B cells

Bcl-2: negative

Ki-67: increased in germinal center B cells

CK_Multi: evaluation for lymphoepithelial lesion

CD10: positive in germinal center B cells

CD20: positive in B cells

CD3: negative

Chorus® & HBI® assay	제균 치료 전	2년 후	8년 후
H. pylori IgG	93.5 AU/mL ↑	8.3 AU/mL	8.6 AU/mL
Pepsinogen I		23.0 ng/mL	27.4 ng/mL
Pepsinogen II		5.4 ng/mL	4.1 ng/mL
I/II ratio		4.3	6.7
ABC method		Group A	Group A

답 과거 감염자의 B형 위축성 위염

내시경소견

8년 전	현재
H. pylori 감염을 시사하는 분문부의 점상 발적이 보인다.	발적이 사라졌다.
선상 발적도 보여서 위점막 분비능이 상승된 위산과다 상태임을 예측할 수 있다.	정상 혈관상으로 회복되었다.
현감염을 시사하는 광범위한 발적과 위산과다를 시사하는 선상 발적이 같이 보인다.	발적은 사라지고 위축만 보여서 과거 감염으로 인한 B형 위축성 위염을 시사한다.
중앙이 배꼽 모양으로 함몰된 상피하종양이 관찰되어 bite-on-bite biopsy를 시행한 결과, 말트림프종으로 진단되었다.	종양 재발 없이 흉터만 관찰된다.

- *H. pylori* 감염으로 인한 말트림프종의 경우, 선암이 동시에 발견되는 경우도 있으므로 주변 위점막을 잘 관찰해야 한다[Lee SY, Kim JJ, Lee JH, et al. Synchronous adenocarcinoma and mucosa-associated lymphoid tissue (MALT) lymphoma in a single stomach. Japanese Journal of Clinical Oncology 2005;35:591-594].

혈액검사소견

- 제균 치료 후 2년째부터 항체가 음전된 상태로 유지되어 현재까지 재감염이 없음을 시사한다.
- 다만, *Helicobacter suis* 등 *H. pylori*가 아닌 다른 균에 의한 말트림프종의 경우에는 항체 수치가 정상으로 보고되므로 주의한다[Lee SY, Lee JH, Kim JJ. *Helicobacter pylori*-negative low grade gastric MALT lymphoma. Korean Journal of Helicobacter and Upper Gastrointestinal Research 2003;3:89-95].
- 이 환자의 경우, 혈청학적 위축이 없다고 나와서 내시경에서 보이는 B형 위축성 위염이 혈액검사로 반영되지 않을 정도로 경미하다는 것을 알 수 있다.

증례 5.19

위 말트림프종이 의심되어 온 30대 남자의 제균 치료 전과 7개월 후의 사진이다. 제균 성공 후에 호전된 중요한 내시경소견은?

제균 치료 전 **제균 성공 7개월 후**

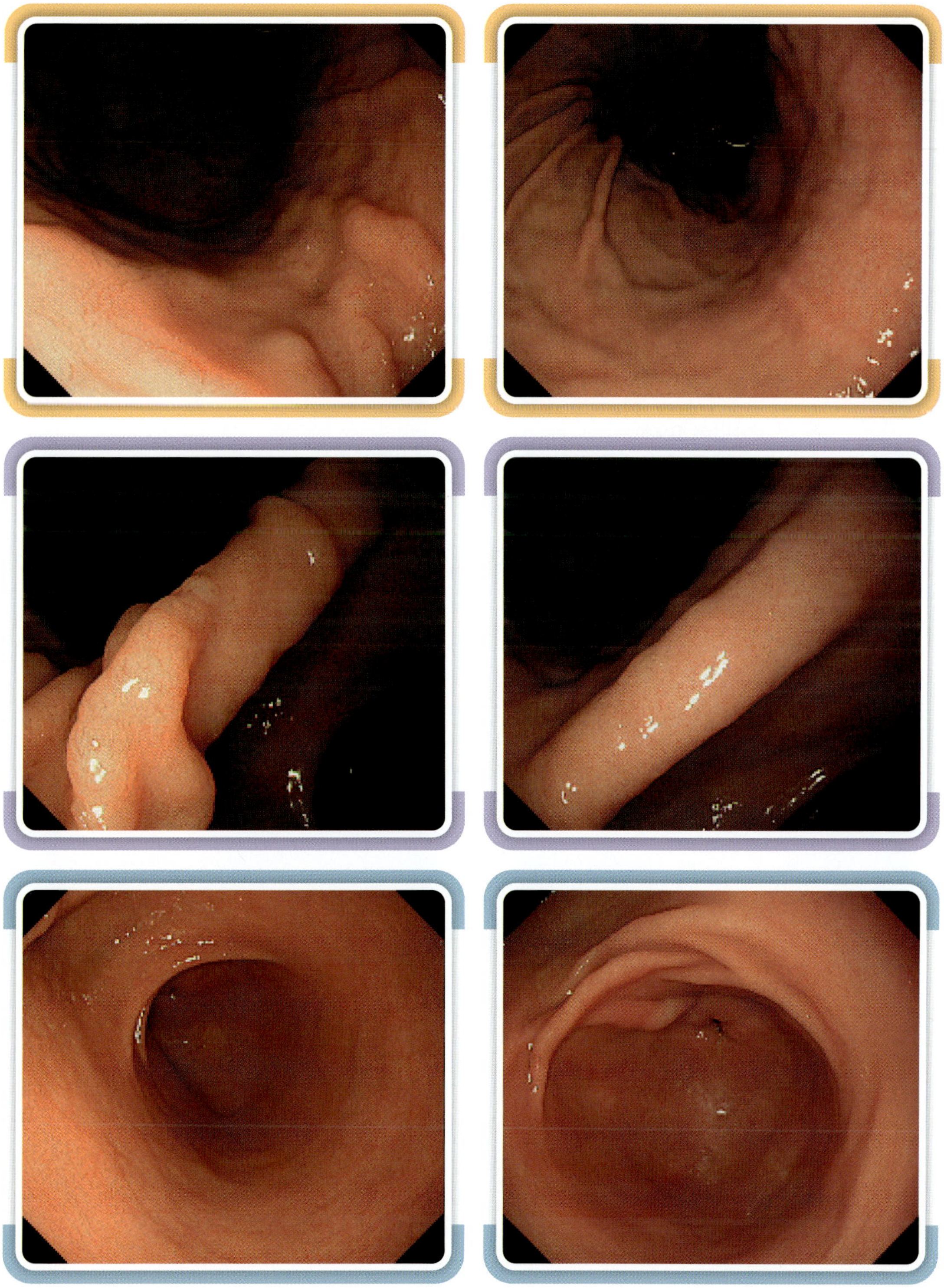

제균 치료 전의 조직검사결과:

Stomach, "angle", endoscopic biopsy: Chronic gastritis

with 1) moderate inflammation

2) mild activity

3) no atrophy

4) no intestinal metaplasia

5) atypical lymphoid proliferation with lymphoepithelial lesion (see comments)

6) no *Helicobacter pylori*-like microorganism

Giemsa stain: negative

Comments: EXTRANODAL MARGINAL ZONE B-CELL LYMPHOMA OF MALT

CD3: negative

CD10: negative

CD20: positive

CD21: expansion of follicular dendritic cell meshwork

Bcl-6: negative

Bcl-2: positive

Ki-67: positive in 5%

^{13}C-urea breath test: positive

제균 성공 후의 추적 조직검사결과:

Stomach, "angle", endoscopic biopsy: Chronic gastritis

with 1) mild inflammation

2) no activity

3) atrophy (not applicable)

4) no intestinal metaplasia

5) no *Helicobacter pylori*-like microorganism

Giemsa stain: negative

Chorus® & HBI® assay	제균 치료 전	제균 성공 7개월 후
H. pylori IgG	35.3 AU/mL ↑	8.8 AU/mL
Pepsinogen I	62.2 ng/mL	59.0 ng/mL
Pepsinogen II	10.1 ng/mL	8.1 ng/mL
I/II ratio	6.2	7.1
ABC method	Group B	Group A
GastroPanel® test	**제균 치료 전**	**제균 성공 7개월 후**
H. pylori IgG	27.0 EIU ↑	20.2 EIU ↑
Pepsinogen I	123.6 μg/L	118.3 μg/L
Pepsinogen II	9.6 μg/L	8.4 μg/L
I/II ratio	12.9	14.1
Gastrin-17	2.3 pmol/L	3.1 pmol/L
GastroSoft® algorithm	*H. pylori* infection group	*H. pylori* infection group

답 결절성 위염

내시경소견

제균 치료 전	제균 성공 7개월 후
현감염을 시사하는 발적과 융기형 장상피화생 변화가 체부 소만에서 관찰된다. 소만의 융기형 변화는 위각과 전정부의 결절성 위염과 연결되어 있다.	소만에서 보이던 결절들이 사라지고, 정상 혈관상이 보인다.
결절성 위염이 있는 위각에서 조직검사한 결과, 위 말트림프종이 진단되었다.	위각에서는 불균일한 혈관상만 관찰되어 과거 감염자임을 알 수 있다.
결절성 위염이 전정부에서 체부의 소만까지 관찰된다.	결절성 위염이 사라졌다.

- 결절성 위염의 주요 원인은 *H. pylori* 감염이므로, 이 증례처럼 조직검사로 감염이 진단되지 않으면 Giemsa 염색이 위음성일 가능성을 고려하여 요소호기검사로 확인한 뒤, 제균 치료한다.

혈액검사소견

- 제균 성공 7개월만에 Chorus 키트로 검사한 항체가 음전된 것을 볼 수 있다.
- *H. pylori* IgG 항체가와 PG II 수치의 감소, I/II 비의 증가는 재감염이 없음을 시사하는 중요한 소견이다.

증례 5.20

1년 전에 위 말트림프종으로 진단받고 제균 치료한 40대 남자의 추적 검사소견이다. 현재의 감염 상태는?

제균 치료 전 **1년 후**

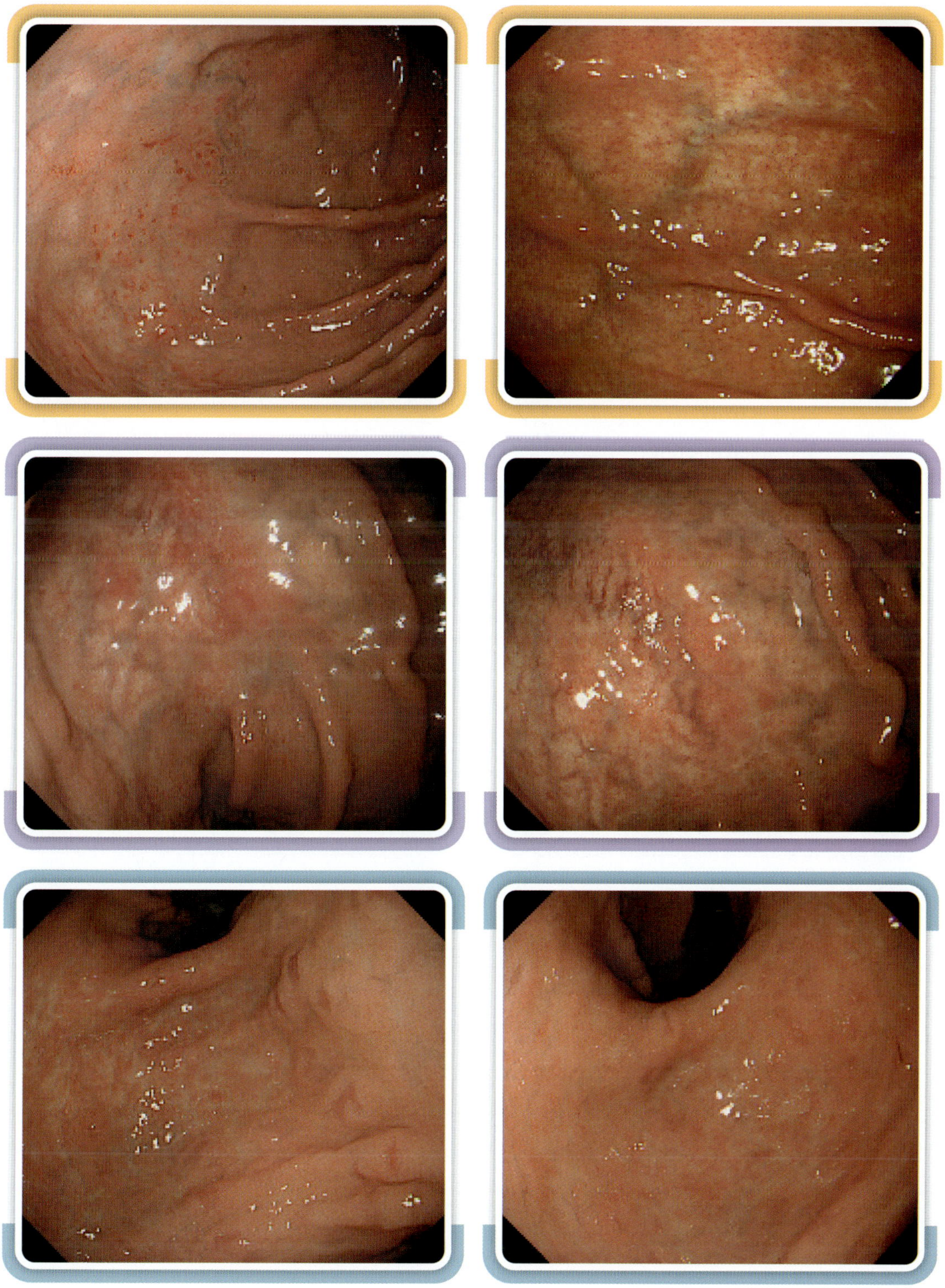

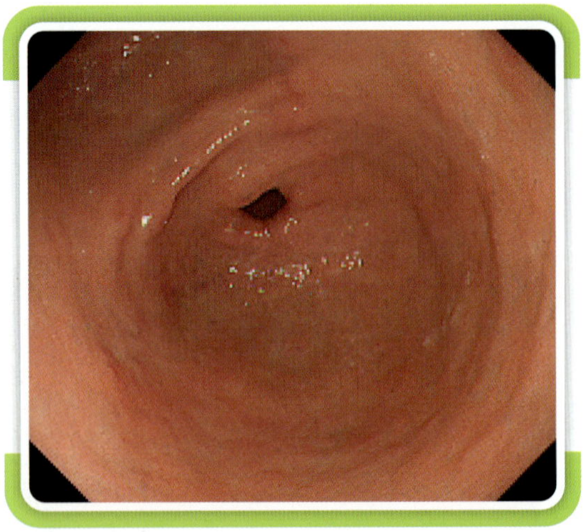

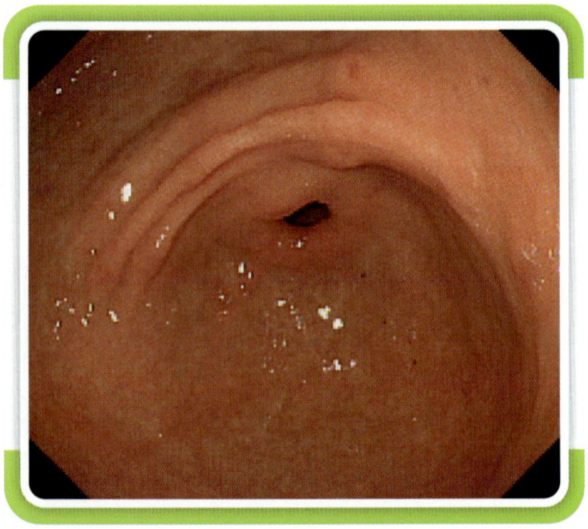

1년 후 말트림프종 진단 부위에서 추적 조직검사를 한 결과(보라색 박스의 두 번째 사진):

Stomach, "greater curvature, upper body", endoscopic biopsy: Chronic gastritis

with 1) moderate inflammation

2) no activity

3) marked atrophy

4) marked intestinal metaplasia

5) no *Helicobacter pylori*-like microorganism

Giemsa stain: negative

Chorus® & HBI® assay	제균 치료 전	1년 후
H. pylori IgG	72.9 AU/mL ↑	26.9 AU/mL ↑
Pepsinogen I	>160 ng/mL ↑	48.7 ng/mL
Pepsinogen II	36.0 ng/mL ↑	8.4 ng/mL
I/II ratio	5.2	5.8
ABC method	Group B	Group B
GastroPanel® test		**1년 후**
H. pylori IgG		86.9 EIU ↑
Pepsinogen I		76.3 μg/L
Pepsinogen II		7.0 μg/L
I/II ratio		10.9
Gastrin-17		4.2 pmol/L
GastroSoft® algorithm		*H. pylori* infection group

답 과거 감염

내시경소견

제균 치료 전	1년 후
현감염을 시사하는 점상 발적이 보인다.	발적이 사라졌다.
상피하 병변에서 조직검사한 결과, 위 말트림프종으로 확진되었다.	상피하 병변은 그대로 관찰된다.
현감염을 시사하는 발적과 융기형 장상피화생이 보인다.	이전에 비해 장상피화생의 발적과 융기가 호전되었다.
장상피화생이 관찰된다.	선성무 근위부의 소만에서 관찰되던 융기형 발적들은 호전되었으나, 전정부 원위부의 장상피화생소견은 계속 관찰된다.

혈액검사소견

- 제균 성공 후 1년 뒤에 항체가와 PG II 수치가 모두 제균 전 수치의 50% 미만으로 각각 감소하여, 과거 감염 상태임을 예측할 수 있다.

6

약제성 위염 증례

증례 6.1

Tegoprazan을 2년째 복용 중인 60대 여자의 검사소견이다. 감염 상태와 진단은?

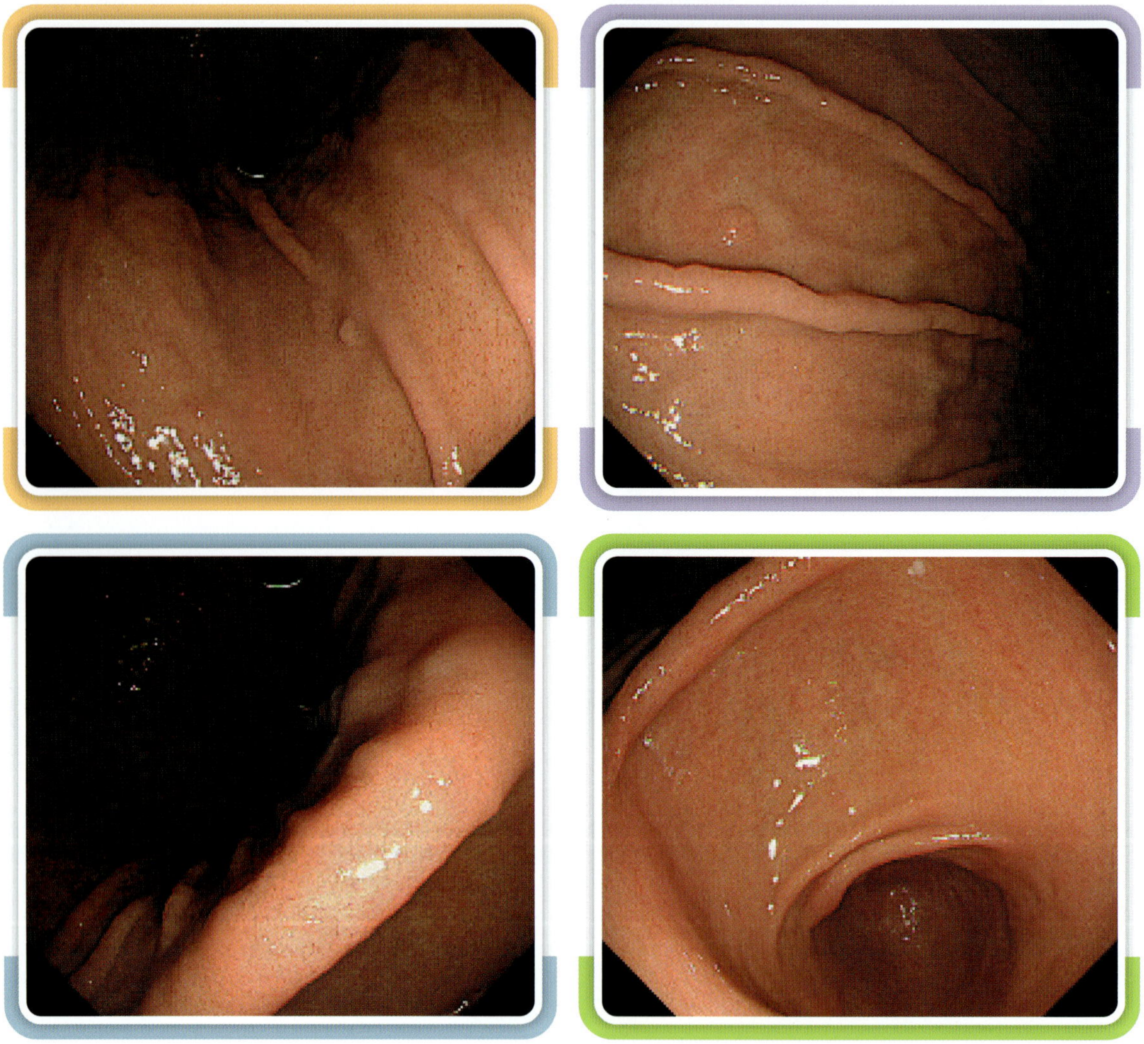

H. pylori 제균 치료 과거력: 없음

Chorus® & HBI® assay		GastroPanel® test	
H. pylori IgG	7.9 AU/mL	*H. pylori* IgG	16.0 EIU
Pepsinogen I	109.9 ng/mL	Pepsinogen I	>200 μg/L ↑
Pepsinogen II	21.6 ng/mL ↑	Pepsinogen II	18.7 μg/L ↑
I/II ratio	5.1	I/II ratio	10.7
ABC method	Group A	Gastrin-17	>30 pmol/L ↑
		GastroSoft® algorithm	Low acid output group

답 미감염자에서 발생한 위저선 용종

내시경소견

체부 소만에서 2 mm 크기의 상피하 용종과 정상 혈관상이 관찰된다.

체부 대만에서 3 mm 미만의 상피하 용종이 보인다.

위각에서 미감염을 시사하는 균일한 혈관상이 보인다.

위각의 정상혈관상이 전정부 소만으로 이어져서 미감염 상태임을 알 수 있다.

- 위저선 용종은 암과 무관한 병변으로 감염이 없을수록 호발한다.
- 작은 위저선 용종은 저절로 사라지기도 하므로, 굳이 조직검사를 하거나 제거할 필요는 없다.
- 이 증례처럼 *H. pylori* 균에 노출된 적이 없는 미감염자는 위 전체에서 발자국 또는 아지랑이 모양의 정상 혈관상이 균일하게 관찰될 수 있다.

혈액검사소견

- PG I 수치의 상승은 약제성 위염의 특징적인 소견이다.
- PG II 수치의 상승은 PG I 상승에 따른 이차적인 소견으로, 약제성 위염에서 흔히 관찰되는 혈액검사소견이다.
- 약제성 위염을 포함한 C형 위염은 A형이나 B형 위축과는 반대로 위염이 심할수록 PG I 수치와 I/II 비가 상승하며, 위암과 무관하다.
- 단, 장기간 위산억제제 복용으로 인해 고가스트린혈증이 동반될 경우에는 위신경내분비종양 등의 위종양 발생률이 상승한다.
- 이 환자의 경우, 벽세포를 억제하는 위산억제제를 장기간 복용해서 G-17 수치가 높게 보고되었으며, GastroSoft 알고리즘에서도 위산분비 저하군으로 분류되었다.

증례 6.2

간헐적인 흉부 작열감으로 온 60대 남자의 검사소견이다. 1년 전까지는 증상이 있을 때마다 esomeprazole 을 복용했다고 한다. 내시경진단은?

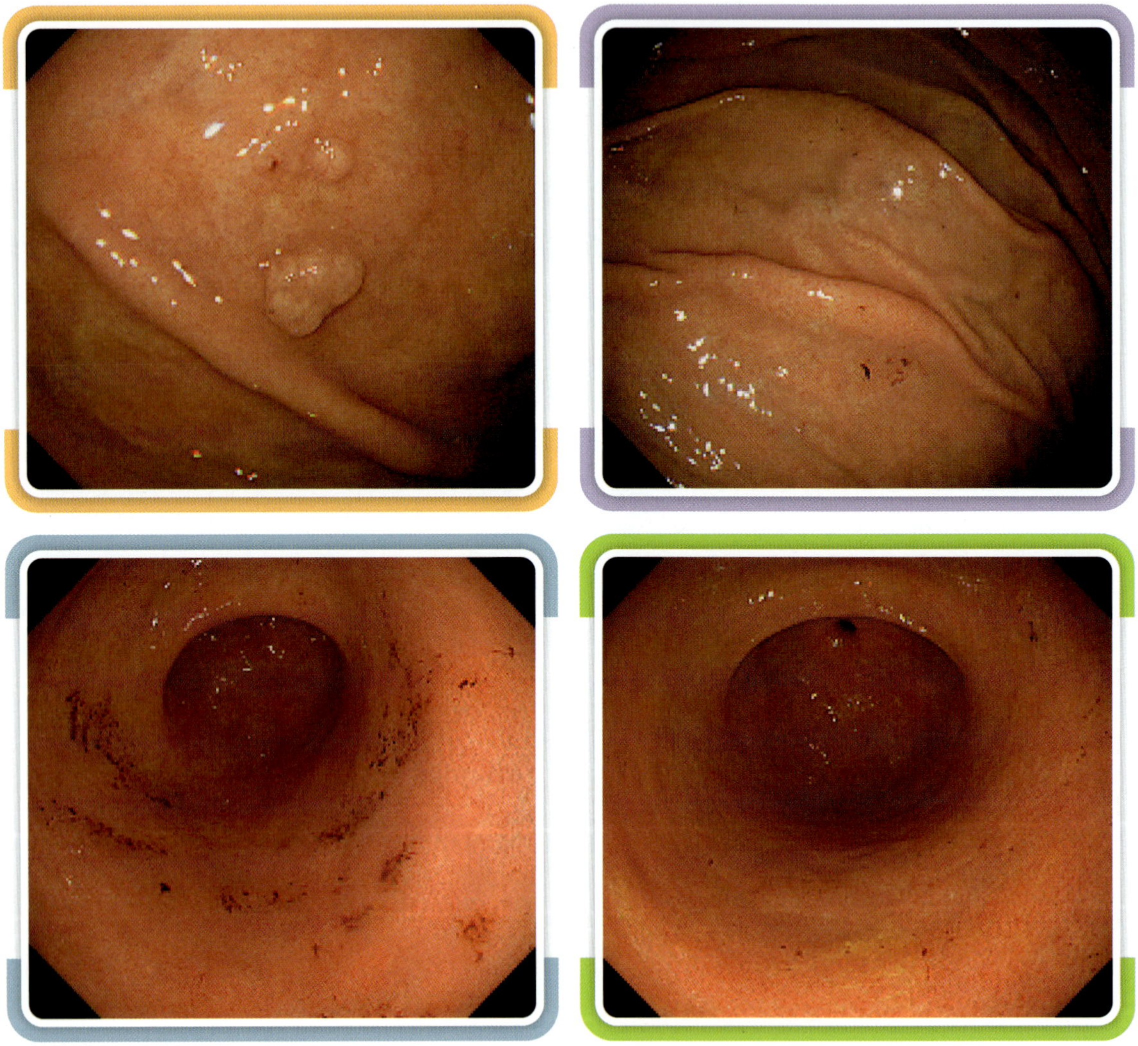

H. pylori 제균 치료 과거력: 6년 전

Chorus® & HBI® assay		GastroPanel® test	
H. pylori IgG	9.0 AU/mL	*H. pylori* IgG	15.2 EIU
Pepsinogen I	122.3 ng/mL	Pepsinogen I	>200 μg/L ↑
Pepsinogen II	17.4 ng/mL ↑	Pepsinogen II	15.6 μg/L ↑
I/II ratio	7.0	I/II ratio	12.8
ABC method	Group A	Gastrin-17	1.0 pmol/L
		GastroSoft® algorithm	Low acid output group

답 위저선 용종과 헤마틴

내시경소견

체부 대만에서 2개의 상피하 용종이 보인다.

정상 두께의 위주름과 헤마틴이 보인다.
위축이나 장상피화생은 관찰되지 않는다.

헤마틴이 전정부의 대만에서 체부 하부까지 관찰된다.

위산과다를 시사하는 헤마틴이 보인다.
불균일한 위점막과 혈관상이 관찰되어 과거 감염자일 가능성이 높다.

- 양성자펌프억제제를 장기간 복용하면 위저선의 낭성 확장과 벽세포 돌출 때문에 위저선 용종이 발생할 수 있으며, 크기가 클수록 잘 사라지지 않는다.
- 이 증례에서 관찰되는 위저선 용종은 작년까지 복용한 위산억제제와 연관이 있을 것으로 추정된다.
- 헤마틴이 보이므로, 위산과다를 유발할 만한 자극(예: 소염제, 항혈전제, 스테로이드를 포함한 궤양 유발 약제, 술, 스트레스 등)이 있었음을 시사한다.
- 헤마틴은 위산과다 분비 시 관찰되는 소견으로 *H. pylori* 감염이 없을수록 호발하며, 위암과 무관하므로 증상이 없을 경우에는 경과관찰한다.

혈액검사소견

- 약제성 위염을 시사하는 PG I 수치의 상승과 이차적인 PG II 수치의 상승을 보인다.
- G-17 수치가 정상이므로 위산억제제와 무관한 C형 위염임을 알 수 있다.

증례 6.3

식도염으로 3년간 tegoprazan을 복용한 50대 남자의 검사소견이다. 체부의 내시경소견과 원인은?

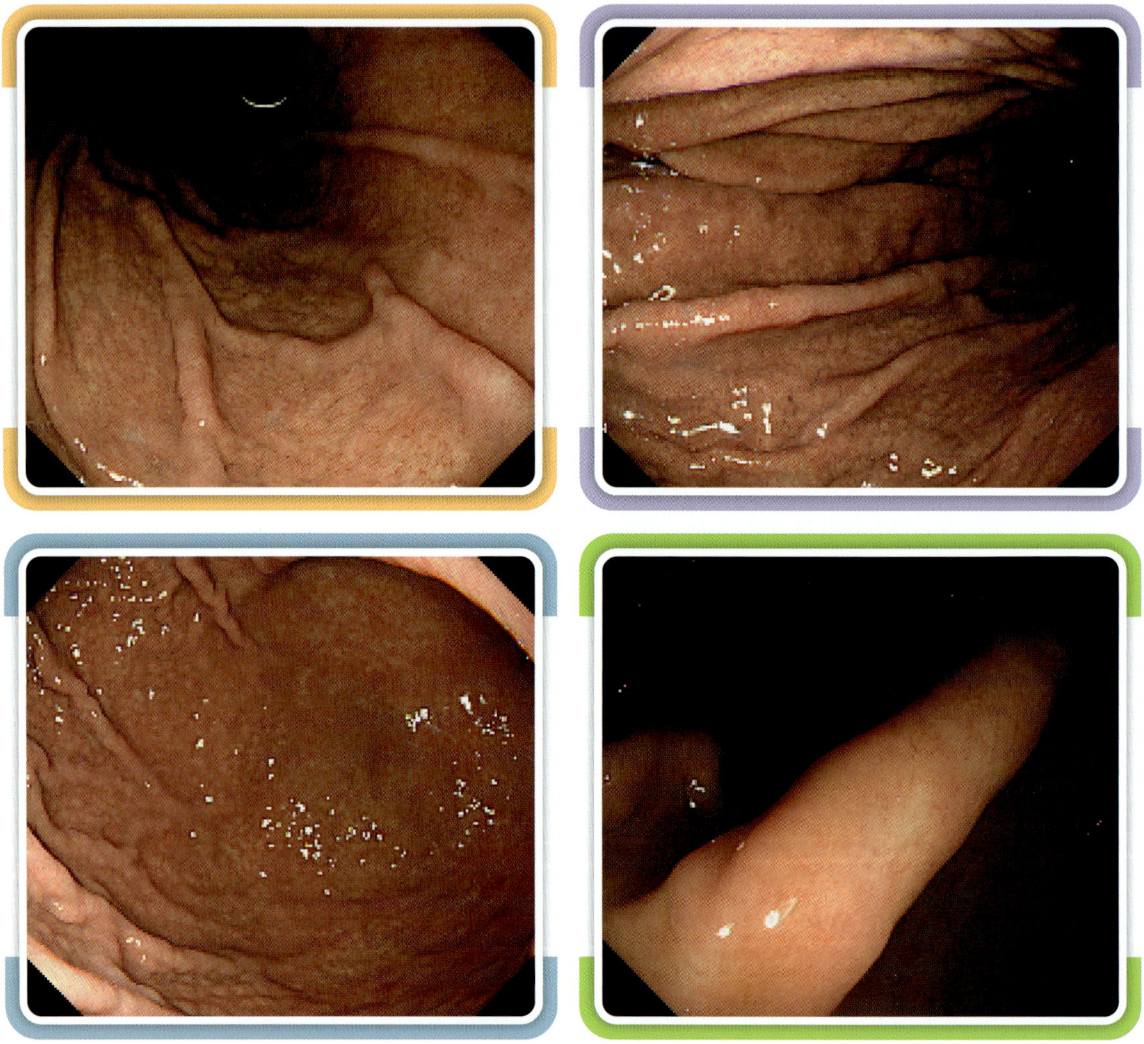

H. pylori 제균 치료 과거력: 없음

Chorus® & HBI® assay		GastroPanel® test	
H. pylori IgG	6.1 AU/mL	*H. pylori* IgG	<14.7 EIU
Pepsinogen I	>160 ng/mL ↑	Pepsinogen I	>200 μg/L ↑
Pepsinogen II	23.1 ng/mL ↑	Pepsinogen II	24.2 μg/L ↑
I/II ratio	8.3	I/II ratio	8.2
ABC method	Group A	Gastrin-17	>30 pmol/L ↑
		GastroSoft® algorithm	Low acid output group

답 고가스트린혈증으로 인한 조약돌 모양의 점막

내시경소견

체부에서 조약돌 모양의 위점막이 보인다.

체부의 주름에서도 조약돌 모양이 관찰된다.

위주름이 끝나는 전정부 대만에서 위축 경계가 보여서 과거 감염자임을 알 수 있다.

위각 소만의 불균일한 변화는 미감염 상태가 아니라는 것을 알려준다.

- 조약돌 모양의 위점막은 위산억제제 복용으로 인해 발생한 고가스트린혈증이 위저선의 낭성 확장과 벽세포 돌출을 유발하여 만들어낸 소견이므로, 전정부에서는 볼 수 없다.

혈액검사소견

- 장기간 위산억제제 복용으로 인한 G-17 수치의 상승과 PG I 수치의 상승을 보인다.

증례 6.4

Pantoprazole을 복용하다가 fexuprazan으로 바꾼 60대 남자의 검사소견이다. 현재의 감염 상태와 내시경 소견의 변화는?

Pantoprazole을 2년간 복용한 뒤 | **Fexuprazan을 2년간 복용한 뒤**

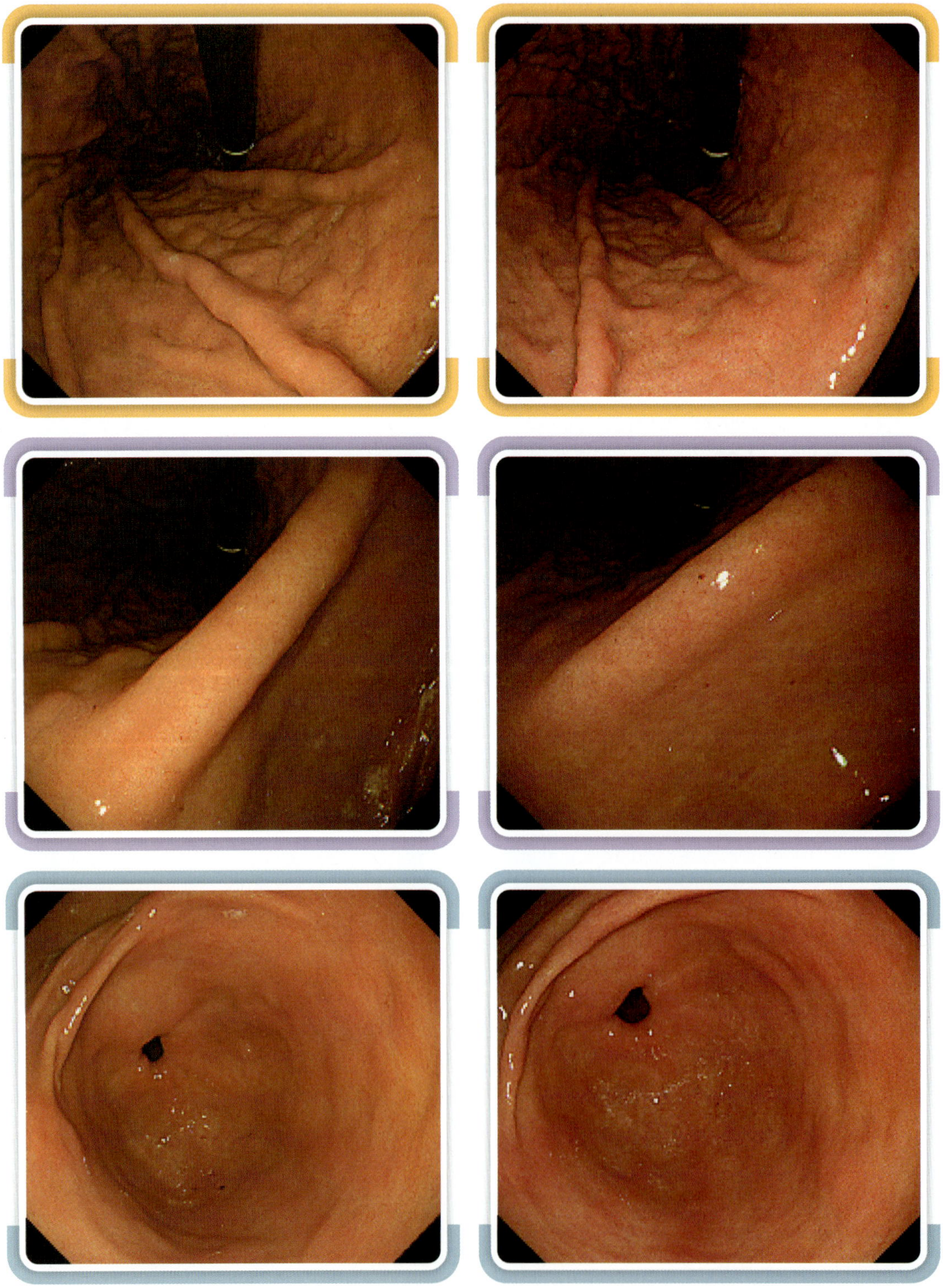

H. pylori 제균 치료 과거력: 2년 전

Chorus® & HBI® assay		GastroPanel® test	
H. pylori IgG	9.8 AU/mL	*H. pylori* IgG	15.0 EIU
Pepsinogen I	112.9 ng/mL	Pepsinogen I	>200 μg/L ↑
Pepsinogen II	17.7 ng/mL ↑	Pepsinogen II	17.5 μg/L ↑
I/II ratio	6.4	I/II ratio	11.4
ABC method	Group A	Gastrin-17	1.4 pmol/L
		GastroSoft® algorithm	Low acid output group

답 변화 없음(과거 감염 상태에서 조약돌 모양의 점막이 계속 관찰됨)

내시경소견

Pantoprazole을 2년간 복용한 뒤	Fexuprazan을 2년간 복용한 뒤
장기간 위산억제제 복용으로 인해 발생한 조약돌 모양의 점막이 보인다.	조약돌 모양의 점막이 여전히 관찰된다.
위각에서 불균일한 혈관상이 관찰된다.	변화가 없다.
울퉁불퉁한 위점막과 선상 발적이 관찰된다.	선상 발적이 계속 보여서 재감염이 없는 상태임을 알 수 있다.

- PPI와 P-CAB은 모두 벽세포의 양성자펌프를 억제하는 위산억제제로서, 고가스트린혈증을 유발하여 체부의 위점막을 조약돌 모양으로 바꿀 수 있다.
- 선상 발적이 관찰되므로 위산분비가 유지되고 있음을 알 수 있다.
- 선상 발적은 감염이 없을수록 잘 보이는 소견으로 현재 *H. pylori* 감염이 없음을 시사한다.

혈액검사소견

- 약제성 위염을 시사하는 높은 PG I 수치를 보인다.
- G-17 수치가 정상 범주로 보고되어 현재는 위산이 정상적으로 분비되고 있음을 시사하지만, 긴 위산억제제 복용력으로 인해 GastroSoft 알고리즘에서는 low acid output군으로 분류되었다.

증례 6.5

5년 전에 위용종 절제술을 받은 70대 여자의 검사소견이다. 장기간 복용하던 양성자펌프억제제를 중단한 뒤로는 용종 재발이 없는 상태이다. 5년 전에 제거한 용종의 진단명으로 추정되는 것은?

5년 전 **현재**

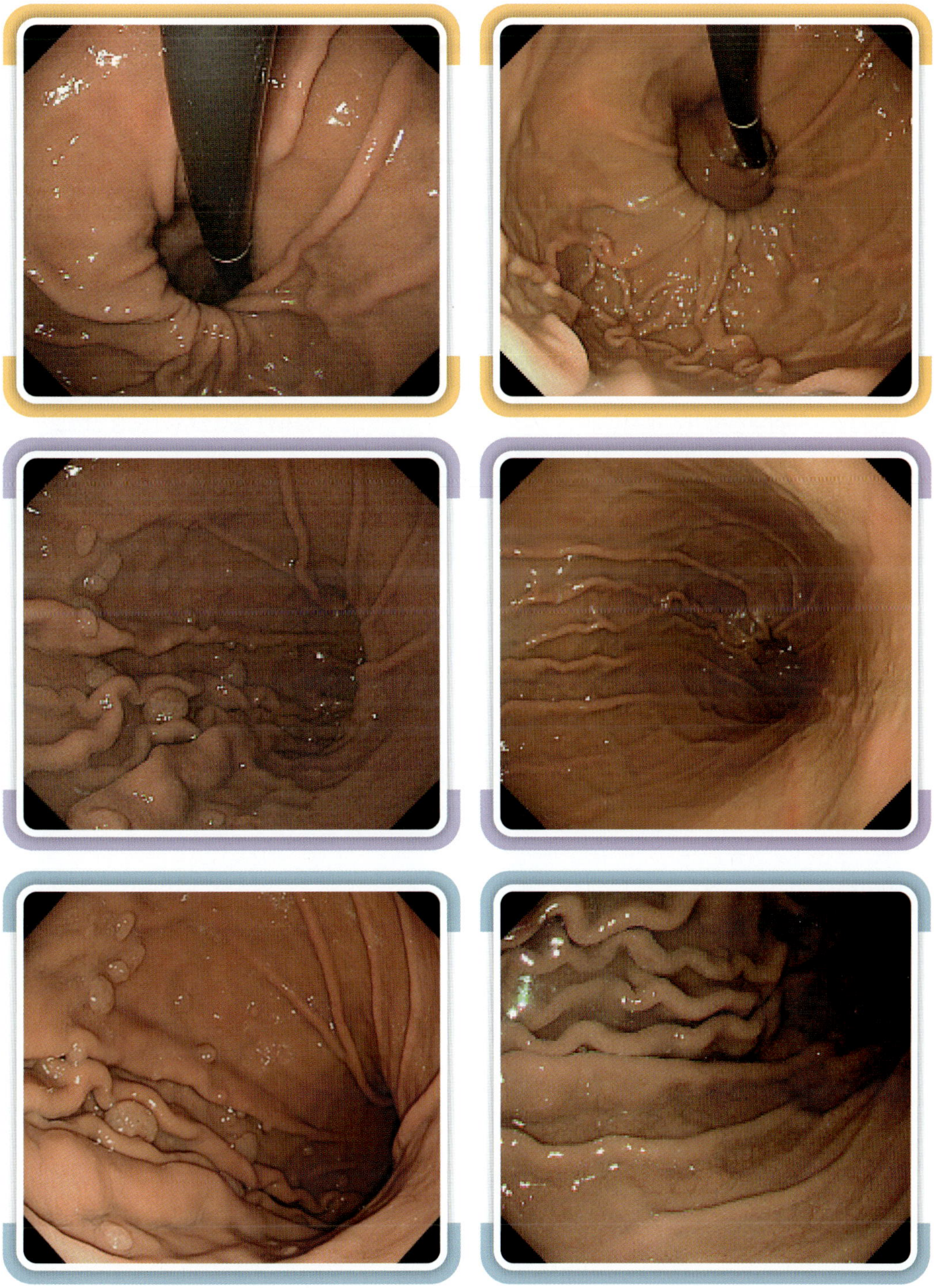

H. pylori 제균 치료 과거력: 없음

답 위저선 용종

내시경소견

5년 전	현재
식도 열공이 관찰되며 현감염을 시사하는 광범위한 발적은 없다.	식도 열공이 그대로 관찰된다.
위 체부에서 다발성 상피하 용종들이 보인다. 대부분이 1 cm 미만이며 투명해서 위저선 용종임을 알 수 있다.	위용종 절제술 이후로 5 mm 이상의 용종은 보이지 않는다.
5 mm 이상의 용종이 33개 관찰되어 내시경으로 절제했다. 5 mm 미만의 용종은 위산억제제 중단 후 서서히 호전될 수 있으므로 절제하지 않았다.	절제한 흉터조차 안 보일 정도로 회복되었다.

- 식도 열공이 있는 환자로, 식도염 증상이 경미했음에도 불구하고 10년간 여러 종류의 양성자펌프억제제를 복용했다고 한다.
- 다발성 위저선 용종들을 절제한 뒤로는, 벽세포의 양성자펌프에 작용하는 위산억제제는 끊도록 하고, 증상이 심할 날만 히스타민 2 억제제를 복용하도록 했다.
- 위산억제제를 중단한 뒤로는 5년째 용종 재발이 없다.

증례 6.6

역류성 식도염으로 rabeprazole을 장기간 복용해온 40대 남자의 검사소견이다. 위내시경검진 후에 GERD LA-M으로 진단받고 약을 복용하고 있으나, 검사 전부터 증상은 없다고 한다. 필요한 조치는?

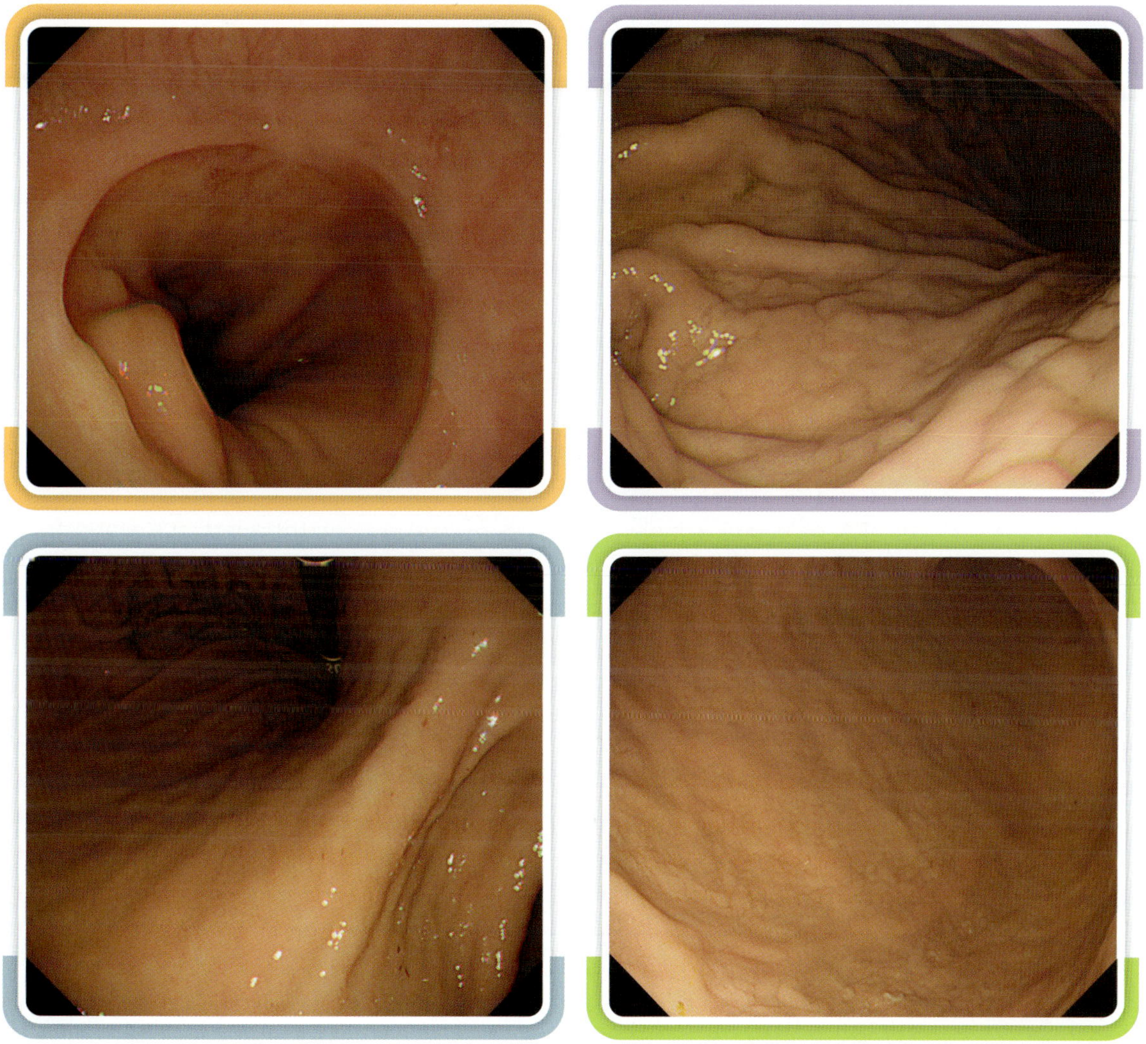

H. pylori 제균 치료 과거력: 없음

GastroPanel® test	
H. pylori IgG	15.7 EIU
Pepsinogen I	>200 μg/L ↑
Pepsinogen II	20.6 μg/L ↑
I/II ratio	9.7
Gastrin-17	>30 pmol/L ↑
GastroSoft® algorithm	Low acid output group

답 위산억제제 중단 후 경과관찰

내시경소견

식도 열공은 있지만, 미란성 식도염을 진단할 만한 식도 열상은 없다.

위산억제제 장기 복용으로 인한 조약돌 모양의 위점막이 관찰된다.

위각과 그 주변에서 위축은 관찰되지 않으며, 장기간 위산억제제 복용으로 인한 조약돌 모양의 변화만 보인다.

고가스트린혈증에 의한 조약돌 모양의 변화는 위저선이 있는 부분에서만 발생하므로, 전정부에서는 관찰되지 않는다.

- 환자는 위암검진을 할 때마다 GERD LA-M으로 진단받고, 증상이 없음에도 불구하고 위산억제제를 처방받아 복용해왔다고 한다.
- 식도염 약을 안 먹으면 식도암이 생기는 줄 알고 장기간 위산억제제를 복용해왔다고 해서 중단하도록 했다.
- 이 증례는 GERD LA-A조차 해당되지 않는 내시경소견으로, Z-line에 linear mucosal break가 없다.
- 서구에서는 GERD LA-M이라는 진단명을 사용하지 않으며, 식도염에 포함시키지 않는다.
- 앞으로는 우리나라에서도 GERD LA-M이라는 진단이 사라져서, 최소한 GERD LA-A 이상의 소견이 내시경에서 확실히 보일 때만 식도염으로 기재하고, 증상이 있는 사람에게만 약 처방을 해야 위산억제제 오남용을 막을 수 있다.

혈액검사소견

- 장기간의 양성자펌프억제제 투여로 인해 PG I와 G-17 수치가 상승되어 있는 약제성 위염소견을 보인다.
- 고가스트린혈증은 위점막 변화를 유발하여 위종양 발생률을 높이므로, 이 증례처럼 무증상인 환자에게 GERD LA-M을 진단한 뒤에 위산억제제를 처방하는 것은 옳지 않다.

증례 6.7

비미란성 식도염을 진단받고 위산억제제를 복용해온 30대 여자의 검사소견이다. 가슴이 타는 듯한 증상으로 여러 병원을 다니면서 ilaprazole, esomeprazole, lansoprazole, pantoprazole, tegoprazan, fexuprazan 등을 번갈아가며 복용했다고 한다. 현재의 감염 상태와 진단은?

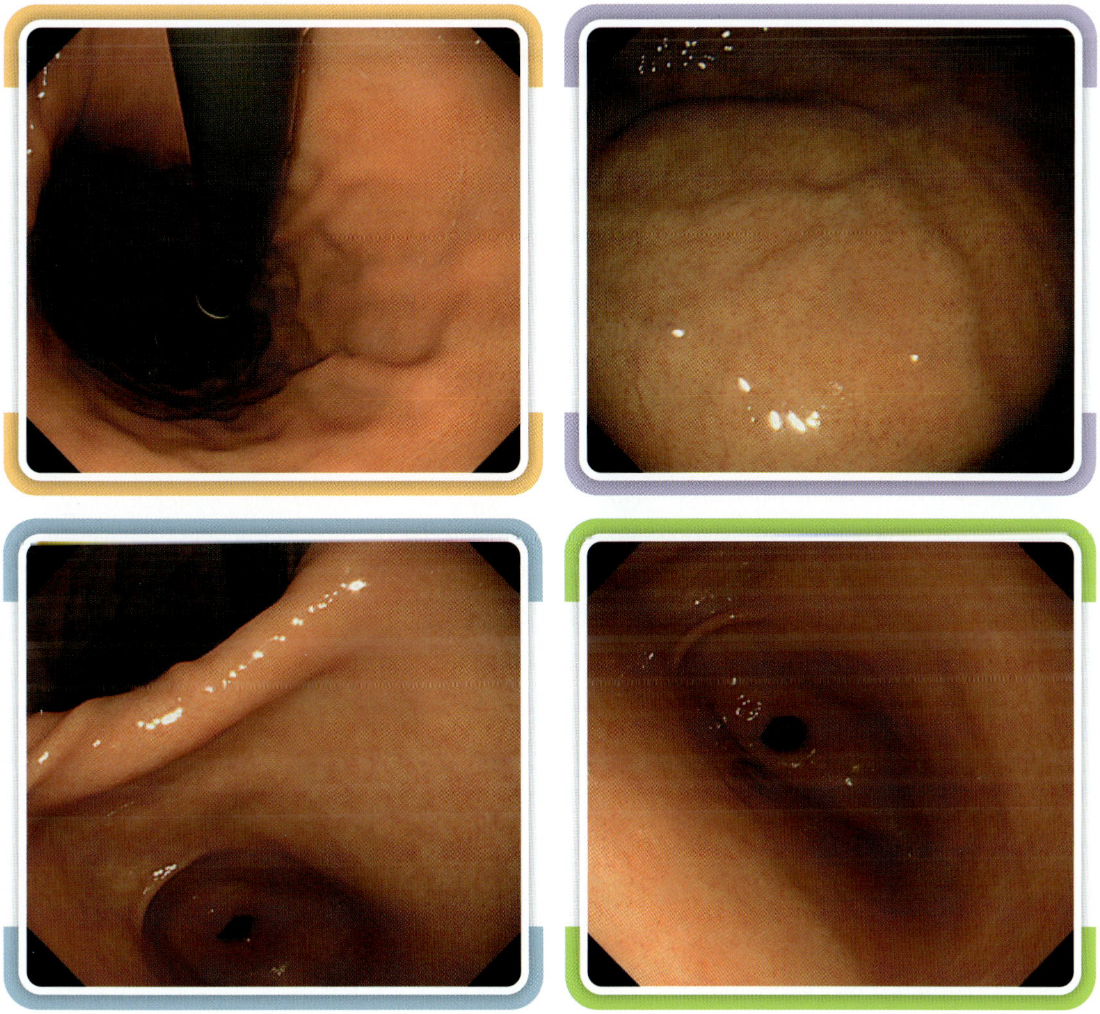

H. pylori 제균 치료 과거력: 없음

Chorus® & HBI® assay		GastroPanel® test	
H. pylori IgG	<5 AU/mL	*H. pylori* IgG	14.7 EIU
Pepsinogen I	>160 ng/mL ↑	Pepsinogen I	>200 μg/L ↑
Pepsinogen II	50.2 ng/mL ↑	Pepsinogen II	>60 μg/L ↑
I/II ratio	3.2	I/II ratio	3.3
ABC method	Group A	Gastrin-17	>30 pmol/L ↑
		GastroSoft® algorithm	Low acid output group

답 미감염자에서 발생한 고가스트린혈증
(혈액검사에서는 이상소견이 관찰되나, 위내시경에서는 균일한 혈관상이 관찰되는 정상소견을 보임)

내시경소견

비미란성 식도염으로 의뢰된 환자로, 균일한 정상 위점막이 보인다.	정상혈관상이 관찰된다.
위각에서도 균일한 혈관상을 보이고 제균 치료한 과거력이 없어서 미감염자로 진단할 수 있다.	전정부까지 정상혈관상이 이어진다.

- 미감염자가 위산억제제를 장기간 복용할 경우, 이 증례처럼 정상혈관상이 유지되는 경우도 있지만 고가스트린혈증으로 인해 출혈성 용종까지 발생하는 경우도 있으므로 위험하다[Jeong JH, Lee SY, Han HS. Gastric corpus hypertrophy with a bleeding hyperplastic polyp in a *Helicobacter pylori*-naive subject after long-term proton pump inhibitor use. Korean Journal of *Helicobacter* and Upper Gastrointestinal Research 2022;22:63-69].
- 기질적인 질환이 없고 정상적인 내시경소견을 보이는 사람을 비미란성 식도염으로 진단하고 위산억제제를 장기간 투여시키는 것보다 다른 심리적인 원인이나 기능적인 질환을 찾아보는 것이 바람직하다[Lee SY, Masaoka T, Han HS, et al. A prospective study on symptom generation according to spicy food intake and TRPV1 genotypes in functional dyspepsia patients. Neurogastroenterology and Motility 2016;28:1401-1408].

혈액검사소견

- 위벽세포의 양성자펌프에 작용하는 proton pump inhibitor 또는 potassium-competitive acid blocker를 복용했을 때의 혈액검사소견으로 고가스트린혈증과 PG I 수치 상승이 관찰된다.
- 고가스트린혈증이 장기간 지속될 경우, 속쓰림증을 호소할 수 있다.
- 환자에게 내시경상 이상소견이 없음을 설명하고 위산억제제를 끊도록 교육한 결과, 오히려 증상이 호전되어 경과관찰 중이다.

증례 6.8

흉부 작열감으로 3년간 esomeprazole을 복용 중인 50대 여자의 내시경소견이다. 현재의 진단은?

3년 전 / **현재 (위산억제제를 3년간 복용한 뒤)**

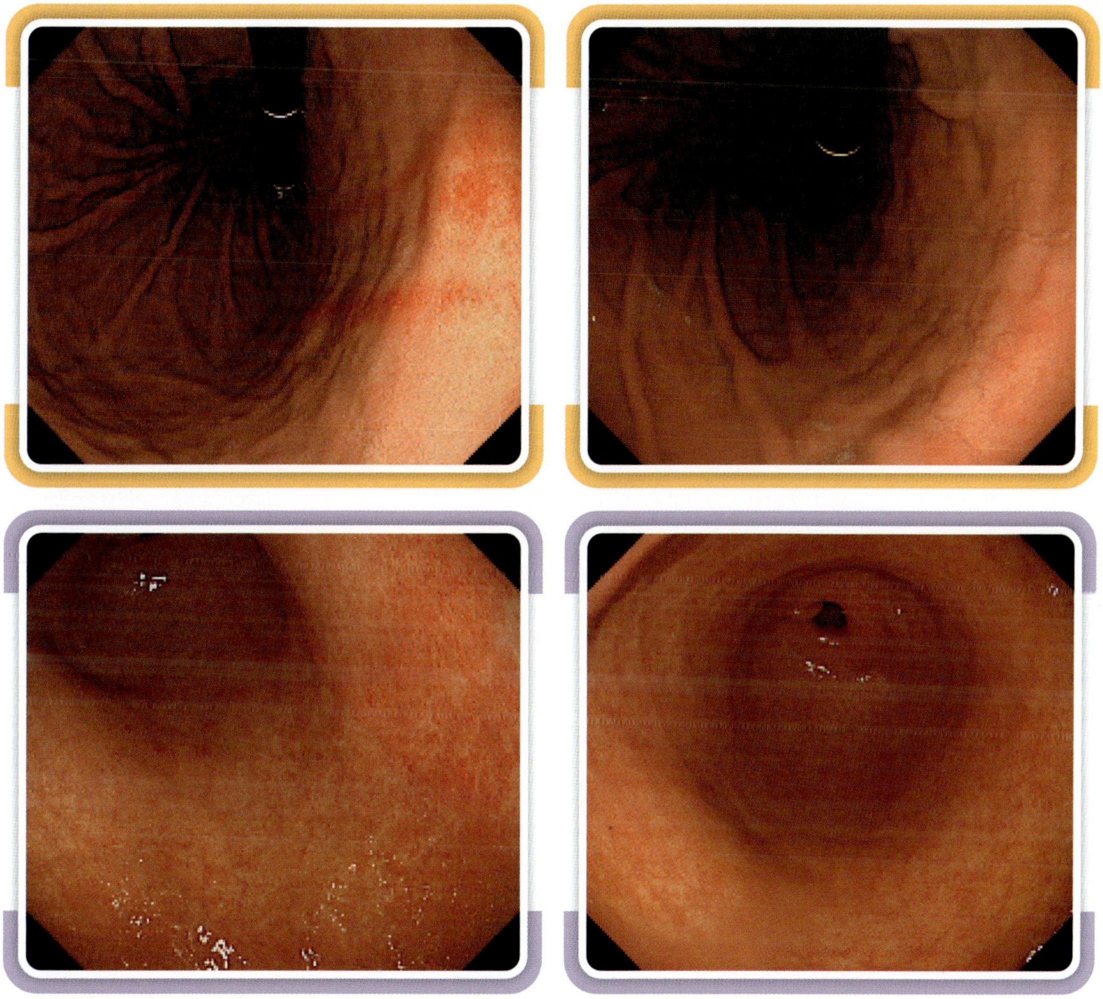

H. pylori 제균 치료 과거력: 없음

^{13}C-urea breath test: negative

3년간 위산억제제를 복용한 뒤의 혈액검사소견

Chorus® & HBI® assay		GastroPanel® test	
H. pylori IgG	6.6 AU/mL	*H. pylori* IgG	15.7 EIU
Pepsinogen I	>160 ng/mL ↑	Pepsinogen I	>200 μg/L ↑
Pepsinogen II	15.1 ng/mL ↑	Pepsinogen II	13.3 μg/L
I/II ratio	11.6	I/II ratio	15.0
ABC method	Group A	Gastrin-17	>30 pmol/L ↑
		GastroSoft® algorithm	Low acid output group

답 약제성 위염(위산억제제로 인한 위병증)

내시경소견

3년 전	현재 (위산억제제를 3년간 복용한 뒤)
선상 발적이 체부 소만에서 관찰되어 위산과다 상태임을 예측할 수 있다.	체부 소만의 선상 발적이 사라지고, 체부 대만에서 조약돌 모양의 위점막이 관찰된다.
전정부 대만에서 위축 경계가 관찰되어 과거 감염 상태임을 알려준다. 원위부에서도 선상 발적이 관찰되어 위산과다 상태임을 시사한다.	선상 발적이 사라졌다.

혈액검사소견

- 고가스트린혈증과 PG I 수치의 상승이 관찰되어 위산억제제 복용으로 인한 약제성 위염을 시사한다.

증례 6.9

Dexilant를 장기간 복용 중인 70대 남자의 검진소견이다. 전정부 근위부의 소만에서 융기형 병변이 보여서 조직검사한 결과, 종양으로 보고되었다. 감염 상태와 예상되는 병리소견은?

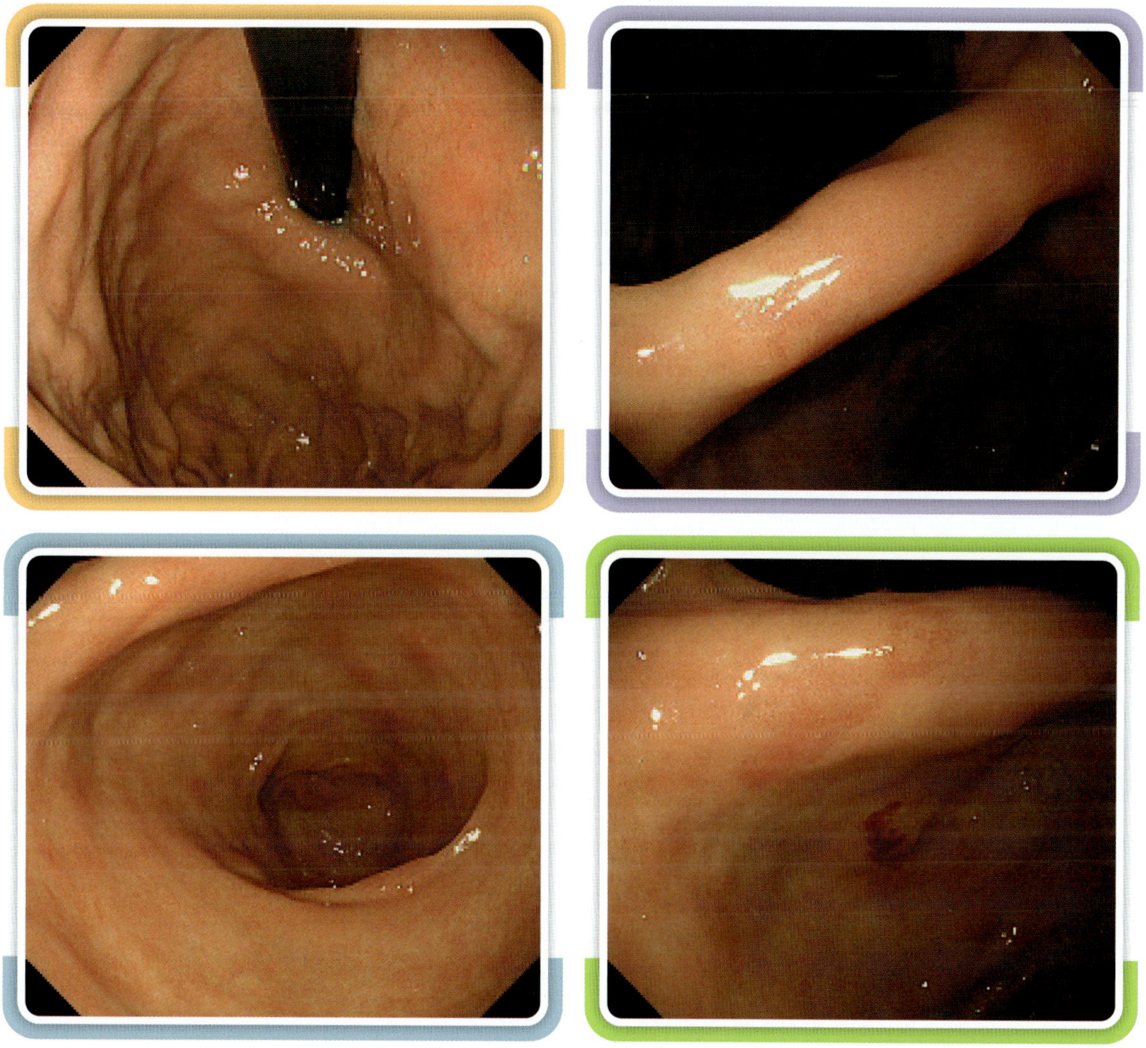

H. pylori 제균 치료 과거력: 6년 전

GastroPanel® test	
H. pylori IgG	14.8 EIU
Pepsinogen I	>200 μg/L ↑
Pepsinogen II	18.4 μg/L ↑
I/II ratio	10.9
Gastrin-17	>30 pmol/L ↑
GastroSoft® algorithm	Low acid output group

답 과거 감염자에서 발생한 위선종

내시경소견

현감염을 시사하는 광범위한 발적은 없다.

과거 감염 상태를 시사하는 불균일한 혈관상과 구조가 위각에서 관찰된다.

다발성 융기와 장상피화생이 보여서 B형 위염임을 알 수 있다.

가장 큰 전정부의 융기형 병변에서 조직검사한 결과, 선종이 보고되어 내시경으로 절제했다.

- 조직검사한 융기형 병변을 내시경으로 절제한 후의 병리결과는 다음과 같다.

Stomach, "lesser curvature of proximal antrum", endoscopic mucosal resection: Tubular adenoma

with 1) gross type: flat

2) size: 4.0 × 4.0 × 1.0 mm

3) resection margin: free from adenoma

혈액검사소견

- 위산억제제 장기 복용으로 인한 고가스트린혈증이 관찰되는데, 가스트린 수치가 높을수록 위선종이나 장형 위암, 위신경내분비종양의 발생률이 상승한다.
- 이 환자처럼 약제성 위염으로 인해 고가스트린혈증이 관찰되는 경우에는 I/II 비가 감소하지 않아도 위선종이 관찰될 수 있다.
- 한편, 자가면역성 위염 환자도 고가스트린혈증이 심할수록 위종양 발생률이 상승하지만, I/II 비가 낮을수록 위선종이 호발한다.

증례 6.10

Lansoprazole을 장기간 복용 중인 50대 남자의 내시경소견이다. 1년 전에 제균 치료에 성공한 상태로 재감염의 증거는 없었으나, 전정부의 조직검사에서 이상이 보고되었다. 추정되는 진단은?

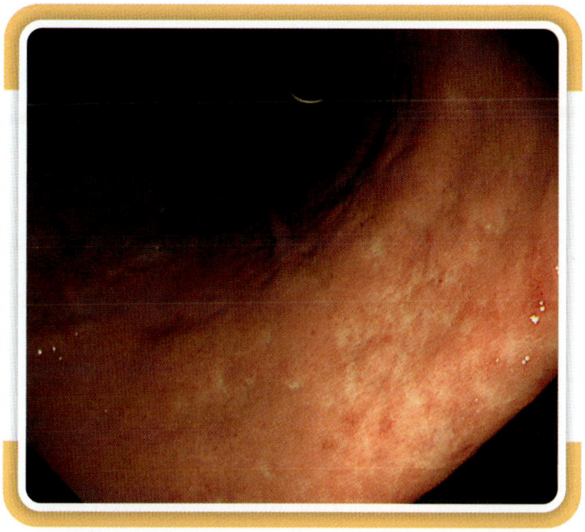

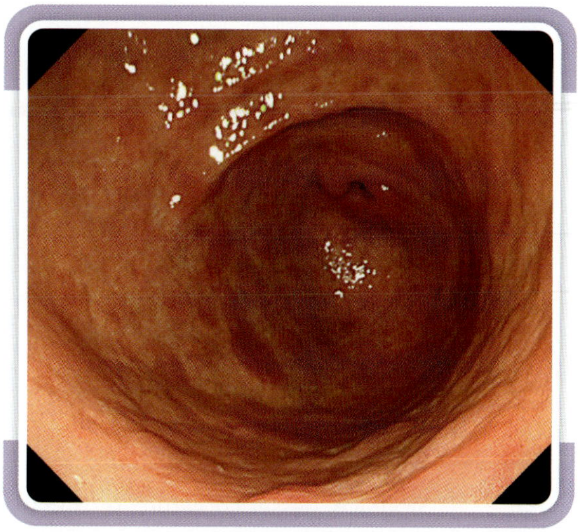

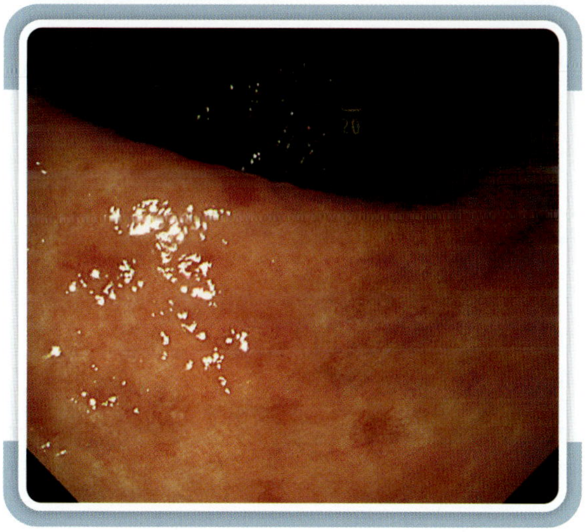

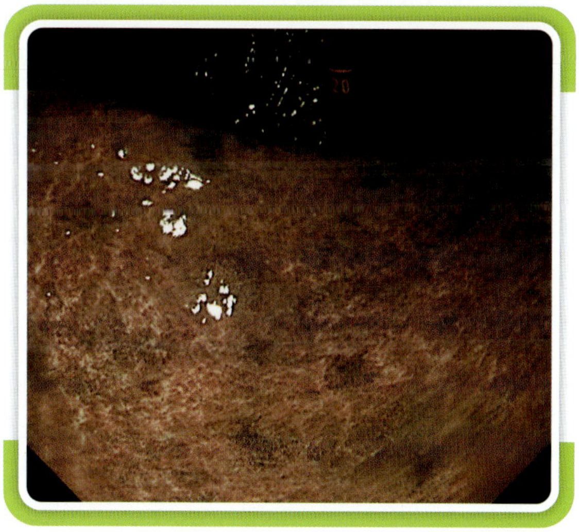

H. pylori 제균 치료 과거력: 1년 전

GastroPanel® test	
H. pylori IgG	15.2 EIU
Pepsinogen I	112.8 μg/L
Pepsinogen II	8.6 μg/L
I/II ratio	13.1
Gastrin-17	21.9 pmol/L ↑
GastroSoft® algorithm	Low acid output group

답 위선종

내시경소견

체부 소만을 중심으로 장상피화생이 관찰된다.

지도상 발적 모양의 장상피화생으로, 과거 감염 상태임을 시사한다.

위각 아래로 융기형 병변이 보이며, 배경 위점막에서는 장상피화생이 보인다.

조영증강 내시경에서는 융기형 병변이 보다 명확하게 보인다. 경계가 명확하고, 미세 혈관상과 구조가 균일하게 보여서 선종으로 추정된다.

- 조직검사결과는 다음과 같다.

Stomach, "lesser curvature, proximal antrum", endoscopic biopsy: Atypical glands, consistent with tubular adenoma

Stomach, "greater curvature of distal antrum", endoscopic biopsy: Chronic gastritis

with 1) moderate inflammation
2) mild activity
3) atrophy (not applicable)
4) marked intestinal metaplasia
5) regenerating epithelium
6) no *Helicobacter pylori*-like microorganism

- 내시경 절제술 시행 후의 소견은 다음과 같다.

Stomach, "lesser curvature proximal antrum", endoscopic mucosal resection: Tubular adenoma

with 1) gross type: elevated
2) size: 4.0 × 3.0 × 1.5 mm
3) resection margin: free from adenoma

혈액검사소견

- 위산억제제 복용으로 인한 고가스트린혈증이 관찰된다.
- 이 환자처럼 장상피화생이 있는 환자에게 고가스트린혈증을 유발하는 위산억제제를 장기간 투여하면 위선종이나 장형 위암의 발생률이 높아지므로, 이미 위축이나 장상피화생으로 인해 위산 분비능이 감소한 만성 위염 환자들에게 위산억제제를 처방하는 것은 최소한으로 줄여야 한다.

증례 6.11

Fexuprazan을 복용 중인 30대 남자가 위내시경검사 후에 왔다. 환자는 후천성 면역결핍증으로 항바이러스제를 복용 중이었으며, 역류 증상 때문에 fexuprazan을 복용한다고 했으나, 미란성 식도염이나 식도 열공은 관찰되지 않았다. 검사소견이 다음과 같을 때, 진단은?

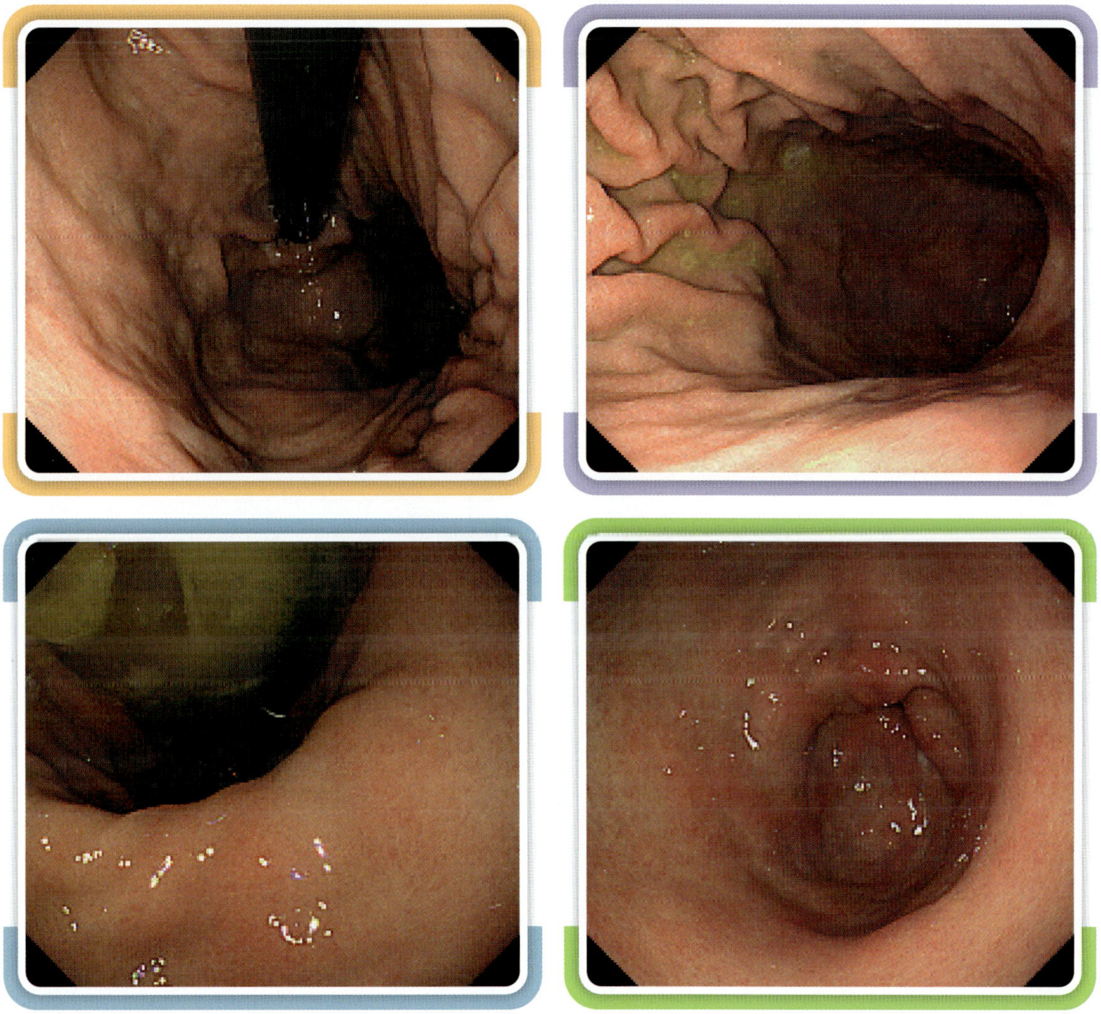

H. pylori 제균 치료 과거력: 없음

GastroPanel® test	
H. pylori IgG	14.9 EIU
Pepsinogen I	>200 μg/L ↑
Pepsinogen II	23.4 μg/L ↑
I/II ratio	8.5
Gastrin-17	21.9 pmol/L ↑
GastroSoft® algorithm	Low acid output group

답 담즙 역류성 위염과 약제성 위염

내시경소견

식도 열공은 관찰되지 않으며, 현감염을 시사하는 발적도 없다.

담즙과 선상 발적이 관찰되어 담즙 역류성 위염으로 진단할 수 있다.

역류된 담즙이 보인다.

선상 발적이 관찰된다.

혈액검사소견

- 위산억제제로 인한 약제성 위염을 시사하는 높은 PG I 수치와 G-17 수치가 관찰된다.
- 높은 PG II 수치는 PG I 상승으로 인한 이차적인 변화이다.

증례 6.12

4년 전에 제균 치료한 60대 여자의 내시경소견이다. 환자는 비미란성 식도염 진단하에 pantoprazole을 2년째 복용 중이었다. 현재의 감염 상태와 내시경진단은?

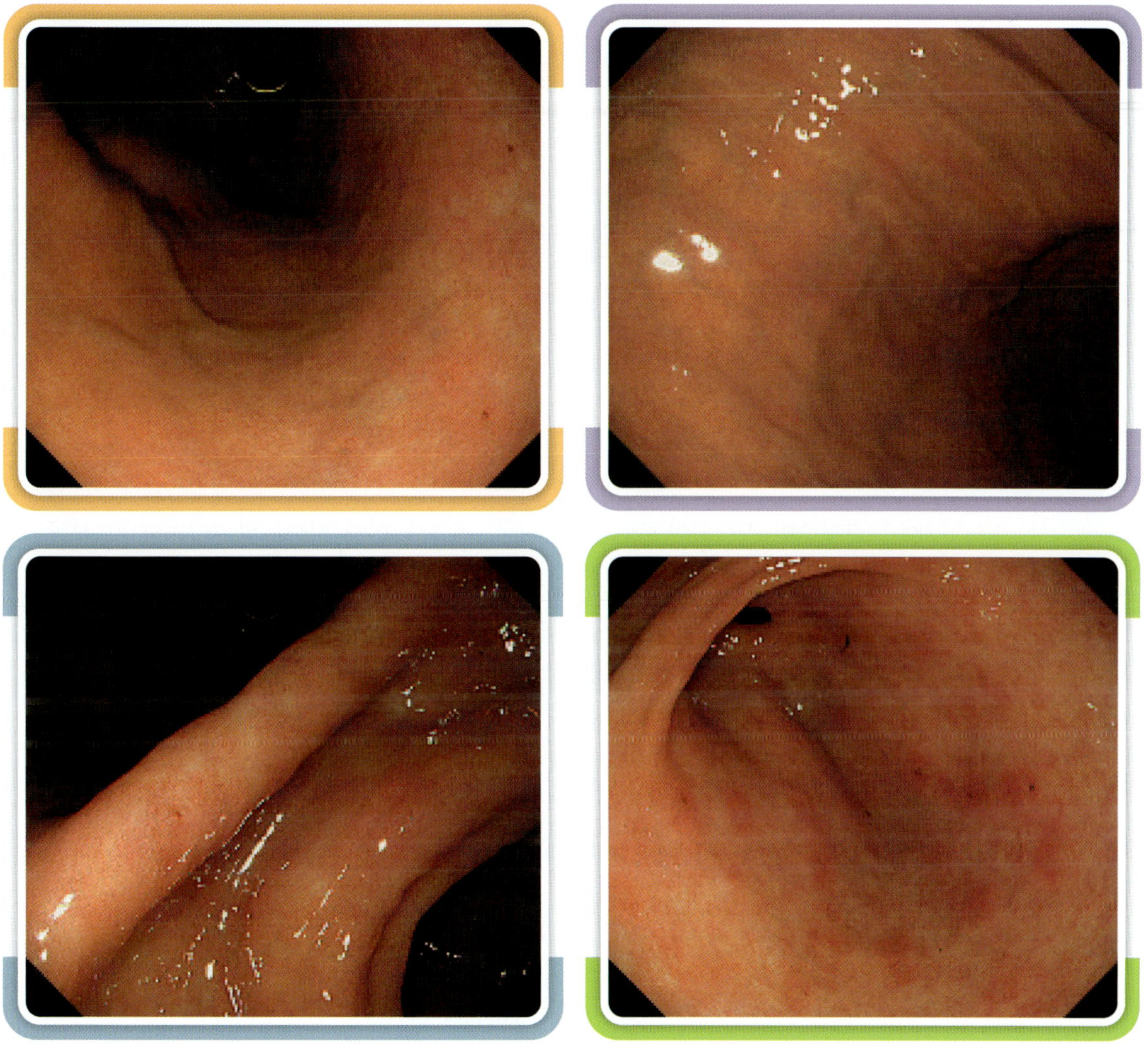

H. pylori 제균 치료 과거력: 4년 전

Chorus® & HBI® assay		GastroPanel® test	
H. pylori IgG	5.6 AU/mL	*H. pylori* IgG	15.2 EIU
Pepsinogen I	45.9 ng/mL	Pepsinogen I	82.8 μg/L
Pepsinogen II	11.2 ng/mL	Pepsinogen II	8.6 μg/L
I/II ratio	4.1	I/II ratio	9.6
ABC method	Group A	Gastrin-17	>30 pmol/L ↑
		GastroSoft® algorithm	Low acid output group

답 과거 감염자의 화생성 위염(장상피화생)

내시경소견

체부 소만에서 위축 경계가 관찰된다.

체부에서 선상 발적이 관찰되며, 현감염을 시사하는 광범위한 발적은 없다.

불균일한 위각 구조는 과거 감염자에서 흔히 관찰되는 장상피화생소견이다.

지도상 발적으로 변하기 전 단계에서 관찰될 수 있는 장상피화생소견이다.

혈액검사소견

- 고가스트린혈증이 관찰되어 GastroSoft 알고리즘에 의해 위산분비 저하군으로 분류된 증례로, 위산억제제 장기복용으로 인한 약제성 위염임을 시사한다.
- 장상피화생이 있는 과거 감염자에서 고가스트린혈증이 발생하면 위종양 발생률이 높아지므로, 이 증례처럼 미란성 식도염이 없는 환자에게 위산억제제를 장기간 투여하는 것은 피해야 한다.

증례 6.13

뇌경색으로 clopidogrel을 복용 중인 70대 남자의 검사소견이다. 환자는 신경과에서 clopidogrel을 esomeprazole과 같이 복용 중이었으며, 2년 전 기저부의 신경내분비종양과 전정부의 과형성 용종이 발견되어 내시경 점막하 박리술과 점막절제술로 절제한 과거력이 있다. 당시 *H. pylori* 감염이 진단되어 제균 치료도 함께 시행했었다. 현재의 검사소견이 다음과 같을 때, 감염 상태와 내시경진단은?

2년 전 **현재**

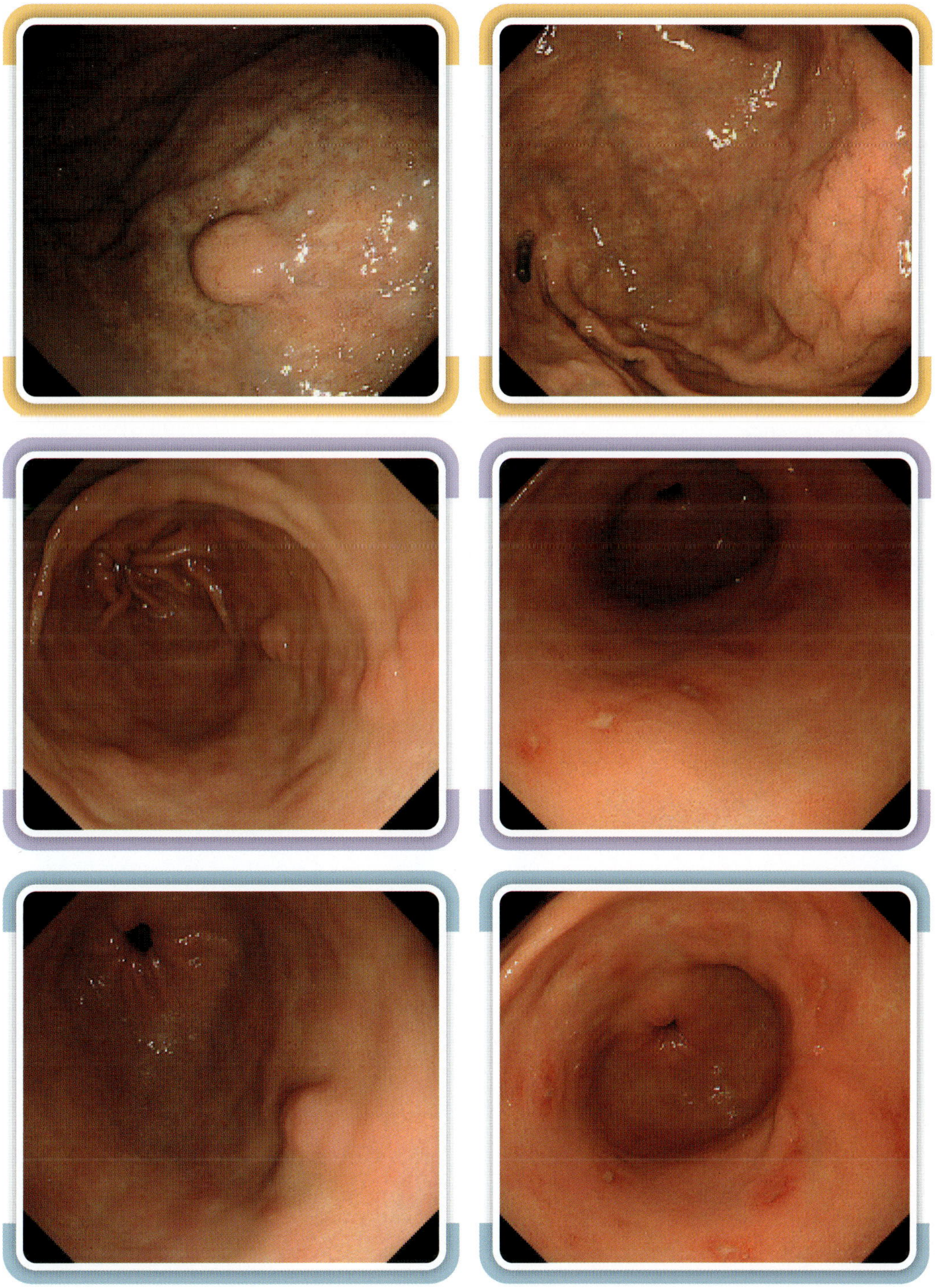

2년 전 내시경 절제술 당시의 병리결과:

Stomach, A: "fundus", endoscopic submucosal dissection: NEUROENDOCRINE TUMOR, grade 1

with 1) Size: 12.0 × 9.0 × 5.0 mm

2) Depth: Mucosa and submucosa

3) Mitosis: 0/10 HPFs

4) Lymphatic invasion: Not identified

5) Venous invasion: Not identified

6) Resection margin: Free of the tumor

Stomach, B: "antrum", endoscopic mucosal resection: Hyperplastic polyp

CLO test (greater curvature, upper body): positive

2년 후 추적 검사결과:

Stomach, "antrum", endoscopic biopsy: Chronic gastritis

with 1) mild inflammation

2) no activity

3) atrophy (not applicable)

4) no intestinal metaplasia

5) no *Helicobacter pylori*-like microorganism

Giemsa stain: negative

Chorus® & HBI® assay		GastroPanel® test	
H. pylori IgG	6.9 AU/mL	*H. pylori* IgG	16.5 EIU
Pepsinogen I	29.5 ng/mL	Pepsinogen I	70.7 μg/L
Pepsinogen II	9.7 ng/mL	Pepsinogen II	9.2 μg/L
I/II ratio	3.1	I/II ratio	7.7
ABC method	Group A	Gastrin-17	17.4 pmol/L ↑
		GastroSoft® algorithm	Low acid output group

답 과거 감염자에서 발생한 다발성 미란과 궤양

내시경소견

2년 전	현재
노란색 상피하종양이 관찰된다. 위의 근위부에서 발생하는 딱딱하고 노란 상피하종양은 신경내분비종양일 가능성이 높다.	절제한 부위에서 클립이 관찰되며, 유암종 재발은 없다.
전정부 후벽에서 용종이 관찰되며, 배경 위점막에서는 장상피화생이 관찰된다.	일자 모양으로 나열된 미란과 궤양성 병변이 보여서 *H. pylori* 감염과 무관한 C형 위염임을 알 수 있다.
용종과 선상 발적이 보인다.	내시경 절제술 후의 흔적이 관찰되며, 과형성 용종 재발은 없다.

- C형 위염은 위암과 무관하며 약, 술, 스트레스, 전신 질환 등에 의해 발생하므로 원인을 찾아서 제거하면 호전된다.

혈액검사소견

- 혈청 음전이 된 과거 감염자의 검사소견을 보여서 재감염이 없음을 시사한다.
- 미란과 궤양이 있음에도 불구하고 G-17 수치가 높게 측정되었는데, 고가스트린혈증은 위산억제제 용량과 복용기간에 비례해서 상승한다.

증례 6.14

경동맥 협착으로 저용량 aspirin을 복용 중인 50대 남자의 검사소견이다. 현재의 감염 상태와 내시경진단은?

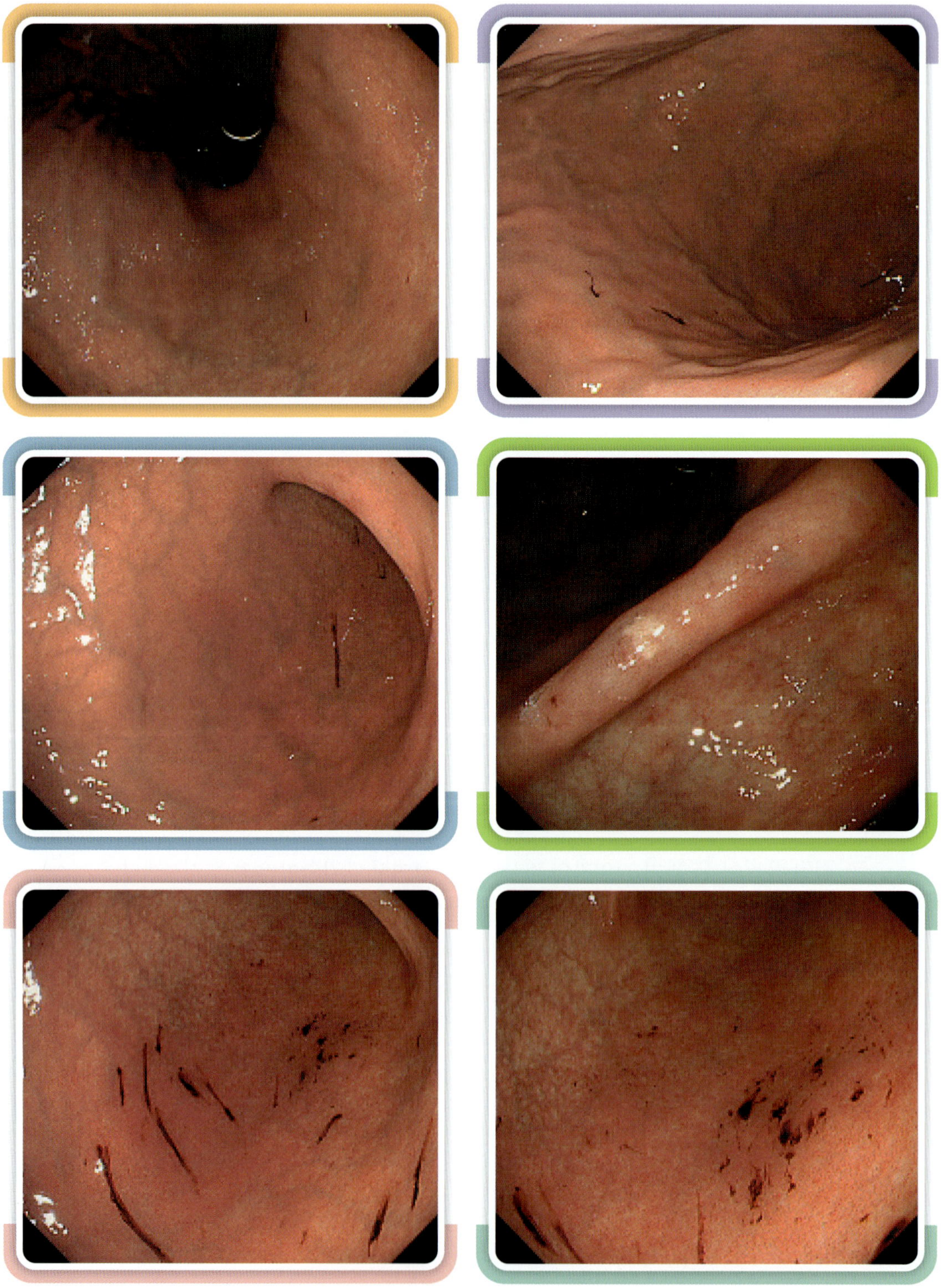

H. pylori 제균 치료 과거력: 4년 전

Chorus® & HBI® assay		GastroPanel® test	
H. pylori IgG	13.3 AU/mL ↑	*H. pylori* IgG	21.4 EIU ↑
Pepsinogen I	38.3 ng/mL	Pepsinogen I	56.2 μg/L
Pepsinogen II	6.5 ng/mL	Pepsinogen II	5.7 μg/L
I/II ratio	5.9	I/II ratio	9.9
ABC method	Group B	Gastrin-17	1.2 pmol/L
		GastroSoft® algorithm	*H. pylori* infection group

답 과거 감염자에서 발생한 헤마틴

내시경소견

현감염을 시사하는 광범위한 발적은 없다.

제부의 내반에서 두 개의 헤마틴이 관찰된다.

전정부의 대만에서도 헤마틴이 관찰된다.

황색종이 보여서 *H. pylori* 감염력이 있는 환자라는 걸 알 수 있다.

전정부의 대만에서 위축 경계가 보이고, 다발성 헤마틴이 관찰된다.

헤마틴처럼 편평하거나 함몰된 붉은 병변은 항혈전제 복용 중인 환자에서 흔히 관찰되는 내시경소견으로, 위암과 무관하다.

- 헤마틴은 위 내 pH가 1 미만으로 감소했을 때 일시적으로 나타나는 내시경소견으로, *H. pylori* 감염이 없을수록 호발한다.
- 황색종은 *H. pylori* 감염자에게서만 보이는 특징적인 소견으로, 만성 감염이나 과거 감염 시에 보인다.

혈액검사소견

- 4년 전에 제균 치료에 성공했으나, 아직도 혈청 음전이 되지 않았다.
- 낮은 양성 항체가로 과거 감염자에서 관찰되는 위양성소견에 해당한다.
- PG II 수치와 I/II 비가 정상으로 보고되어 재감염이 없는 과거 감염 상태라는 것을 알 수 있다.

증례 6.15

Aspirin을 장기간 복용 중인 60대 남자의 검사소견이다. 진단은?

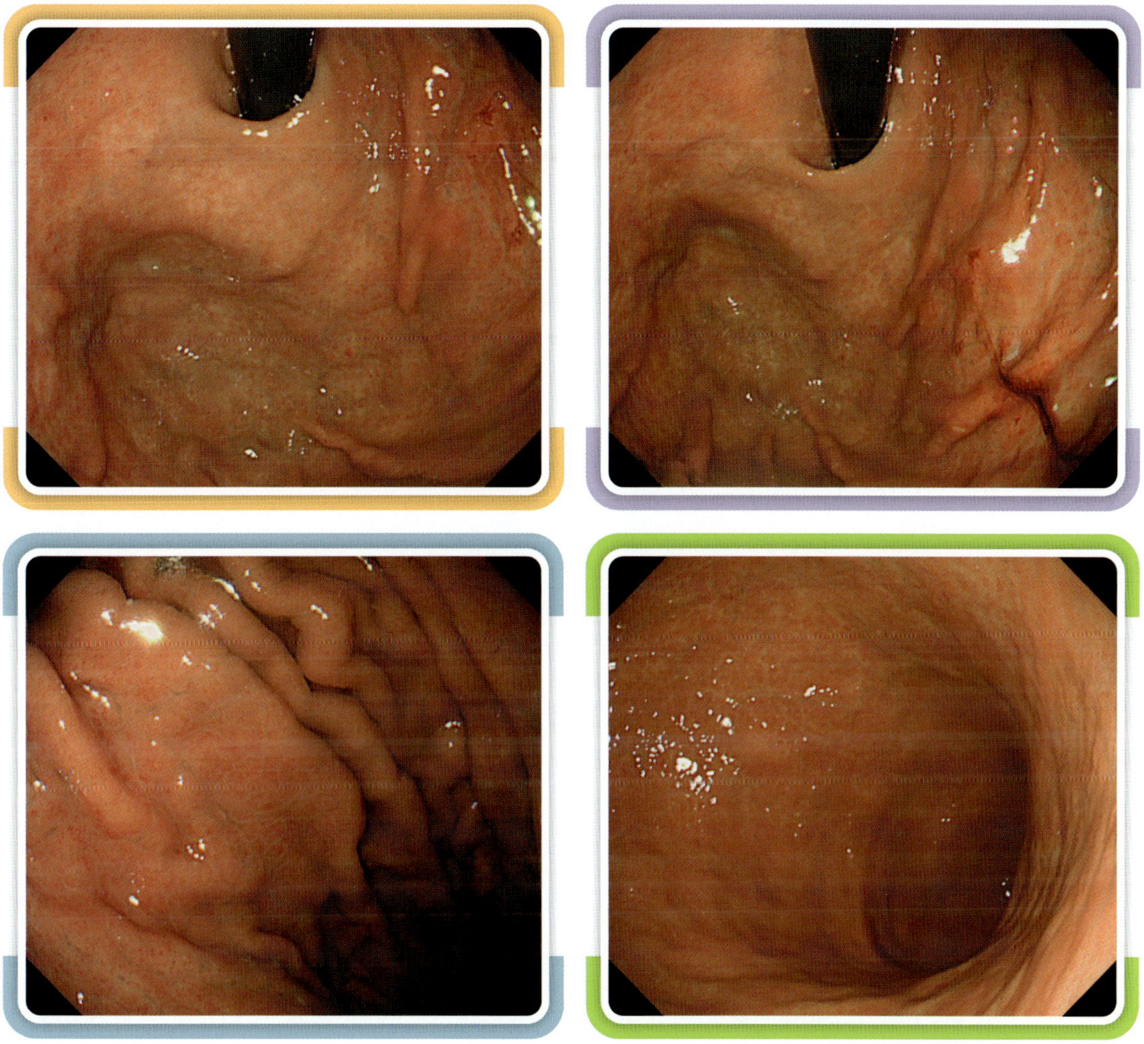

H. pylori 제균 치료 과거력: 없음

Chorus® & HBI® assay		GastroPanel® test	
H. pylori IgG	167.5 AU/mL ↑	*H. pylori* IgG	144.0 EIU ↑
Pepsinogen I	107.9 ng/mL	Pepsinogen I	186.4 μg/L ↑
Pepsinogen II	37.3 ng/mL ↑	Pepsinogen II	33.4 μg/L ↑
I/II ratio	2.9 ↓	I/II ratio	5.6
ABC method	Group B	Gastrin-17	9.3 pmol/L
		GastroSoft® algorithm	*H. pylori* infection group

답 *H. pylori* 감염성 위염과 aspirin에 의한 약제성 위염

내시경소견

분문부에서 현감염을 시사하는 광범위한 발적이 관찰된다.

기저부 후벽에서 헤마틴과 발적, 함몰형 병변이 관찰되어 조직검사를 했다.

체부 대만에 감염을 시사하는 광범위한 발적이 관찰된다.

장상피화생과 광범위한 발적이 관찰되어 현감염을 시사한다.

조직검사결과는 다음과 같다.

Stomach, "fundus", endoscopic biopsy: Chronic gastritis

with 1) moderate inflammation

2) mild activity

3) no atrophy

4) no intestinal metaplasia

5) mild density of *Helicobacter pylori*-like microorganism

Giemsa stain: positive

혈액검사소견

- 높은 *H. pylori* IgG 항체가와 PG II 수치는 현감염이 있음을 시사한다.
- PG I 수치는 항혈전제로 인한 약제성 위염 중에서 aspirin 복용 시 비교적 높게 상승한다.
- *H. pylori* 감염성 위염도 초기에는 PG I과 PG II 분비가 모두 증가하지만, B형 위축성 위염이 진행되면서 PG I 분비가 감소하면 PG I 수치와 I/II 비는 감소한다.

증례 6.16

Aspirin 복용 후에 심한 속쓰림증을 호소한 50대 남자의 검사소견이다. 진단은?

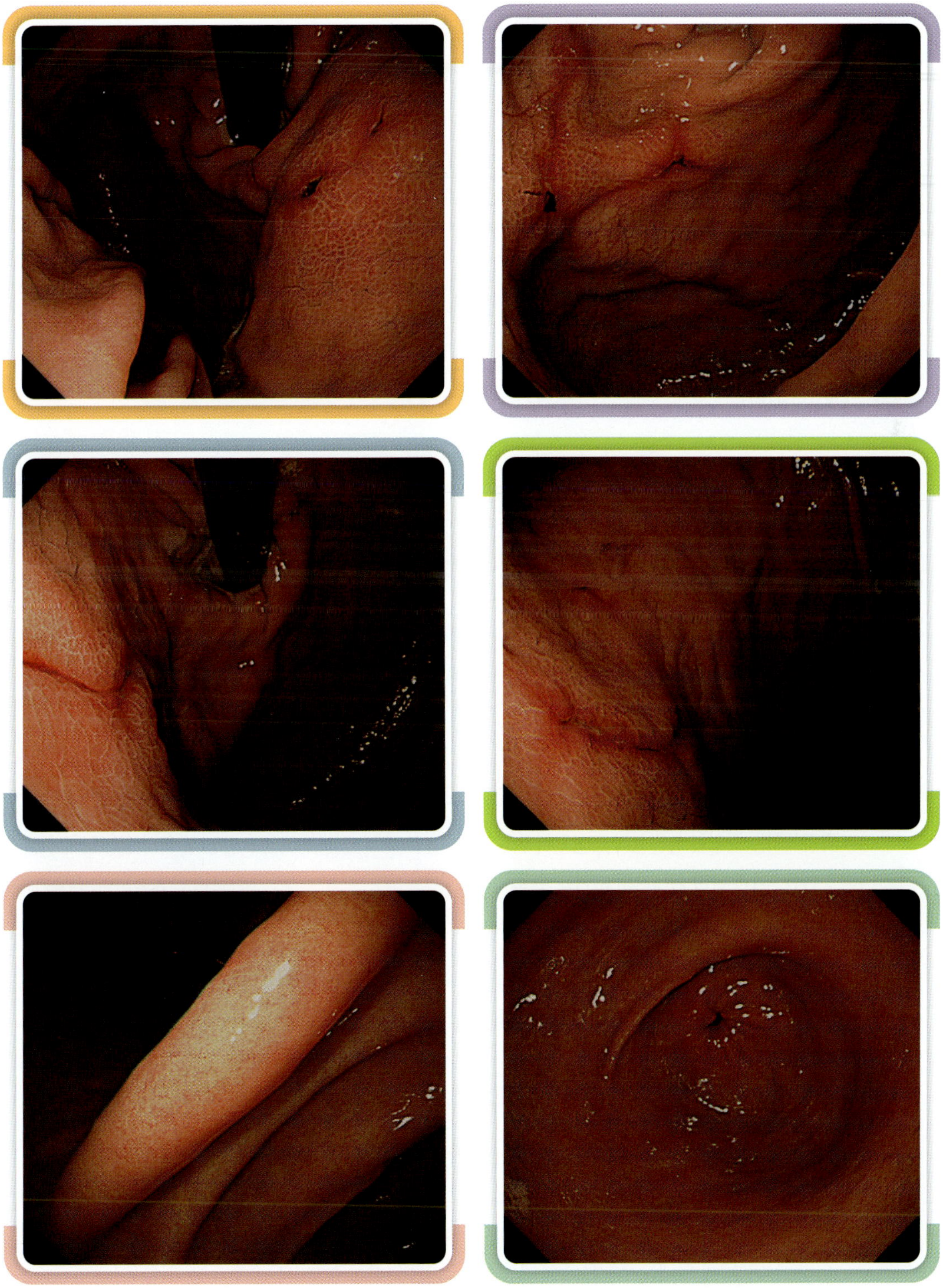

H. pylori 제균 치료 과거력: 없음

Chorus® & HBI® assay	
H. pylori IgG	<5 AU/mL
Pepsinogen I	70.0 ng/mL
Pepsinogen II	16.0 ng/mL
I/II ratio	4.4
ABC method	Group A

답 약제성 위염(비위축성 위염에 해당하는 C형 위염)

내시경소견

- 분문부에서 선상 발적이 관찰되며, 현감염을 시사하는 광범위한 발적은 없다.
- 다발성 선상 발적과 헤마틴이 관찰되어 C형 위염임을 시사한다.
- C형 위염을 시사하는 선상 발적이 관찰된다.
- 체부 대만에서도 선상 발적이 보인다.
- 위각에서는 균일한 혈관상이 소실되어 미감염이 아닌 과거 감염 상태임을 추정할 수 있다.
- 전정부에서도 선상 발적이 관찰되어 위산과다 상태임을 알려준다.

- 선상 발적과 헤마틴은 *H. pylori* 감염이 없을수록 호발하는데, *H. pylori* 감염성 위염인 B형 위축성 위염 환자는 체부 위축이 진행되면서 위산분비가 감소하기 때문이다.

혈액검사소견

- 정상 수치로 보고되어 재감염이 없는 과거 감염 상태임을 알 수 있다.
- 내시경소견과 병력을 토대로 aspirin에 의한 약제성 위염으로 진단했지만, 복용기간이 짧거나 용량이 적은 경우에는 이 환자처럼 PG I 수치가 정상으로 보고되는 경우도 있다.

증례 6.17

당뇨 치료를 시작하면서 속이 아프다고 온 40대 남자의 검사결과이다. 4년 전에 제균 치료하기 직전처럼 속이 불편하다고 한다. 현재의 감염 상태는?

4년 전 (제균 치료 전) **현재**

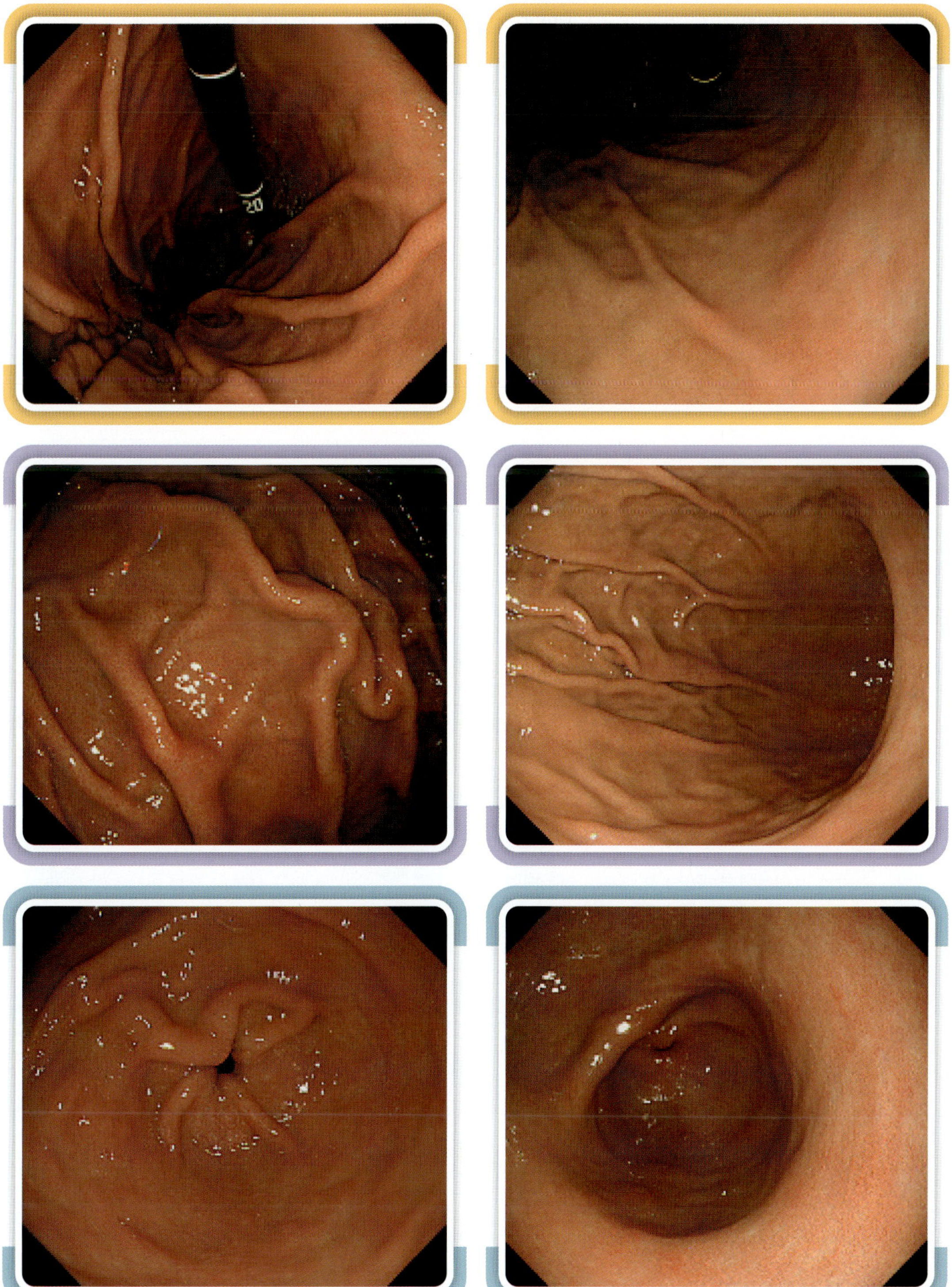

Chorus® & HBI® assay	4년 전 (제균 치료 전)	현재
H. pylori IgG	>200 AU/mL ↑	9.3 AU/mL
Pepsinogen I	71.7 ng/mL	46.1 ng/mL
Pepsinogen II	20.0 ng/mL ↑	5.6 ng/mL
I/II ratio	3.6	8.2
ABC method	Group B	Group A
GastroPanel® test		**현재**
H. pylori IgG		19.6 EIU ↑
Pepsinogen I		84.8 μg/L
Pepsinogen II		6.2 μg/L
I/II ratio		13.7
Gastrin-17		13.5 pmol/L ↑
GastroSoft® algorithm		*H. pylori* infection group

답 과거 감염(재감염 없음)

내시경소견

4년 전 (제균 치료 전)	현재
현감염을 시사하는 광범위한 발적이 보인다.	광범위한 발적이 사라진 상태로 재감염이 없음을 시사한다.
체부에서 광범위한 발적이 관찰된다.	발적이 사라진 정상 위주름이 보인다.
위축이나 장상피화생은 없다.	전정부에서 경미한 위축과 장상피화생이 관찰되어 B형 위염임을 알 수 있다.

혈액검사소견

- Chorus 검사상 4년 전에 높았던 *H. pylori* IgG 항체가와 PG II 수치는 현재 정상 수치로 회복되어 재감염이 없음을 시사한다.
- 재감염 시에는 항체가와 PG II 수치가 다시 상승하므로, 이 증례처럼 4년 후의 PG II 수치가 한자리로 낮으면 재감염일 가능성은 적다[Kim JH, Lee SY, Kwon HG, et al. Serological changes after equivocal *Helicobacter pylori*-serology test findings dependent on gastric secreting ability. Korean Journal of Gastroenterology 2017;70:181-189].
- GastroPanel 검사에서는 낮은 양성 항체가를 보여서 과거 감염자의 위양성소견으로 보인다.
- 종합할 때, 내시경과 혈액검사 모두에서 치료를 요하는 급성 위염이나 감염의 증거는 없으며, 환자의 증상을 설명할 만한 위의 기질적인 병은 없다.

증례 6.18

알레르기 질환으로 약물 치료 중인 40대 남자의 검사소견이다. 환자는 증상이 있을 때마다 스테로이드와 위 산억제제를 복용한다고 했다. 내시경과 혈액검사결과가 다음과 같을 때, 진단은?

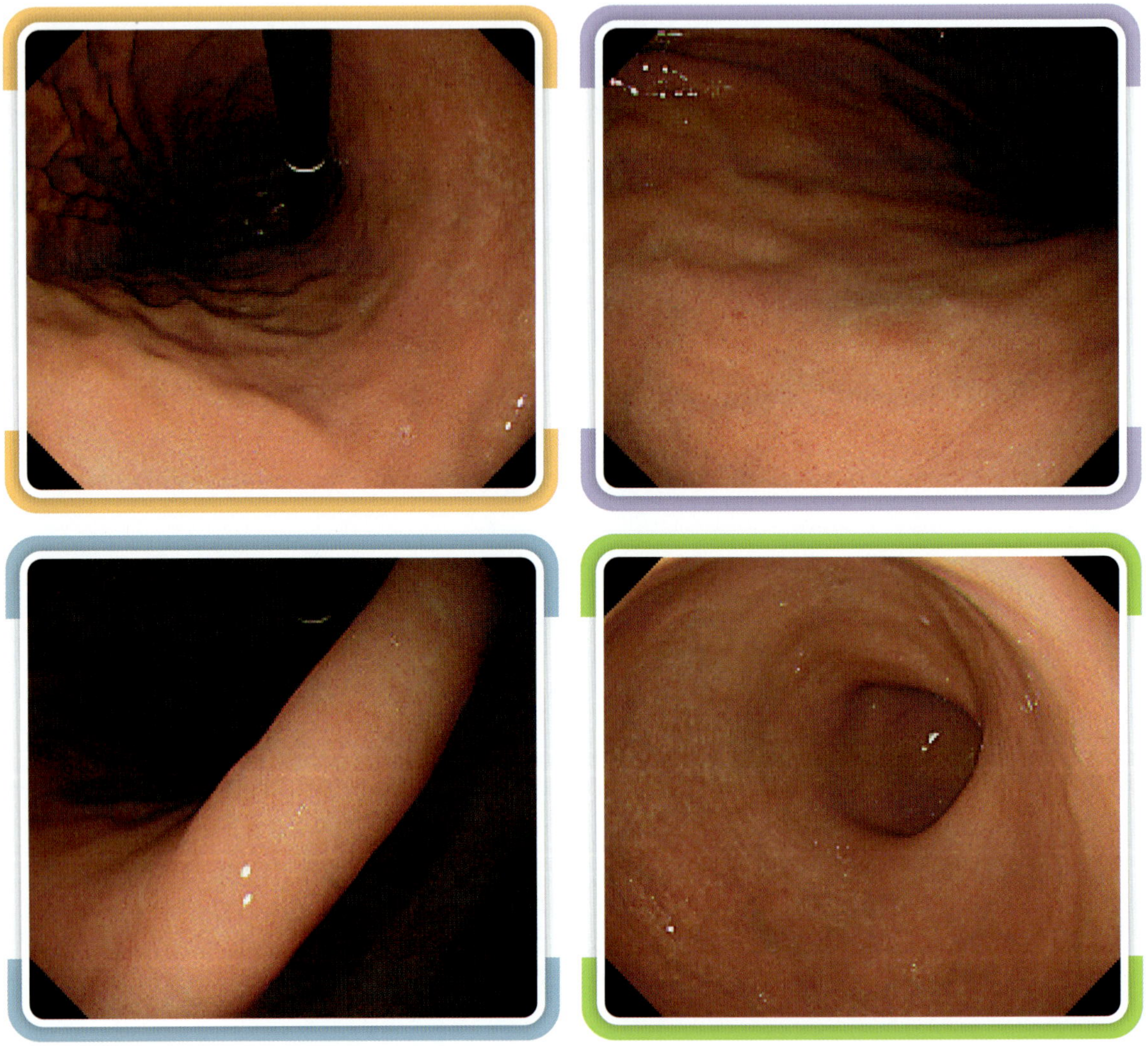

Stomach, "posterior-greater curvature, body", endoscopic biopsy: eosinophil infiltration (>30 eosinophils /HPF)

with 1) mild inflammation

2) mild activity

3) no atrophy

4) no intestinal metaplasia

5) no *Helicobacter pylori*-like microorganism

Giemsa stain: negative

Chorus® & HBI® assay		GastroPanel® test	
H. pylori IgG	7.7 AU/mL	*H. pylori* IgG	15.3 EIU
Pepsinogen I	>160 ng/mL ↑	Pepsinogen I	>200 μg/L ↑
Pepsinogen II	9.4 ng/mL	Pepsinogen II	9.0 μg/L
I/II ratio	17.0	I/II ratio	22.2 ↑
ABC method	Group A	Gastrin-17	<0.4 pmol/L ↓
		GastroSoft® algorithm	Low acid output group

답 호산구 위염과 약제성 위염

내시경소견

체부 상부의 소만에서 위축 경계가 관찰되어 B형 위축성 위염이 있는 과거 감염 상태임을 알 수 있다.

체부의 후벽과 대만 사이의 발적 병변에서 조직검사한 결과, 호산구 침윤이 보고되었다.

위각에서 장상피화생이 보여서 미감염자가 아님을 시사한다.

전정부 대만에서 위축 경계가 보인다.

혈액검사소견

- 약제성 위염을 시사하는 높은 PG I 수치를 보인다.
- 아무리 G-17 수치가 낮아도 PG I 수치가 높으면 GastroSoft 알고리즘에 의해 위산분비 저하군으로 분류된다.
- 알레르기 질환이나 호산구 위염이 있는 환자일수록 현감염자일 가능성은 낮다[Lee SP, Lee SY, Kim JH, et al. Correlation between *Helicobacter pylori* infection, IgE hypersensitivity, and allergic disease in Korean adults. *Helicobacter* 2015;20:49-55].

증례 6.19

흑색변으로 온 60대 여자의 검사소견이다. 3년 전에 제균 치료를 한 뒤, 관절통 때문에 소염제를 복용 중이었다. 현재의 감염 상태는?

첫 방문 시 (NSAID 복용 중) **2달 후 (NSAID 중단 및 궤양 치료 후)**

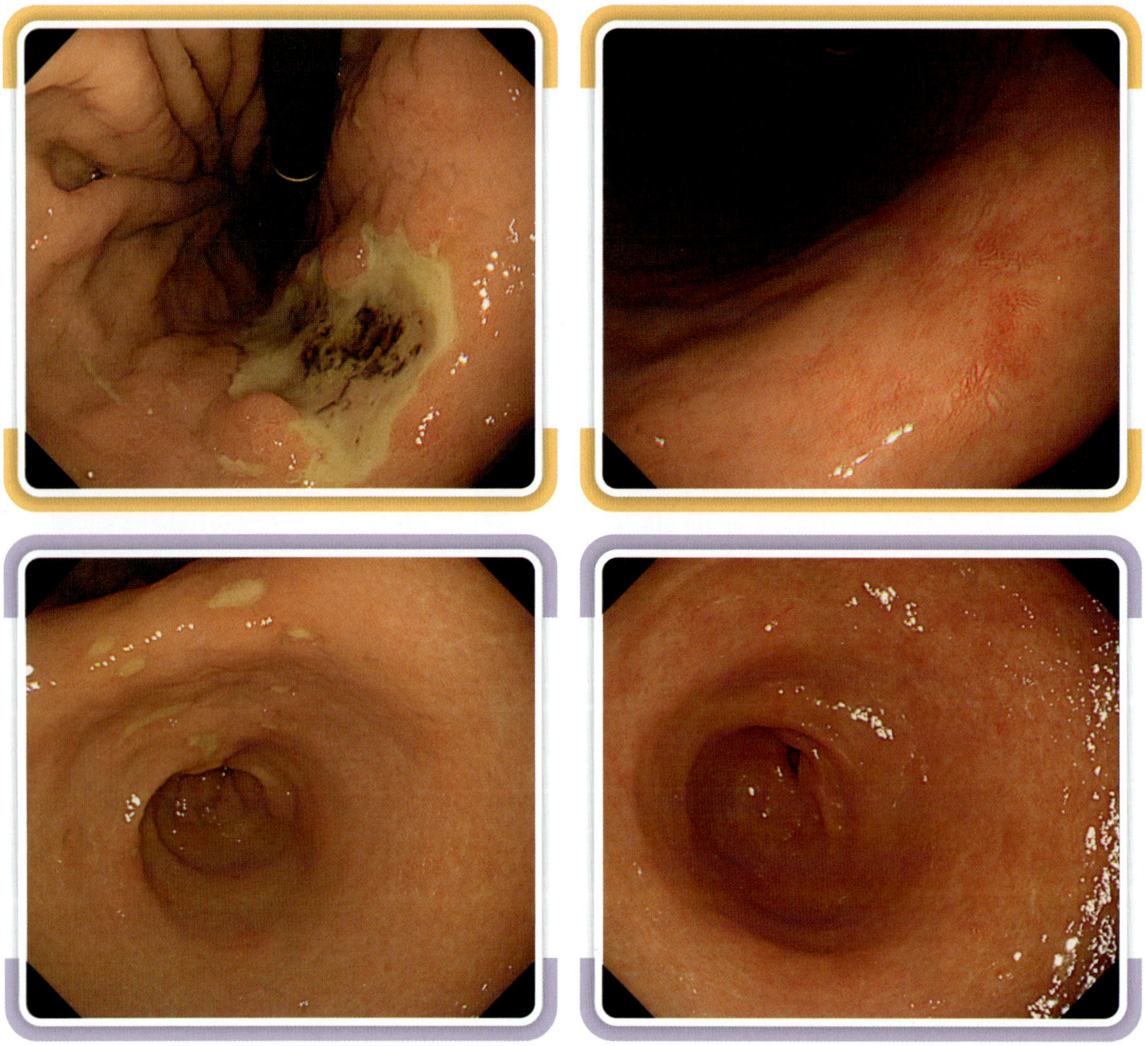

첫 방문 시 체부 궤양의 조직검사소견

Stomach, "body", endoscopic biopsy: Chronic gastritis

with 1) moderate inflammation

2) moderate activity

3) atrophy (not applicable)

4) moderate intestinal metaplasia

5) no *Helicobacter pylori*-like microorganism

Giemsa stain: negative

첫 방문 시 혈액검사

Chorus® & HBI® assay		GastroPanel® test	
H. pylori IgG	6.6 AU/mL	*H. pylori* IgG	34.2 EIU ↑
Pepsinogen I	>160 ng/mL ↑	Pepsinogen I	>200 μg/L ↑
Pepsinogen II	27.1 ng/mL ↑	Pepsinogen II	23.4 μg/L ↑
I/II ratio	5.9	I/II ratio	8.5
ABC method	Group A	Gastrin-17	6.3 pmol/L
		GastroSoft® algorithm	*H. pylori* infection group

답 과거 감염

내시경소견

첫 방문 시 (NSAID 복용 중)	2달 후 (NSAID 중단 및 궤양 치료 후)
체부 소만에서 흑색변의 원인으로 추정되는 위궤양이 관찰되어 조직검사를 한 결과, 감염이나 암의 증거는 없었다.	재생상피가 궤양을 덮은 상태로 반흔만 관찰된다.
다발성 위궤양이 위각과 전정부에서 관찰된다.	다발성 궤양은 사라지고 장상피화생만 관찰된다.

- 약제성 위궤양의 경우, 원인 약물을 완전히 중단하고 위산억제제로 치료하면 급격히 호전되는 경우가 많다.
- 이 증례처럼 다발성 위궤양과 미란의 원인은 약제성 위염인 경우가 흔한 반면, 단일 위궤양은 *H. pylori* 감염에 의한 경우가 많고 조직검사에서 위암으로 보고되기도 한다.

혈액검사소견

- NSAID 복용으로 인한 약제성 위염으로, PG I 수치가 높다.
- 이 증례에서 보이는 PG II 수치의 상승은 PG I 수치 상승에 의한 이차적인 현상으로, *H. pylori* 감염과 무관하다. 후자의 경우, I/II 비가 낮고 *H. pylori* IgG 항체가가 높아서 감별할 수 있다.
- NSAID에 의한 위염은 위산억제제와 달리 G-17 수치가 높지 않다. 즉, 약제성 위염 중 고가스트린혈증을 유발하는 약제는 위 내 pH를 높이는 위산억제제 등 일부에 불과하다.
- GastroPanel 검사상 아직 음전되지 않은 낮은 양성 항체가를 보여서 과거 감염 상태임을 알 수 있다.

증례 6.20

토혈로 온 60대 남자의 내시경소견이다. 심근경색으로 clopidogrel과 omeprazole을 복용 중이었다. 내원 당시와 4개월 후의 감염 상태는?

내원 당시 **4개월 후**

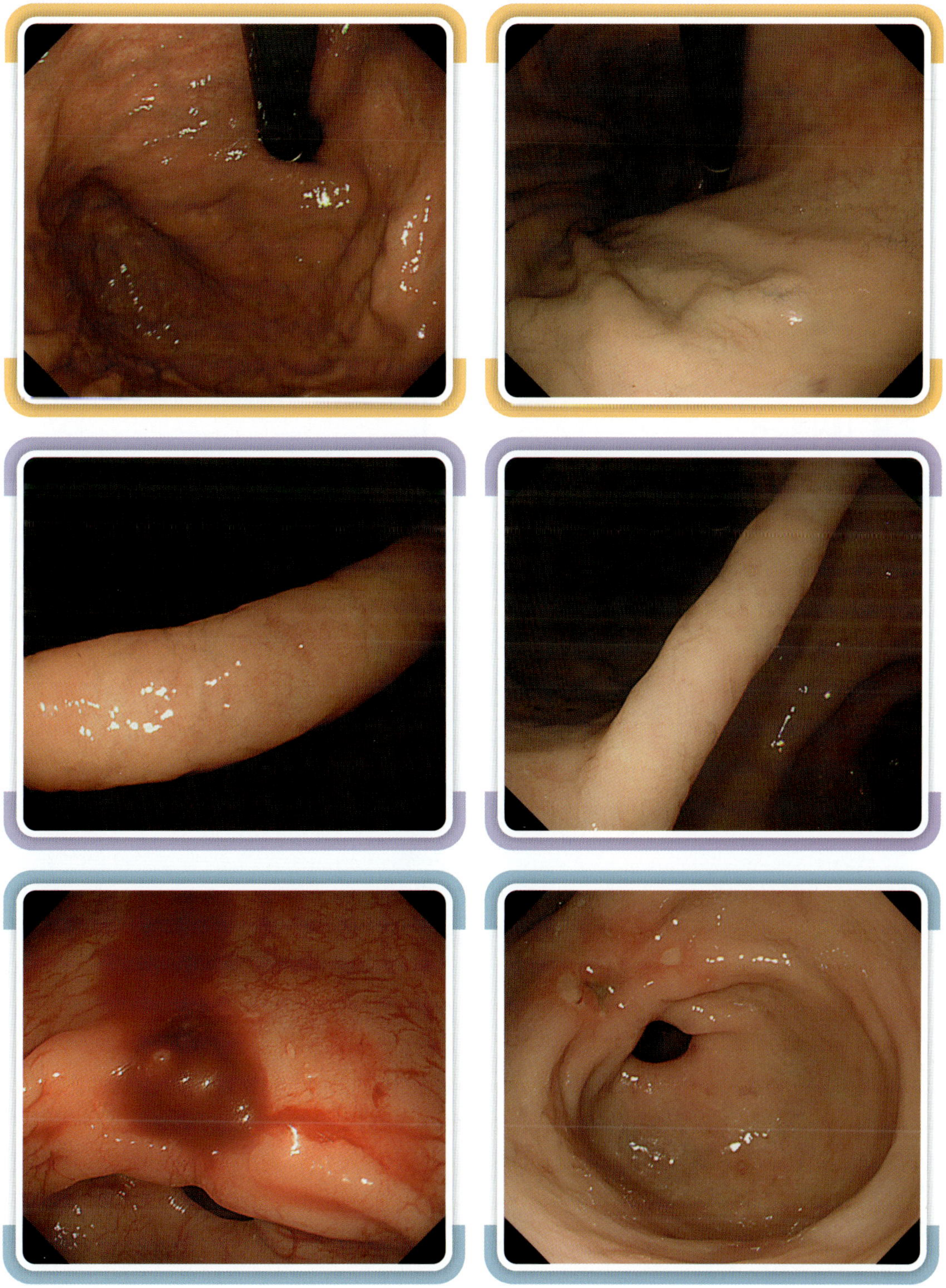

H. pylori 제균 치료 과거력: 없음

CLO test (greater curvature, upper body): positive

GastroPanel® test	내원 당시	4개월 후
H. pylori IgG	24.1 EIU ↑	24.0 EIU ↑
Pepsinogen I	>200 μg/L ↑	>200 μg/L ↑
Pepsinogen II	52.6 μg/L ↑	31.3 μg/L ↑
I/II ratio	3.8	6.4
Gastrin-17	>30 pmol/L ↑	>30 pmol/L ↑
GastroSoft® algorithm	*H. pylori* infection group	*H. pylori* infection group

답 내원 당시는 현감염, 4개월 후는 과거 감염

내시경소견

내원 당시	4개월 후
현감염을 시사하는 광범위한 발적이 관찰된다.	광범위한 발적이 사라진 상태로, 요소호기검사에서도 음성으로 보고되었다.
장상피화생이 보여서 현감염이나 과거 감염 상태임을 추정할 수 있다.	이전과 같은 장상피화생이 관찰된다.
급성 출혈을 보이는 위궤양이 발견되어 내시경 지혈술을 시행했다.	궤양이 호전되는 중으로, 조직검사상 위암의 증거는 없었다.

혈액검사소견

- 제균 전부터 항체가는 낮은 편으로 4개월 후에도 큰 감소를 보이지 않았으나, 첫 검사 시에 시행한 CLO 검사에서 양성소견을 보여서 현감염을 진단할 수 있었던 증례이다.
- 처음에는 높았던 PG II 수치가 제균 성공 후에 빠르게 감소하고, I/II 비는 증가해서 균이 사라진 과거 감염 상태임을 시사한다.
- 위산억제제 복용 중이므로, 감염 상태와 무관하게 G-17 수치는 계속 높다.

7

부분 위절제술 증례

- **증례 7.1** 6개월 전에 전정부의 위암으로 수술한 60대 여자
- **증례 7.2** 위암 절제술 후에 추적검사 중인 70대 남자
- **증례 7.3** 10년 전에 제균 치료한 60대 남자
- **증례 7.4** 5년 전에 진행성 위암을 절제한 60대 남자
- **증례 7.5** 심방세동으로 항혈전제를 시작한 뒤, 속이 아파서 온 50대 남자
- **증례 7.6** 진행성 위암으로 수술한 뒤, 2년 후에 제균 치료한 50대 남자
- **증례 7.7** 위암 절제술 후로 쓴 물이 올라온다는 60대 남자
- **증례 7.8** 위암 수술 후에 주름비대가 계속 관찰되는 50대 남자
- **증례 7.9** 전정부암을 절제한 뒤, 이시성 분문부암이 진단되어 절제한 70대 남자
- **증례 7.10** 잔재 위에서 이시성 위종양이 발견되어 온 80대 남자

증례 7.1

6개월 전에 전정부의 위암으로 수술한 60대 여자의 검사소견이다. 환자는 제균 치료한 과거력이 없다고 했으며, 위암진단 당시 Giemsa 염색이 음성으로 보고되어 부분 위절제술만 받았다고 한다. 현재의 감염 상태는?

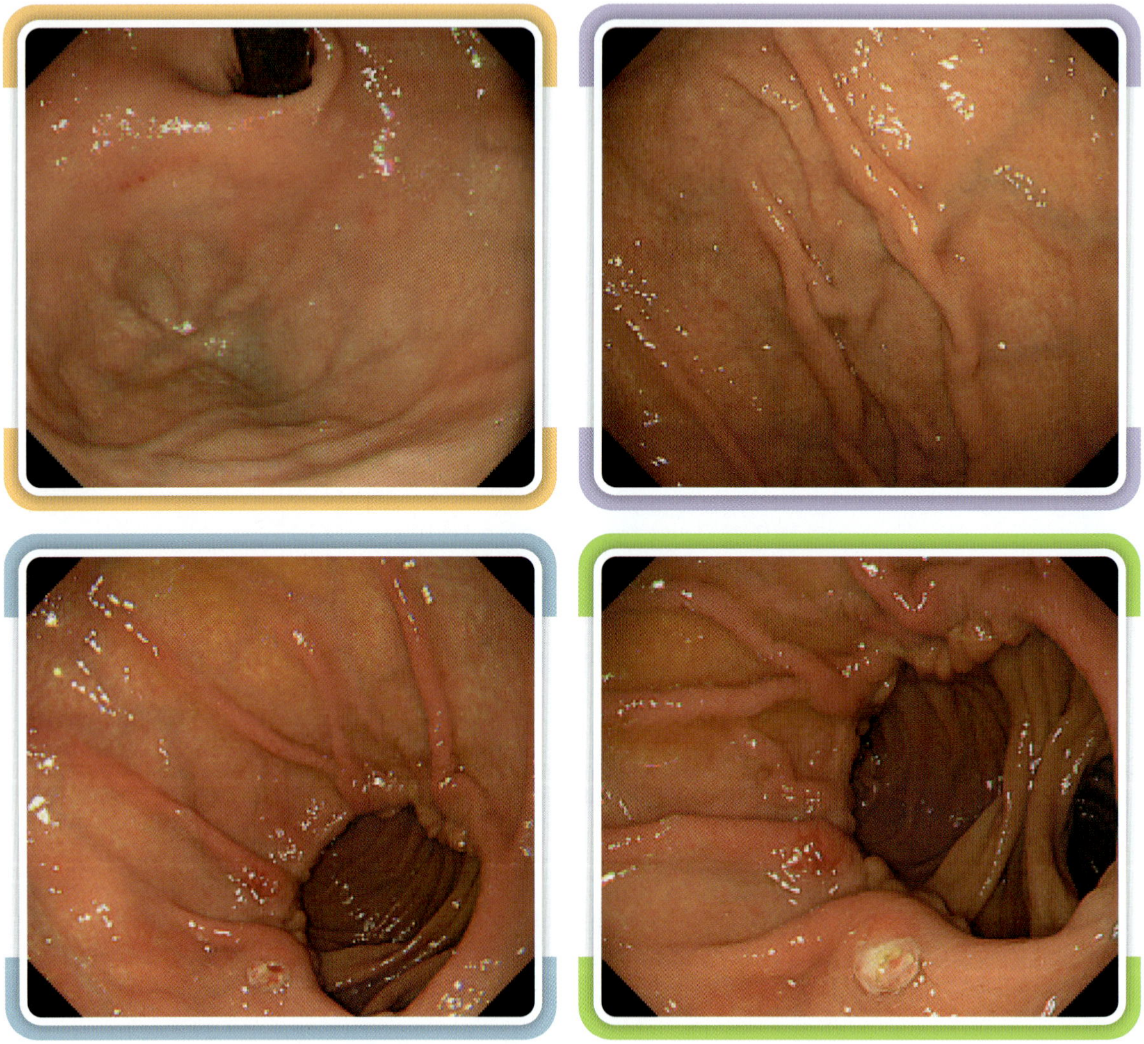

GastroPanel® test	
H. pylori IgG	30.4 EIU ↑
Pepsinogen I	23.5 μg/L ↓
Pepsinogen II	9.0 μg/L
I/II ratio	2.6 ↓
Gastrin-17	<0.4 pmol/L ↓
GastroSoft® algorithm	Pan-atrophy group
G-17 배제 후 재판독 시	Corpus atrophy group

답 현감염

내시경소견

분문부에 현감염을 시사하는 광범위한 발적이 관찰된다.

위주름에서 광범위한 발적과 점막부종이 관찰된다.

광범위한 발적이 수술 접합부부터 체부까지 보인다.

수술 접합부 상방에서 여러 개의 융기형 병변이 보여서 조직검사를 했다.

- 조직검사결과는 다음과 같다.

Stomach, "anastomosis site", endoscopic biopsy: Chronic gastritis
with 1) moderate inflammation
2) mild activity
3) no atrophy
4) no intestinal metaplasia
5) mild density of *Helicobacter pylori*-like microorganism

Giemsa stain: positive

- 이 환자의 경우, 조기 위암으로 진단받은 당시에는 암세포 침윤으로 인해 Giemsa 결과가 위음성으로 보고된 것으로 추정된다.
- 채취한 위점막 조직에 종양이나 장상피화생, 출혈 등이 있으면 *H. pylori*는 위음성으로 보고될 수 있으므로, 이 증례처럼 체부에서 현감염을 시사하는 광범위한 발적이 관찰되면 별도로 CLO 검사를 하거나 요소호기검사를 시행하여 감염 여부를 확인해야 한다.

혈액검사소견

- 부분 위절제술 후에는 G-17을 분비하는 전정부의 G세포가 사라져서 이 증례처럼 G-17은 낮게 측정된다.
- G-17과 PG I 수치가 모두 감소되어 GastroSoft 알고리즘 판독은 pan-atrophy군으로 보고되었으나, 부분 위절제술 후에서는 G-17 수치를 제외하고 해석해야 한다.
- 즉, 위절제술 후에는 그림 7.1과 같이 재분류해야 하며, 이 환자는 *H. pylori* 감염이 있는 corpus atrophy군에 속한다.

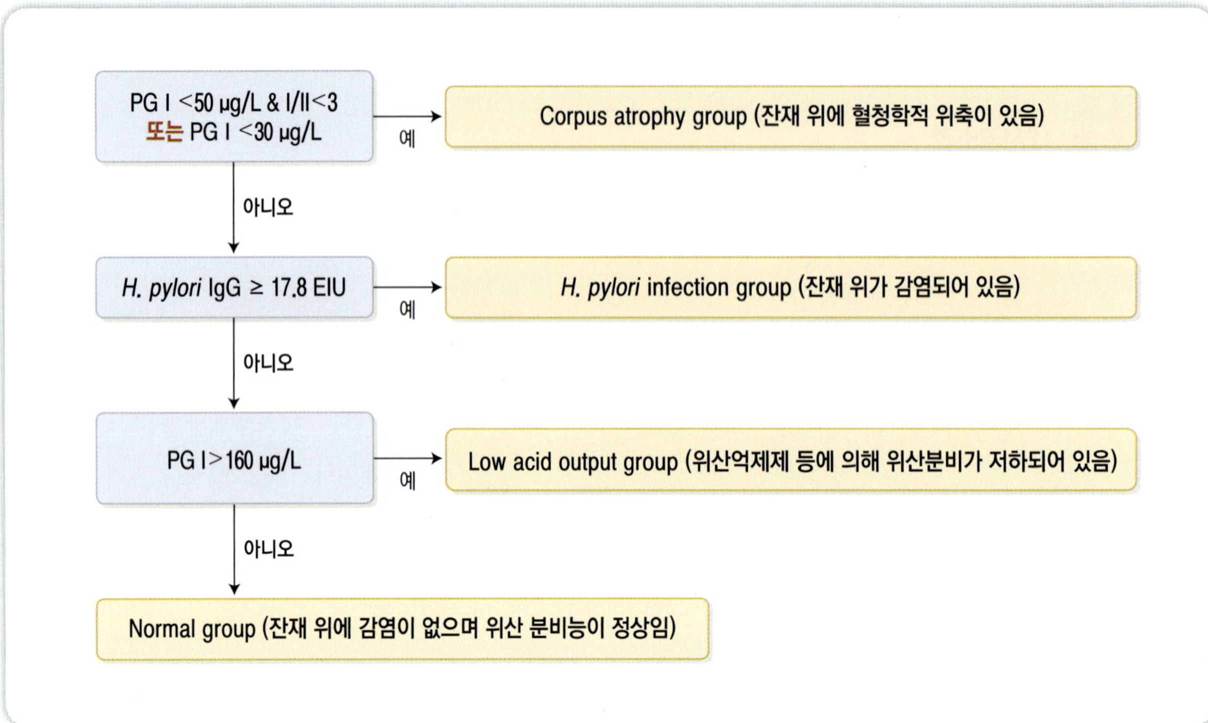

그림 7.1 부분 위절제술 후 환자에서 G-17 수치를 배제한 GastroSoft 알고리즘에 대한 제안

증례 7.2

위암 절제술 후에 추적검사 중인 70대 남자의 내시경소견이다. 이 환자에서 현감염을 시사하는 내시경소견은?

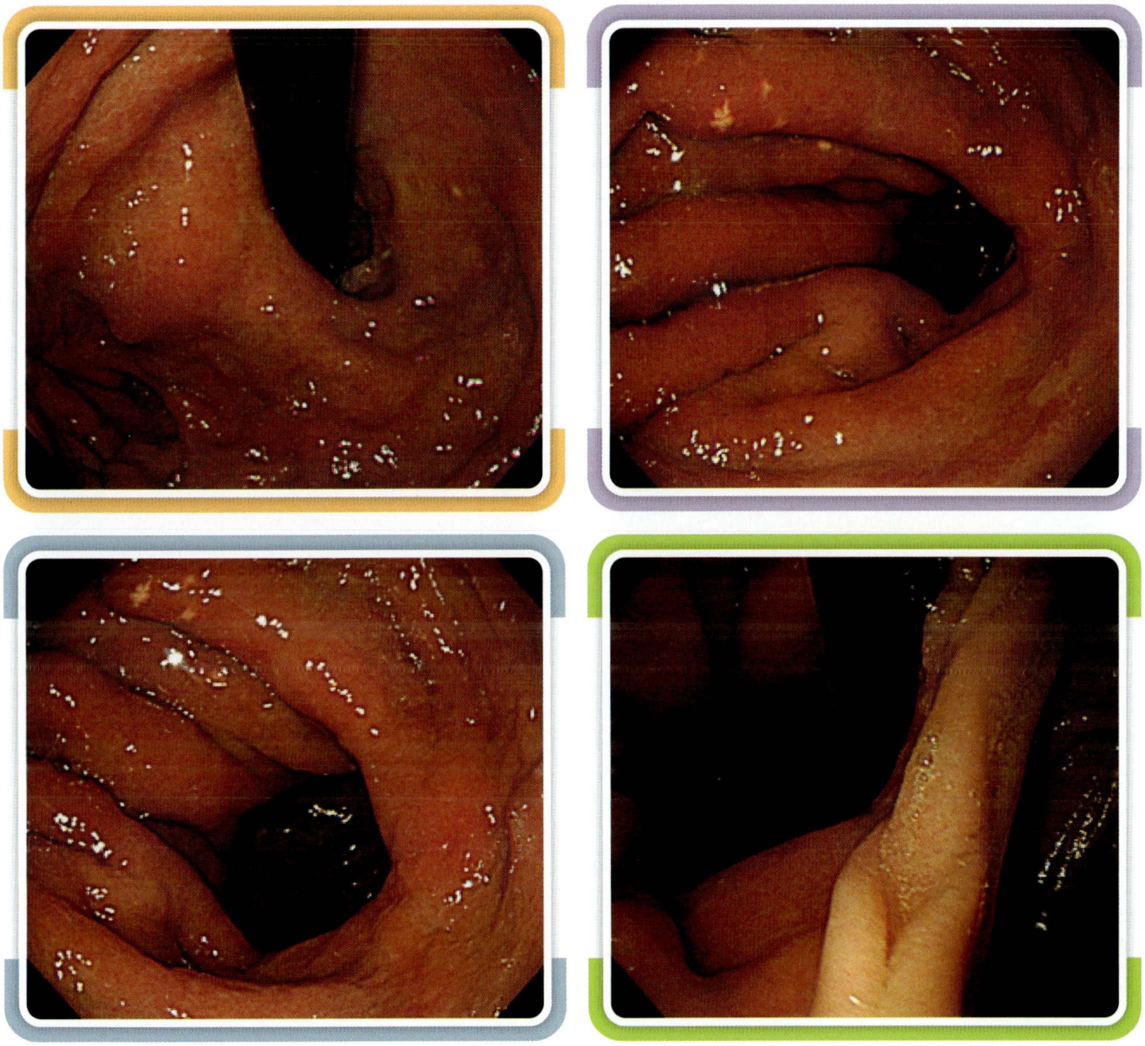

Stomach, "anastomosis site", endoscopic biopsy: Chronic gastritis

with 1) moderate inflammation

2) no activity

3) atrophy (not applicable)

4) no intestinal metaplasia

5) mild density of *Helicobacter pylori*-like microorganism

Giemsa stain: positive

H. pylori 제균 치료 과거력: 없음

Chorus® & HBI® assay	
H. pylori IgG	>200 AU/mL ↑
Pepsinogen I	10.3 ng/mL ↓
Pepsinogen II	11.4 ng/mL
I/II ratio	0.9 ↓
ABC method	Group C

답 광범위한 발적이 동반된 주름비대와 점막부종

내시경소견

분문부에서 현감염을 시사하는 광범위한 발적과 점막부종이 관찰된다.

점막부종과 발적으로 인해 주름비대가 두드러져 보인다.

주름비대와 황색종이 보인다.

소만에서는 수술 후 특이소견이 관찰되지 않는다.

- 황색종은 위축이나 장상피화생처럼 현감염자와 과거 감염자 모두에서 관찰될 수 있는 소견으로, 위 질문에 대한 답으로 부적절하다.
- B형 위염이 진행되는 과정에서 소만은 위축과 장상피화생 변화가 가장 먼저 시작되는 부위로, 광범위한 발적이 제일 먼저 사라지는 부위이기도 하다.
- 따라서 현감염이 있어도 이 증례처럼 소만에서만 광범위한 발적이 보이지 않는 경우가 많다.
- 반대로 소만의 맞은편에 있는 체부 대만은 광범위한 발적이 가장 늦게까지 보이는 부위이기 때문에, 현감염을 진단하기 위해 조직검사를 할 때는 발적이 있는 체부 대만에서 한다.

혈액검사소견

- 현감염을 시사하는 높은 *H. pylori* IgG 항체가와 혈청학적 위축을 보여서 C군으로 분류되었다.
- 앞의 증례에서 소개한 변형된 GastroSoft 알고리즘과 달리 ABC 분류법에는 G-17 수치가 들어가지 않기 때문에 부분 위절제술 후에도 판독법이 바뀌지 않는다.
- 참고로 전 위절제술(total gastrectomy) 후에는 혈액검사를 하지 않는다.

증례 7.3

10년 전에 제균 치료한 60대 남자의 검사소견이다. 환자는 2년 전 전정부에서 조기 위암이 진단되었을 당시 *H. pylori* 균이 보고되지 않아서 수술만 받았다고 한다. 현재의 감염 상태는?

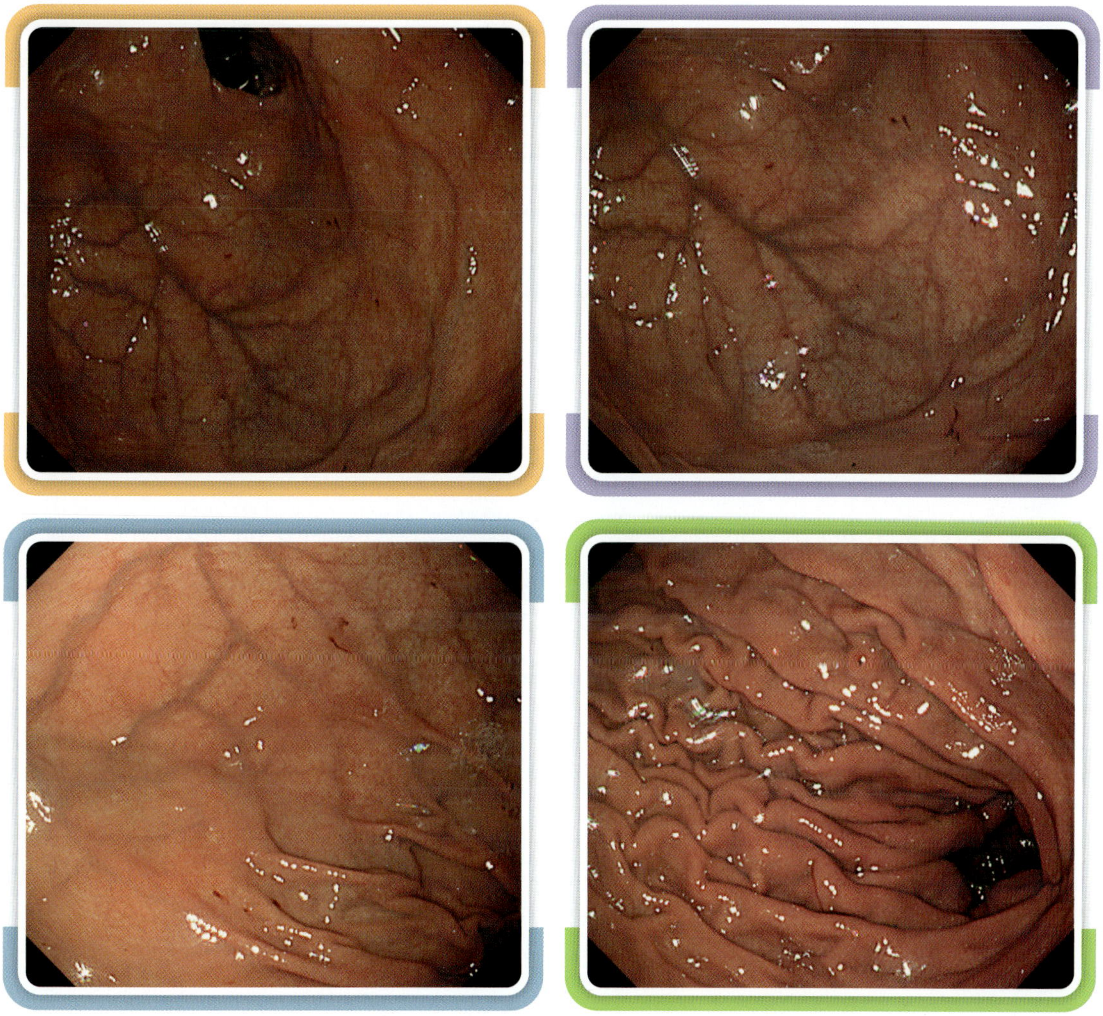

H. pylori 제균 치료 과거력: 10년 전

Chorus® & HBI® assay		GastroPanel® test	
H. pylori IgG	6.0 AU/mL	*H. pylori* IgG	18.7 EIU ↑
Pepsinogen I	36.5 ng/mL	Pepsinogen I	74.5 μg/L
Pepsinogen II	6.4 ng/mL	Pepsinogen II	6.6 μg/L
I/II ratio	5.7	I/II ratio	11.3
ABC method	Group A	Gastrin-17	<0.4 pmol/L ↓
		GastroSoft® algorithm	Antral atrophy group
		G-17 배제 후 재판독 시	*H. pylori* infection group

답 과거 감염 상태(10년 전 제균 후 재감염 없음)

내시경소견

작은 헤마틴만 관찰되어 감염이 없는 상태임을 알 수 있다.

현감염을 시사하는 광범위한 발적은 관찰되지 않는다.

헤마틴은 감염이 없을수록 호발하는 내시경소견이다.

감염을 시사하는 주름비대나 부종은 보이지 않는다.

혈액검사소견

- 전정부를 절제한 상태라서 G-17 수치가 낮게 보고되어 GastroSoft 알고리즘에 의해 antral atrophy group으로 자동 분류되었으나, 그림 7.1에 준하여 *H. pylori* infection group으로 재해석해야 한다.
- GastroPanel 항체는 아직 음전되지 않아서 양성으로 보고되었으나, 과거 감염자에서 흔히 관찰되는 낮은 양성 항체가에 해당한다.
- 제균 치료 후에 *H. pylori* IgG 수치가 음전되는 속도는 환자마다 다르며, 위점막 손상이 심하거나 고령일수록 늦다.
- 이 증례처럼 일부 환자는 제균 치료 10년 후에도 위양성소견을 보이므로, *H. pylori* IgG 수치가 하위 25% 미만으로 낮은지와 감소 중인지를 수치로 일일이 확인해야 한다.
- 이 환자의 경우, PG II 수치도 정상이므로 재감염이 없음을 알 수 있다.
- 수술한 위에서도 재감염 시에는 *H. pylori* IgG와 PG II 수치가 모두 상승한다.

증례 7.4

5년 전에 진행성 위암으로 수술받은 60대 남자의 검사소견이다. 수술 후에 매년 위내시경 추적검사를 한 결과, 3년 만에 Giemsa 염색이 양성으로 보고되어 제균 치료를 했다. 제균 2년 후의 검사결과가 다음과 같을 때, 필요한 조치는?

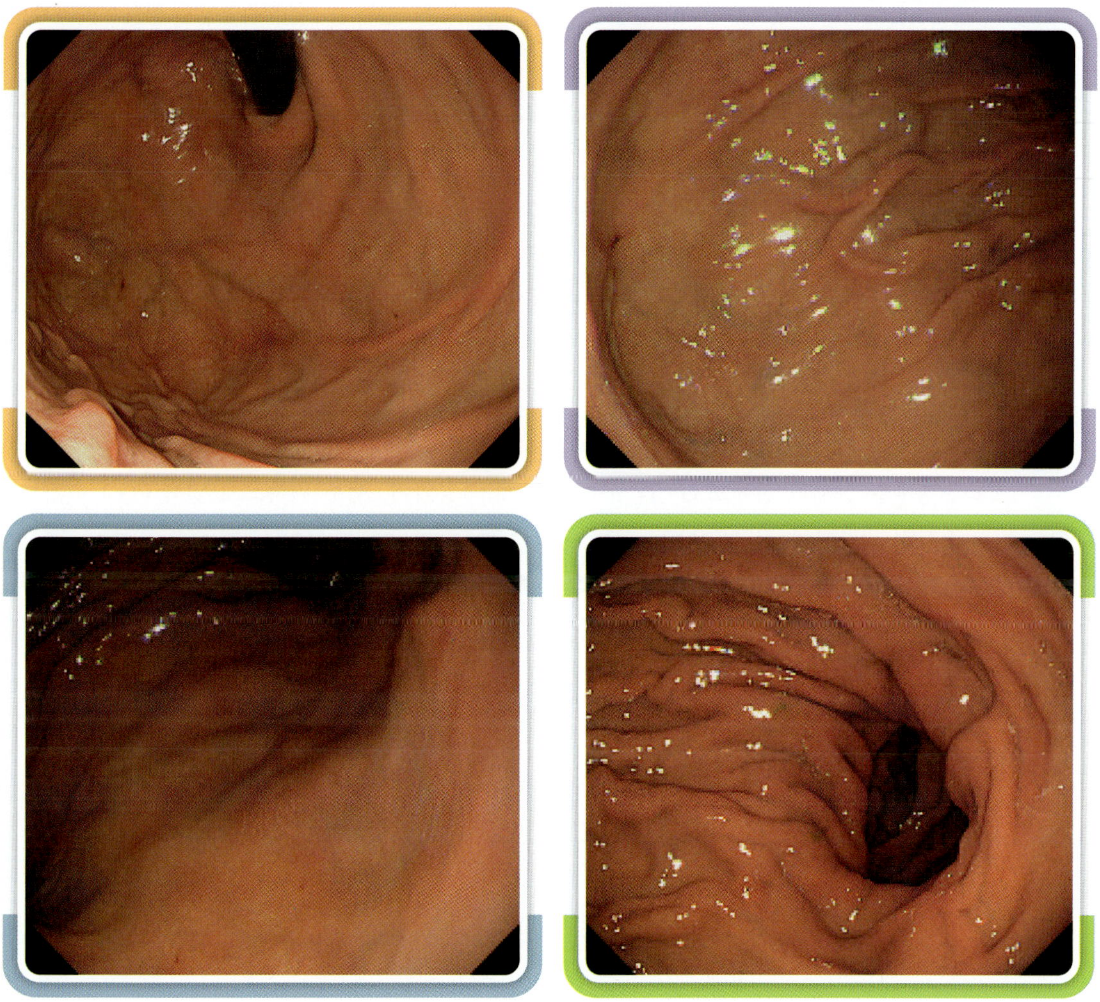

H. pylori 제균 치료 과거력: 3년 전

Chorus® & HBI® assay		GastroPanel® test	
H. pylori IgG	7.4 AU/mL	*H. pylori* IgG	21.7 EIU ↑
Pepsinogen I	15.5 ng/mL ↓	Pepsinogen I	24.2 μg/L ↓
Pepsinogen II	5.9 ng/mL	Pepsinogen II	2.6 μg/L ↓
I/II ratio	2.6 ↓	I/II ratio	9.3
ABC method	Group D	Gastrin-17	<0.4 pmol/L ↓
		GastroSoft® algorithm	Pan-atrophy group
		G-17 배제 후 재판독 시	Corpus atrophy group

답 정기적인 위내시경검진

내시경소견

광범위한 발적이 보이지 않아 과거 감염 상태임을 알 수 있다.

잔재 위에서 부종이 없는 정상 두께의 주름이 보인다.

현감염을 시사하는 발적이나 점막부종이 관찰되지 않는다.

수술 접합부에 암 재발의 증거는 없다.

혈액검사소견

- 전정부를 절제한 상태로 G-17 수치가 낮게 측정되며, 체부 위축으로 인해 PG I 수치도 낮아 혈청학적 위축으로 진단되었다.
- GastroPanel 항체가는 낮은 양성 수치를 보여 아직 음전되지 않은 과거 감염 상태임을 알 수 있다.

증례 7.5

심방세동으로 항혈전제를 시작한 뒤, 속이 불편해서 온 50대 남자의 검사소견이다. 환자는 7년 전에 위암으로 수술한 과거력이 있다. Giemsa 염색과 CLO 검사결과가 다음과 같이 다르게 보고되었을 때, 필요한 조치는?

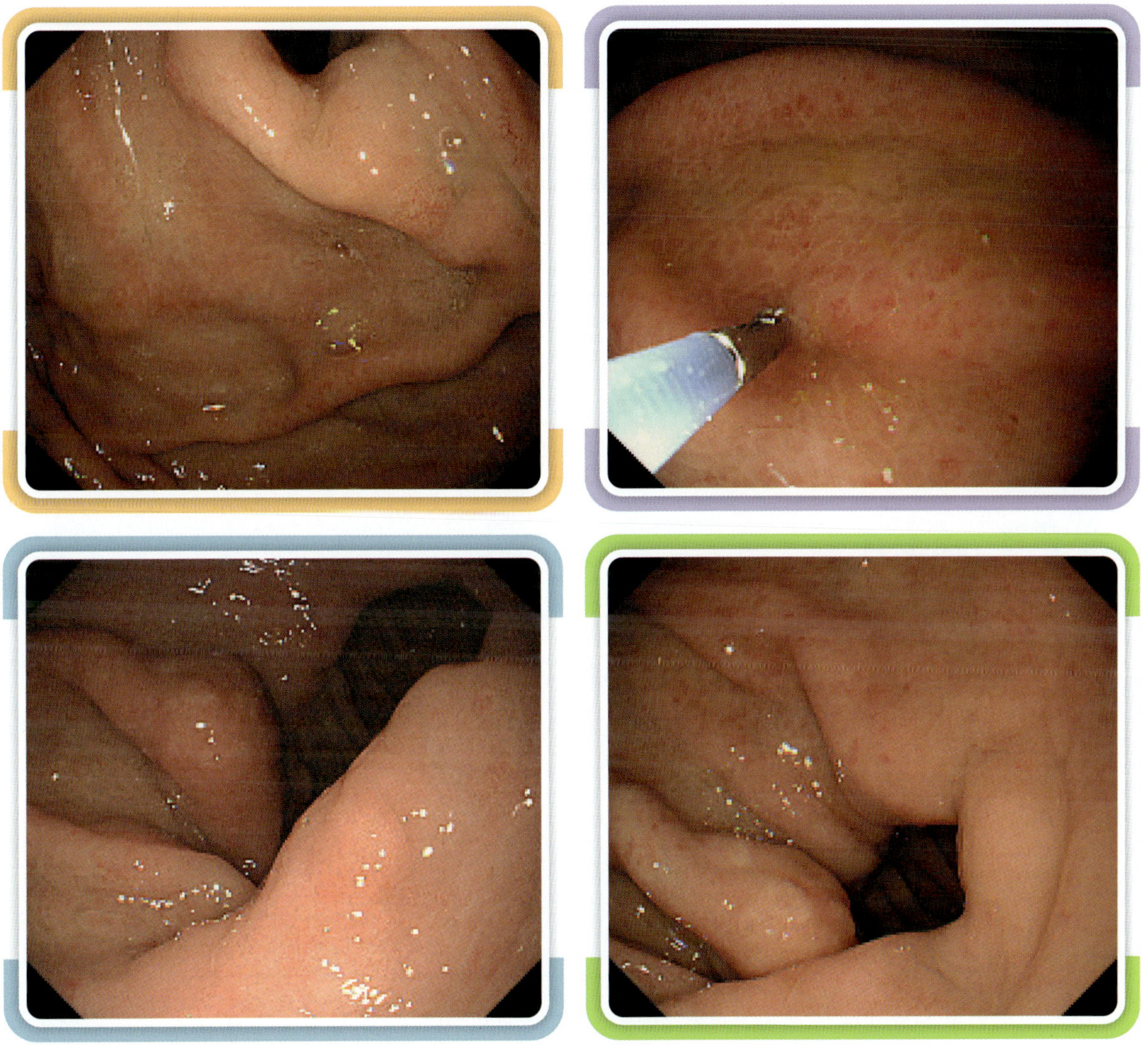

Stomach, "greater curvature, above the anastomosis site", endoscopic biopsy: Chronic gastritis

with 1) no inflammation

2) moderate activity

3) atrophy (not applicable)

4) no intestinal metaplasia

5) no *Helicobacter pylori*-like microorganism

Giemsa stain: negative

CLO test (greater curvature, upper body): positive

H. pylori 제균 치료 과거력: 없음

GastroPanel® test	
H. pylori IgG	84.1 EIU ↑
Pepsinogen I	18.8 μg/L ↓
Pepsinogen II	5.1 μg/L
I/II ratio	3.7
Gastrin-17	<0.4 pmol/L ↓
GastroSoft® algorithm	Pan-atrophy group
G-17 배제 후 재판독 시	Corpus atrophy group

답 *H. pylori* 감염에 대한 제균 치료

내시경소견

- 분문부에 현감염을 시사하는 점막부종과 광범위한 발적이 관찰된다.
- 체부 상부의 대만에서 광범위한 발적이 관찰되어 CLO 검사를 한 결과, 양성으로 보고되었다.
- 수술 접합부 상방에서 융기형 병변이 관찰된다.
- 융기형 병변에서 조직검사를 한 결과, Giemsa 염색이 위음성으로 보고되었다.

- 국소 병변에서 조직검사를 할 경우, 해당 부위에만 균이 사라져서 *H. pylori* 감염이 있어도 Giemsa 염색이 위음성으로 보고되기 쉽다.
- 따라서 현감염을 진단하기 위해서는 체부의 광범위한 발적이 보이는 부분에서 별도로 CLO 검사나 추가 Giemsa 염색검사를 해야 한다.

혈액검사소견

- 높은 양성 *H. pylori* IgG 항체가를 보여 현감염을 시사한다.
- G-17 수치가 낮아 pan-atrophy로 분류되었지만, 부분 위절제술 후에는 전정부가 없어서 G-17이 낮게 나오므로 제외하고 해석한다.
- 그 결과, 낮은 PG I 수치로 인해 혈청학적 체부 위축군으로 재분류되었다(그림 7.1 참조).
- 이 환자는 체부 위축이 있는 활동성 감염자로 잔재 위에서 이시성 위암이 발생하는 것을 예방하기 위해서라도 제균 치료가 필요하다.

증례 7.6

진행성 위암으로 수술한 뒤, 2년 후에 제균 치료한 50대 남자의 추적 검사소견이다. 1년 후의 검사소견이 다음과 같을 때, 현재의 감염 상태는?

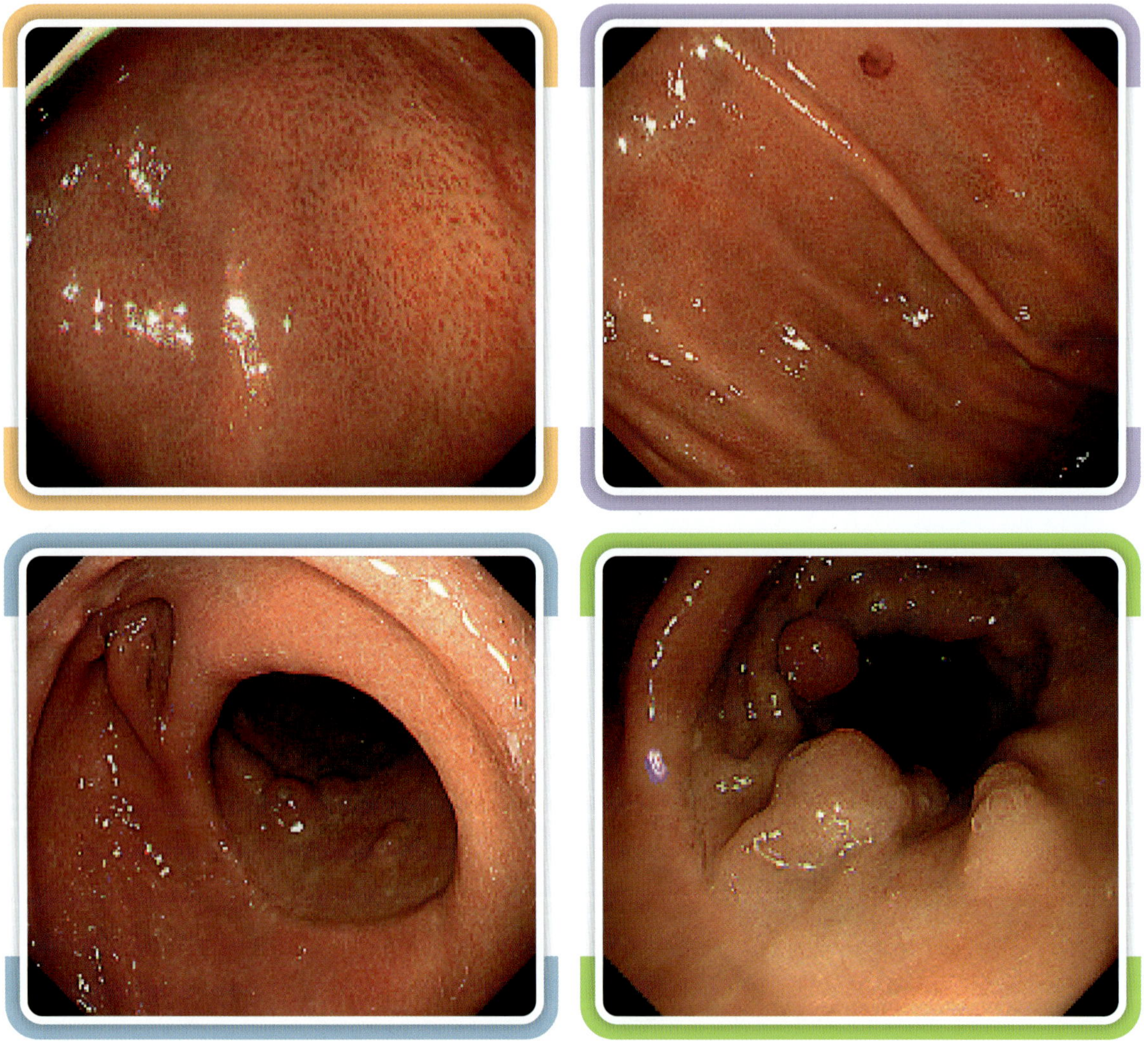

Chorus® & HBI® assay		GastroPanel® test	
H. pylori IgG	6.4 AU/mL	*H. pylori* IgG	18.2 EIU ↑
Pepsinogen I	4.8 ng/mL ↓	Pepsinogen I	12.0 μg/L ↓
Pepsinogen II	6.3 ng/mL	Pepsinogen II	5.9 μg/L
I/II ratio	0.8 ↓	I/II ratio	2.0 ↓
ABC method	Group D	Gastrin-17	<0.4 pmol/L ↓
		GastroSoft® algorithm	Pan-atrophy group
		G-17 배제 후 재판독 시	Corpus atrophy group

답 *H. pylori* 재활성화(1년 만에 다시 감염되어 재감염이 아닌 재활성화에 해당)

내시경소견

기저부에서 광범위한 발적이 관찰되어 활동성 감염 상태임을 시사한다.

위주름에서도 광범위한 발적이 관찰되며 내시경검사 중 흡인으로 인해 발생한 접촉성 발적도 보인다.

잔여 위 전체에서 광범위한 발적이 보이고 접합부 아래에서 융기형 병변이 보인다.

수술 접합부 하방의 융기형 병변에서 조직검사한 결과, 암의 재발은 없었다.

- 조직검사한 결과는 다음과 같았으며, 제균 성공 후 1년 만에 감염이 다시 진단되어 새로운 균에 의한 재감염이 아닌 이전 균의 재활성화 가능성이 높다.

Stomach: "anastomosis site", biopsy: Chronic gastritis
with 1) moderate inflammation
2) mild activity
3) mild atrophy
4) mild intestinal metaplasia
5) mild density of *Helicobacter pylori*-like microorganism

Giemsa stain: positive

혈액검사소견

- Chorus 항체는 음전된 상태로 유지되어, 최근 재활성화된 현감염자인 것으로 추정된다.
- 재활성화나 재감염이 발생할 경우, *H. pylori* IgG 수치가 다시 양성으로 보고되기 위해서는 약 2달 정도 걸리는 것으로 알려져 있다.
- 두 키트 모두에서 혈청학적 체부 위축이 관찰된다.

증례 7.7

위암 절제술 후에 쓴 물이 올라온다는 60대 남자의 검사소견이다. 진단은?

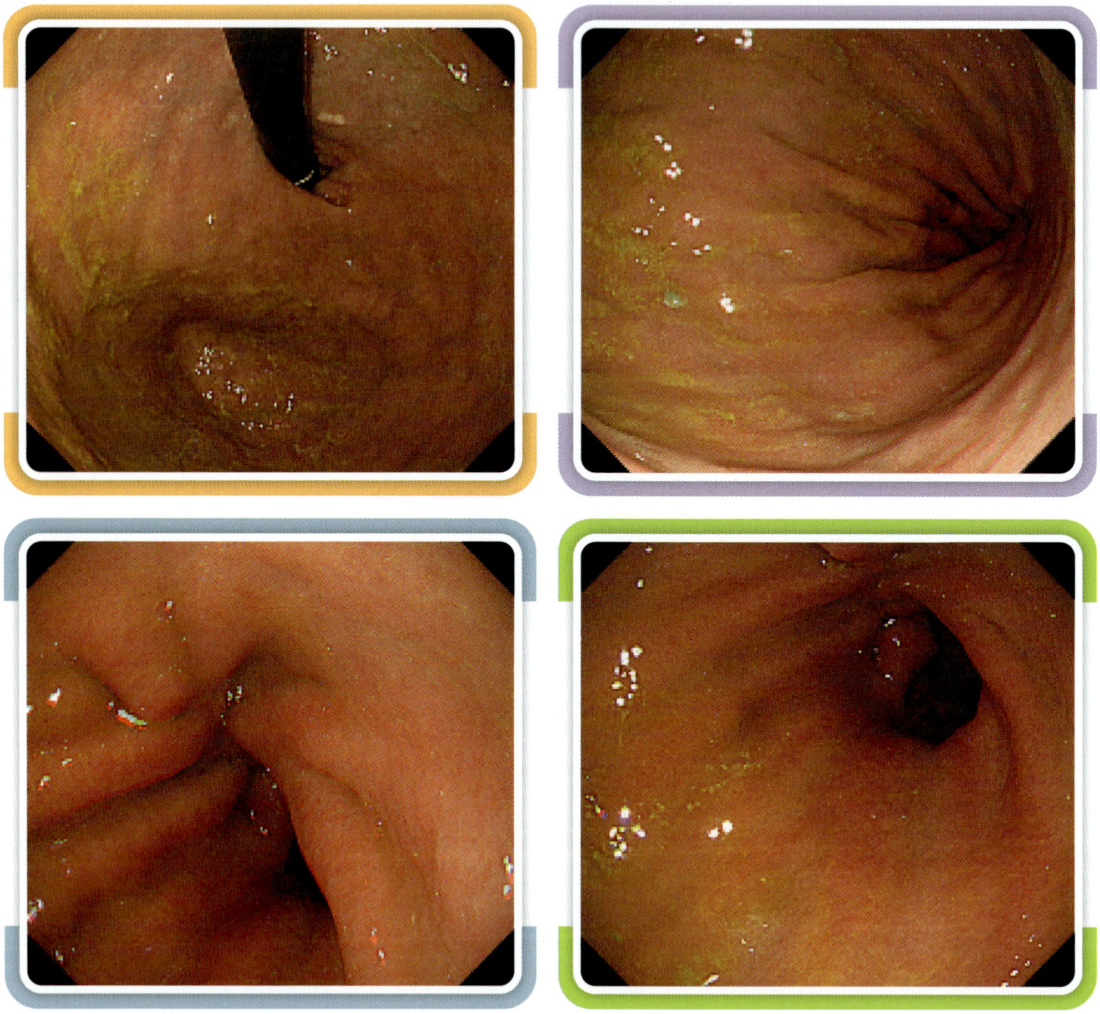

CLO test (greater curvature, mid-body): positive

H. pylori 제균 치료 과거력: 없음

Chorus® & HBI® assay		GastroPanel® test	
H. pylori IgG	>200 AU/mL ↑	*H. pylori* IgG	162.0 EIU ↑
Pepsinogen I	15.3 ng/mL ↓	Pepsinogen I	31.3 μg/L
Pepsinogen II	9.1 ng/mL	Pepsinogen I	9.8 μg/L
I/II ratio	1.7 ↓	I/II ratio	3.2
ABC method	Group C	Gastrin-17	<0.4 pmol/L ↓
		GastroSoft® algorithm	Antral atrophy group
		G-17 배제 후 재판독 시	*H. pylori* infection group

답 *H. pylori* 감염성 위염과 담즙 역류성 위염

내시경소견

역류된 담즙이 기저부에서도 관찰된다.

담즙이 체부에서 관찰된다.

현감염을 시사하는 점막부종과 광범위한 발적이 보인다.

담즙이 다발성 선상 발적과 함께 보이므로, 담즙 역류성 위염으로 진단할 수 있다.

혈액검사소견

- 높은 *H. pylori* IgG 항체가를 보이는 C군 환자이므로 활동성 감염 상태임을 알 수 있다.
- ABC 분류상 관찰되는 혈청학적 위축은 제균 치료 후에 호전되므로, 약 90%의 C군 환자는 A군이나 낮은 위양성 항체가를 보이는 B군으로 보고된다.
- 약 10%의 C군 환자는 제균 후에도 혈청학적 위축이 회복되지 않아서 D군이나 낮은 위양성 항체가를 보이는 C군으로 보고된다.
- 부분 위절제술을 받은 현감염자가 GastroPanel 검사에서 양성 항체가를 보이면 GastroSoft 알고리즘 판독은 전정부 위축군으로 자동 판독된다.
- 그러나 이 환자에서 G-17 수치가 낮은 이유는 전정부를 절제했기 때문이지 전정부 위축이 심해서 낮은 것은 아니므로, 이를 감안하여 *H. pylori* 감염군으로 재해석해야 한다.
- 제균 치료 후에도 항체가 음전되지 않는 한 이 환자는 지속적으로 전정부 위축군으로 보고될 것이므로, 키트 제작사는 위절제술을 받은 환자들에게 혈액검사를 권하지 않는다.

증례 7.8

위암 수술 후에 주름비대가 보여서 온 50대 남자의 검사소견이다. 8년 전에 부분 위절제술과 제균 치료를 받았다고 하며, 현재 증상은 없다. 위내시경 조직검사와 복부 CT 검사 모두에서 암 재발의 증거는 없었다. 필요한 조치는?

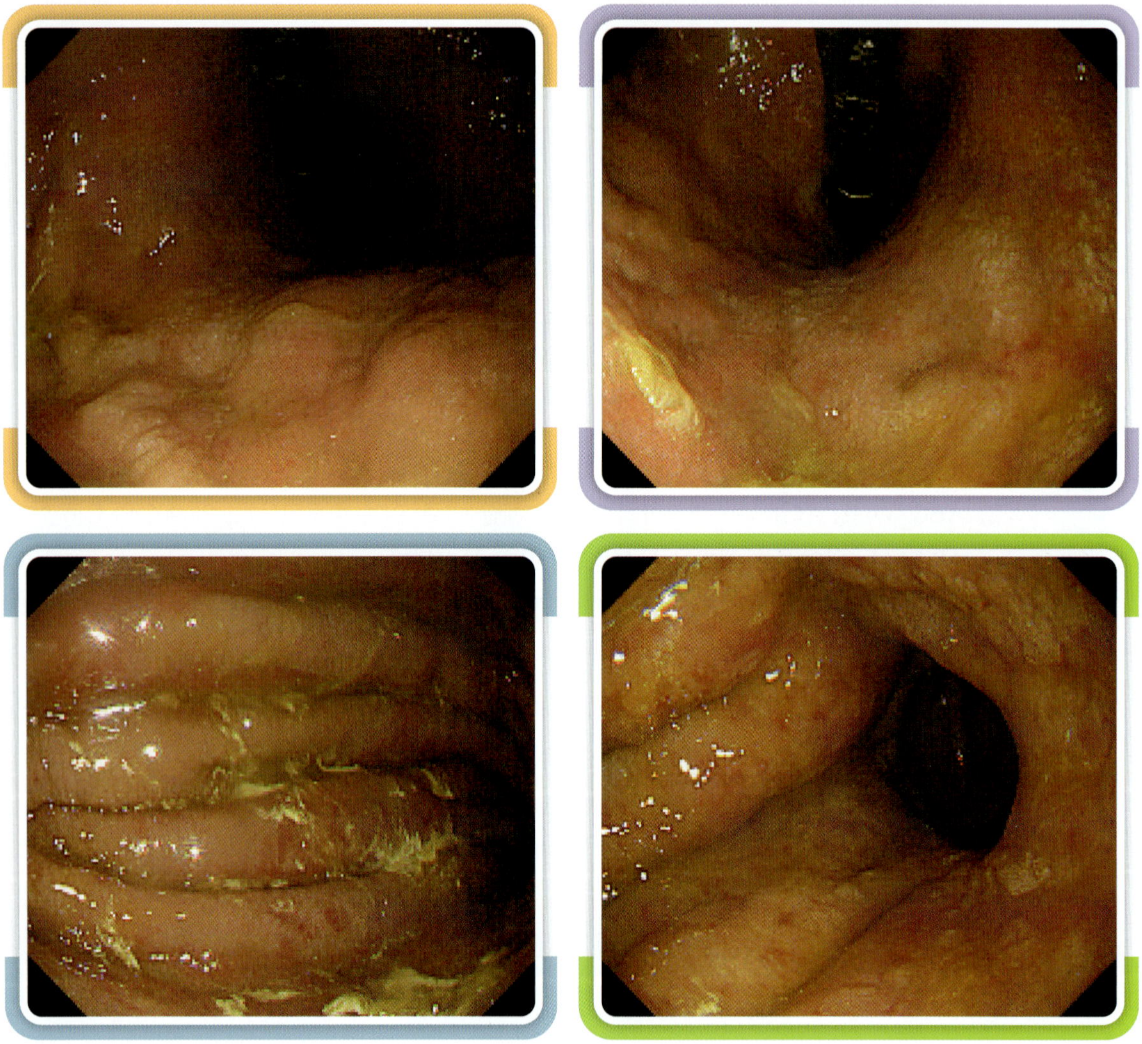

Stomach, "greater curvature, body", endoscopic biopsy: Chronic gastritis

with 1) moderate inflammation

2) mild activity

3) no atrophy

4) mild intestinal metaplasia

5) mild *Helicobacter pylori*-like microorganism

Giemsa stain: positive

H. pylori 제균 치료 과거력: 8년 전

Chorus® & HBI® assay		GastroPanel® test	
H. pylori IgG	5.6 AU/mL	*H. pylori* IgG	15.9 EIU
Pepsinogen I	5.5 ng/mL ↓	Pepsinogen I	4.5 μg/L ↓
Pepsinogen II	2.1 ng/mL ↓	Pepsinogen II	2.1 μg/L ↓
I/II ratio	2.6 ↓	I/II ratio	2.1 ↓
ABC method	Group D	Gastrin-17	<0.4 pmol/L ↓
		GastroSoft® algorithm	Pan-atrophy group
		G-17 배제 후 재판독 시	Corpus atrophy group

답 *H. pylori* 제균 치료

내시경소견

분문부에서 현감염을 시사하는 점막부종과 광범위한 발적이 관찰된다.

역류된 담즙이 발적과 함께 보인다.

체부에서는 점막부종과 주름비대가 관찰된다.

두꺼운 주름 위로 울퉁불퉁한 융기형 장상피화생과 역류된 담즙이 관찰된다.

혈액검사소견

- PG I과 PG II 분비가 모두 감소되어 잔여 위점막의 분비능이 위축과 장상피화생으로 인해 손상되었음을 알 수 있다.
- 두 키트 모두에서 항체가 음성으로 보고되어 흔히 검출되는 *H. pylori* 균주가 아니거나, 심한 위축으로 인해 균이 적게 남아 위음성으로 측정되는 것으로 추정된다.
- 특히 부분 위절제술 후의 잔위에서 *H. pylori* 재감염이나 재활성화가 발생하는 경우에는 *H. pylori* IgG 수치가 유독 느리게 상승하여 위음성으로 보고되는 경우가 있는데, 체부 위축이 심할수록 항체 위음성인 현감염자로 보고되는 경향이 있다.
- 이 환자도 *H. pylori* 재감염이 발생했지만 심한 체부 위축으로 인해 균이 빠르게 증식하지 못하여 항체가가 위음성소견을 보인 것으로 추정된다.

증례 7.9

전정부암을 절제한 뒤, 이시성 분문부암이 진단되어 절제한 70대 남자의 검사소견이다. 환자는 8년 전에 전정부의 위암을 절제한 뒤로도 제균 치료를 안 하고 지내다가, 2년 전에 분문부에서 새로운 위암이 발견되어 내시경 점막하 박리술과 제균 치료를 받았다. 현재의 감염 상태는?

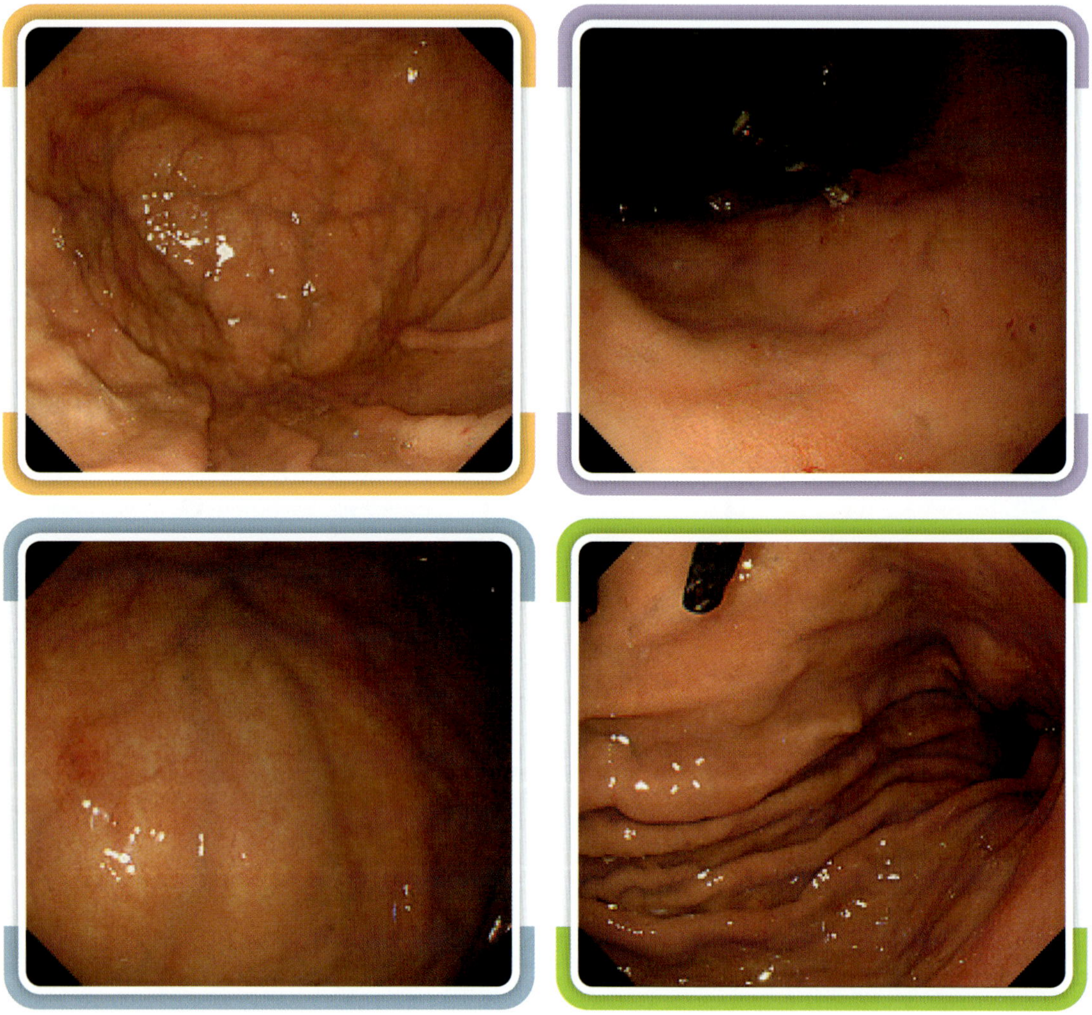

H. pylori 제균 치료 과거력: 2년 전

Chorus® & HBI® assay		GastroPanel® test	
H. pylori IgG	25.6 AU/mL ↑	*H. pylori* IgG	17.1 EIU
Pepsinogen I	79.8 ng/mL	Pepsinogen I	144.4 μg/L
Pepsinogen II	12.5 ng/mL	Pepsinogen II	13.3 μg/L
I/II ratio	6.4	I/II ratio	10.9
ABC method	Group B	Gastrin-17	0.5 pmol/L ↓
		GastroSoft® algorithm	High acid output group
		G-17 배제 후 재판독 시	Normal group

답 과거 감염(재감염 없음)

내시경소견

분문부 일부에서만 장상피화생을 보이며, 현감염을 시사하는 광범위한 발적은 보이지 않는다.

내시경 점막하 박리술 후에 남은 클립들과 장상피화생이 관찰된다.

H. pylori 감염과 무관한 국소적인 이상 혈관상만 관찰된다.

주름비대나 광범위한 발적이 없어 재감염이 없는 과거 감염자임을 알 수 있다.

혈액검사소견

- Chorus 키트의 낮은 양성 항체가는 제균 치료 후 과거 감염자에게 흔한 위양성소견으로, 항체가 아직 음전되지 않아서 관찰되는 현상이다.
- 이 환자처럼 GastroPanel 검사에서 항체가 음성인 경우, 부분 위절제술 후의 환자는 낮은 G-17수치로 인해 알고리즘상으로는 위산과다분비군으로 보고된다.
- 그러나 부분 위절제술 후에는 G-17 수치를 배제하고 해석해야 하므로, 이 환자는 정상군으로 분류된다.
- 즉, 이 환자는 이시성 위암이 발생할 정도의 위암 위험군임에도 불구하고 GastroPanel 검사상으로는 제균 치료 후에 위점막 분비능이 회복되고 항체가 음전된 정상군으로 분류되어 버린다.
- 이처럼 부분 위절제술 후나 제균 치료 후에는 위암 발생률이 높음에도 불구하고 혈액검사로는 놓치는 경우가 많아서, 키트 제작사들은 위절제술이나 제균 후에는 혈액검사를 권하지 않는다.
- 혈액검사는 위내시경검사가 필요한 사람을 선별하는 검사라서, 이미 위암의 고위험군으로 분류되어 정기적인 위내시경검진을 받아야 하는 환자에게 별도로 혈액검사를 시행할 필요는 없다.
- 위암을 확진할 수 있는 검사는 혈액검사가 아니라, 위내시경 조직검사이기 때문이다.

증례 7.10

잔재 위에서 이시성 위종양이 발견되어 온 80대 남자의 검사소견이다. 현재의 감염 상태는?

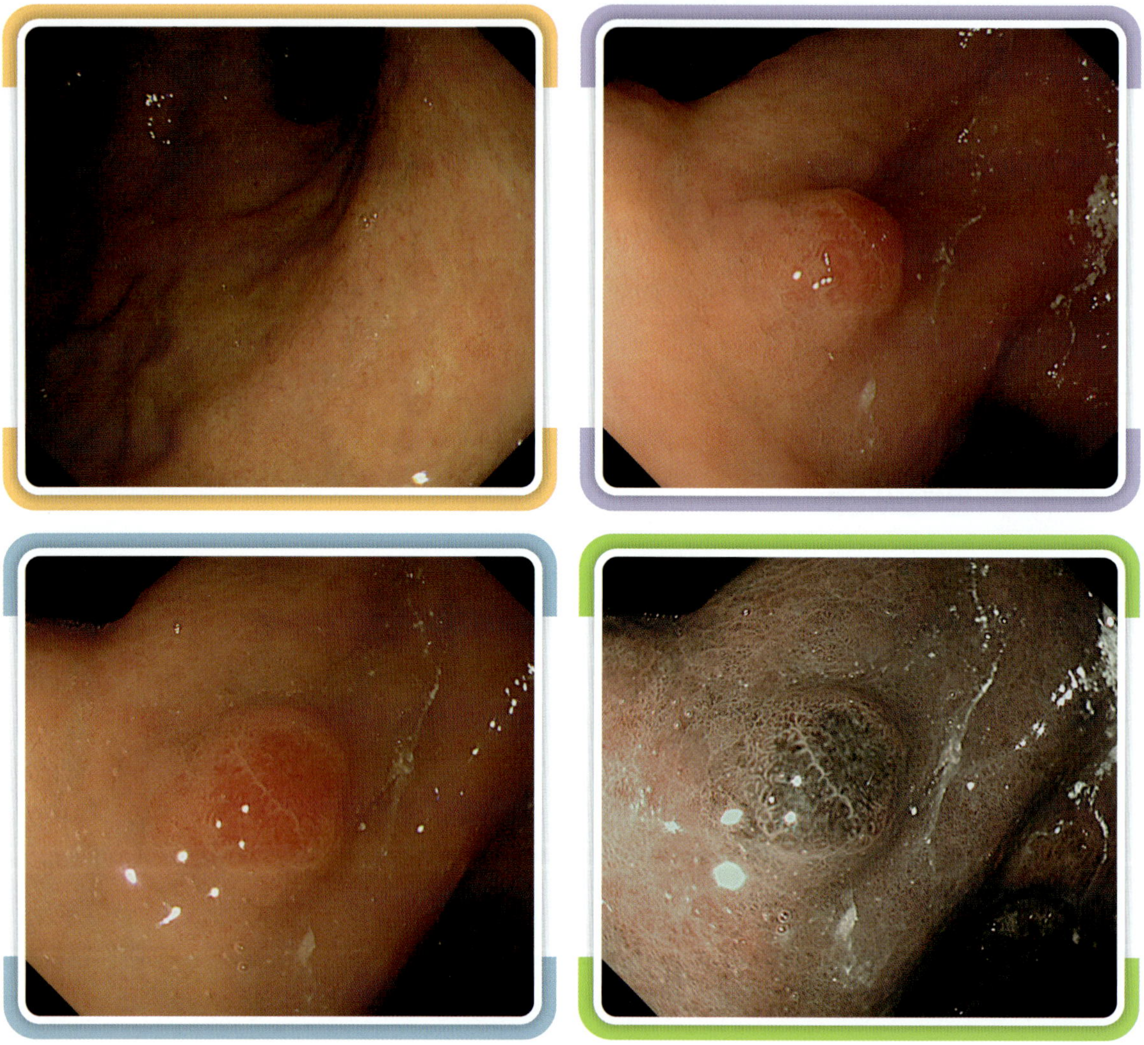

H. pylori 제균 치료 과거력: 없음

GastroPanel® test	
H. pylori IgG	16.0 EIU
Pepsinogen I	29.2 μg/L ↓
Pepsinogen II	2.7 μg/L ↓
I/II ratio	10.8
Gastrin-17	0.8 pmol/L ↓
GastroSoft® algorithm	Pan-atrophy group
G-17 배제 후 재판독 시	Corpus atrophy group

답 과거 감염

내시경소견

잔재 위에서 위축은 보이지만,
광범위한 발적은 없다.

수술 접합부의 상방에서
붉은색 융기형 병변이 보인다.

소만에서 이시성 종양이 관찰된다.
발적이 있는 융기된 모양을 보이므로, 분화도가
좋은 선암일 것으로 추정된다.

조영증강 내시경에서는
경계가 보다 명확하게 보이며, 다소 불균일한
미세표면상과 미세혈관상을 보여서 분화도가
좋은 선암으로 보인다.

- 이시성 종양을 내시경으로 절제한 결과는 다음과 같다.

Stomach, "lesser curvature, body", endoscopic submucosal dissection: Early gastric CARCINOMA

1) Location: Middle third, Center at body, lesser curvature, and posterior wall
2) Gross type: EGC type IIa
3) Histologic type: TUBULAR ADENOCARCINOMA, MODERATELY DIFFERENTIATED
4) Histologic type by Lauren: Intestinal
5) Size: 8.0 × 6.0 × 1.0 mm
6) Depth of invasion (according to AJCC 8th): Invades mucosa (lamina propria) (pT1a)
7) Resection margin: Free from carcinoma
8) Lymphatic invasion: Not identified
9) Venous invasion: Not identified
10) Perineural invasion: Not identified

- 이 환자처럼 내시경으로 완전절제할 수 있는 분화도가 좋은 선암은 붉거나 주변 점막과 같은 색의 융기형 병변으로 발견되는 경우가 많다.
- 반대로 분화도가 나쁜 선암은 탈색된 함몰형이나 흰 평탄형 병변으로 보이는 경우가 많다.

혈액검사소견

- 체부 위축으로 인해 낮은 PG I 수치가 관찰되며, 부분 위절제술로 인해 낮은 G-17 수치가 보고되었다.
- 이 환자는 내시경과 혈액검사 모두에서 체부 위축이 관찰됨에도 불구하고 제균 치료를 받은 적이 없다고 하므로, 본인도 모르는 사이에 *H. pylori* 감염을 앓고 지나간 과거 감염자로 분류할 수 있다.
- 이러한 unintended eradication은 다른 감염병을 치료하기 위해 amoxicillin, tetracycline, clarithromycin, metronidazole, levofloxacin, rifabutin, cefuroxime과 같은 항생제를 사용할 때, *H. pylori* 균이 함께 치료되면서 발생한다.
- 의도치 않게 제균 치료된 과거 감염자가 유독 한국과 일본에서 흔한 이유는 동아시아형 CagA 독성인자를 지닌 *H. pylori* 균은 위에서 사라진 후에도 위축이나 장상피화생을 남기기 쉽기 때문이다.